うつ病

著
ヴィタリー・レオニードヴィッチ・ミヌートコ

訳
下中野 大人

星 和 書 店

Seiwa Shoten Publishers

2-5 Kamitakaido 1-Chome
Suginamiku Tokyo 168-0074, Japan

ДЕПРЕССИЯ

by

В. Л. Минутко

translated from Russian

by

Hiroto Shimonakano, M.D.

Russian edition copyright © 2006 by В. Л. Минутко
Japanese edition copyright © 2016 by Seiwa Shoten Publishers, Tokyo

忍耐強い妻と，子どもたちに捧げる
彼らの支えと協力なしには，
この本はできなかっただろう

主はこう言われた：《涙にくれるものは幸いである，
　　なぜなら彼らは慰められるからである》
　　　　　　　　　　　　　　（マタイ　5：4）

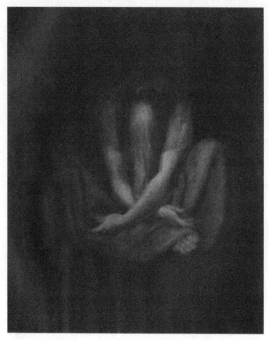

J. フュースリー　沈黙

この本は，精神科医療の中でも最も広汎に認められる障害，すなわちうつ病について記載したものである。その目的は，うつ病スペクトラムに関する多様な知見を，端的かつ概観的な形で提供することである。

　うつ病に関する用語，歴史が手短に記述される。相当の部分を，才能のある著名な人たちのうつ病に割いている。また，文学，絵画，音楽領域における偉大な芸術家たちのうつ状態の作品への反映を例示している。続いて疫学，発症論，病因，臨床像，その中では分類と，他の精神疾患との鑑別なども論じられる。その後，うつ病の生物学的治療，薬物治療，非薬物治療，また種々の精神療法の手法について簡潔に述べられる。それらは，認知療法，対人関係療法，精神力動的療法，実存的精神療法などである。

　最後に，《心の健康クリニック》専門病院での治療とリハビリテーションの経験が，記載される。

　筆者は，精神科医かつ臨床心理士であるБ.ハーシュバに謝意を表する。彼は，うつ病に関する医学文献について，貴重な教示を与えてくれた。また，この本を読んで，自身の見解やコメントをしてくれるであろう読者に，前もって感謝しておきたい。

　この本は，精神科医，精神療法家，心理士，ソーシャルワーカー，医学部および心理学部の学生，その他さらにこの領域に関心を持つ多くの人々を対象としている。

はじめに

うつ病は現在，医学的な問題であるばかりではなく，社会的問題でもある。うつ病は，患者自身の自覚的な重症度，再発傾向，比較的高くつく治療コストなどからして，本人，親族，そして社会全体にとって大きな心理的，身体的かつ経済的問題となっている（モンターノ B., 1994；ビーチ P., 1999）。

今日うつ病は，《最も高くつく病気》と考えられており，有効な予防法と治療のために膨大な費用が費やされている。アメリカでは，大うつ病障害による経済的損失は直接的および間接的なものを合わせると，毎年 437 億ドルになる。このうち，医療機関での治療費と薬剤費を含む直接的な支出は 120 億ドルに達する。間接的な費用である 310 億ドルのうち，80 億ドルは早世に関連するものであり，230 億ドルは労働生産性の低下および患者とその家族の生活の質の低下に関連している。労働能力の喪失からくる間接的損失は，160 億ドルに相当する（グリーンバーグ P. ら，1993）。

うつ病は，一般診療所で最もよく診られる 5 大疾患に入るが，つまりそれは，患者は精神科を訪れることなく，一般科に向かうことが多いということでもある。そのため治療の総支出が大きく押し上げられている（シモン G. ら，1985）。高齢の患者が身体疾患にうつ病を合併している場合，一般科病院に入院している長さ，およびそれらの患者が地域の総合医院を訪れる頻度は，気分障害の兆候のない患者に比べるとはるかに高い（ハロル G. ら，2001）。

うつ病は，人の適応能力に影響し，糖尿病や気管支喘息，高血圧といった疾患よりもはるかに大きく人の余命を縮める（スチャースヌイ Е. Д., 2001）。うつ病に起因する労働能力の喪失の指数は，鉄欠乏性貧血，慢性肺疾患，関節の疾患などの，より広汎な疾病に起因した労働能力低下によ

るものより2倍以上高い。うつ病の経過が年余にわたる場合，患者により大きな身体的，かつ社会的，職業的な制約をもたらすだけではなく，上記疾患よりも入院期間が長くなる（ネメロフ Ch., 1994）。

労働能力低下者[訳注1]（インヴァリド）の場合，うつ病が労働能力の低下に影響する程度は，その重症度によって明らかな違いがある。一般科の病院（大規模総合病院，地域総合医院（ポリニッツァ））で行われた，うつ病を合併した障害者に対する臨床疫学的な特別調査から，興味深い結果が得られている。ある病院での労働能力低下者グループⅠ[訳注2]とⅡに属する患者で，身体疾患にうつ病を合併した人は，全調査対象者と比べると，統計的に有意に労働能力の低下を認めた。労働能力低下者グループⅠのうち，単極性のうつ病を認めた者が2.1％，双極性障害を認めた者が0.9％であり，グループⅡでは，前者が32.3％，後者が20.4％であった。似たような傾向が，ある地域総合医院での調査でもみられた。その調査によると，グループⅡに入る労働能力低下者の中で，単極性のうつ病を認めた者が26.2％，双極性障害を認めた者が22.1％，グループⅢの者の中で，前者は4.6％，後者は1.5％であった（ポタープキナ A. E., 2001）。

うつ病が他の様々な病気の経過を複雑にさせ，労働能力低下を悪化させるということは，今や共通認識となっている。うつ病による労働能力低下は，虚血性心疾患による場合に匹敵する。

自殺のリスクの高さを考えると，うつ病は特に重大な意味を持ってくる。精神疾患の中で，自殺の最大の原因となるのは，うつ病である（スチャースヌイ E. Д., 2001）。うつ病患者では，希死念慮が60～80％に見

訳注1）原著のインヴァリドという言葉は，どんな原因があったにせよ（身体障害，知的障害，精神障害を含む）労働能力の低下した人を指す。日本語としては，障害者としたほうがより自然な響きはあるかもしれない。しかし，障害者イコール労働能力が低下した人ではないので，このような言葉を用いた。

訳注2）インヴァリドをロシアでは3段階に区分し，ⅢⅡⅠの順で労働能力の低下が重い（Ⅰが最も重い）。

られ，このうち 15％が実際に試みるとみられる（カプラン H., セドーク
B., 1998)。うつ病エピソードの病相期にあるときは，患者の自殺のリスク
は，一般人口の 30 倍に達する（ポポフ Ю. В., ヴィット В. Д., 1997)。自
殺のリスクは，うつ病の経過が長引く場合，症状の増悪が頻回に繰り返さ
れる場合，また慢性的な身体疾患に合併した場合に特に高まる。

目　次

はじめに …………………………………………………………… vi

用　語 ……………………………………………………………… 1

歴　史 ……………………………………………………………… 7

宗　教 ……………………………………………………………… 19

才　能 ……………………………………………………………… 23

文　学 ……………………………………………………………… 37

絵　画 ……………………………………………………………… 77

音　楽 ……………………………………………………………… 89

疫　学 ……………………………………………………………… 95

発症論 ……………………………………………………………… 101

病　因 ……………………………………………………………… 109

臨　床	…………………………………………	125
治　療	…………………………………………	189
精神療法	…………………………………………	241
実　践	…………………………………………	289

訳者あとがき	…………………………………	301
文　献	…………………………………………	304
著者／訳者略歴	…………………………………	325

用　語

《真実の言葉は，優美なものではない》
(老子)

　《Депрессия》(depressia はラテン語の deprimo―締め付け
る，抑えつける―に由来する) という言葉は，医学用語として 200 年以
上使われているが，正確な定義はない。《オックスフォード辞典》による
と，17 世紀中葉には《Депрессия》という用語は，魂が脅かさ
れるような，抑えつけられるような，あるいは《気持ちが落ち込んだ状
態》を広く意味する言葉であった (ソロモン Э., 2004)。
　医学史家は，長く続く寂寥感，沈んだ気分などを表すのに用いられた，
古代ギリシャ語の《メランコリア》(ギリシャ語の黒を意味する melas,
胆汁を意味する chole からきている)，それに，抑えつけられたような
気分や，虚弱感，倦怠感を表す《acedia》という中世の言葉が，段々と
《Депрессия》という用語で理解されるようになったと指摘して
いる (スタロビンスキ J., 1960；ホルストマン U., 1988)。1930 年代までの
医学論文の中では，《Депрессия》という用語はほとんど用いら
れておらず，躁うつ精神病の中のメランコリーを語るのに使われるか，も
しくは落ち込んだ気分にある特徴的な状態に関して使われていたことは，
注目すべきことである。
　うつ病は，相当に長期にわたり抑うつ気分が続くこと，思考や活動性が
停滞すること，意欲の変化が起こることなどが出現してくる，病的状態と
定義することはできよう。ところが《思考の障害》，《活動性の停滞》ある

いは《意欲の変化》といった表現は，十分に明確な状態を指し示している
とはいえず，定義として用いる用語としては適切であるとは言い難い面が
ある。同様に，思考制止，活動性の低下といった表現も，うつ病に常時あ
る典型的な症状を表すものとして用いるべきでないだろう。というのも，
単なる悲哀^{タスカ}から引き起こされる不安や心配に満ちた思考，焦燥感などから
もこのような状態に陥るからである。意欲の変化もまた，様々な現れ方を
する。ただし意欲の変化の根底には通常，興味の喪失と，何らかの活動か
ら満足を得ることができないという共通点がある。さらにうつ病には，定
義の難しい一連の身体症状〔体重減少（稀に増加），睡眠障害，倦怠感，
自律神経症状など〕があるのが特徴的である。このようなことを考え合わ
せると，大多数の学者の見解は一致している。すなわち，《うつ病》の概
念は，様々な気分障害およびそのような状態にあるグループをまとめて指
し示したものである。また，それゆえに様々な治療法に，異なった感受性
を示す（ベック A. ら，1979：ヴァスクレセンスキー Б. А. ら，2003）。

　うつ病を語るとき，《ヒポサイミア》（文字通り，《低下した感情^{エモーチオナリノスチ}》
を意味する）という用語には十分注意しなければならない。多くの学者の
見解によると，ヒポサイミアは健康な人にみられる3つの気分^{ナストロエーニャ}（他の2
つは自然な感情^{シンサイミア}，良好な感情^{ユーサイミア}）のうちのひとつの感情的な状態であり，
弱々しい気分ではあるが，病的なまでには低下してはいない（ストイメノ
フ Й. А. ら，2003）。

　精神医学においては，うつ病は気分障害というグループに入るが，こ
の用語の下に，通常，感情面での長く続く異常な状態が理解されており，
この状態はあらゆる精神的な症状の現れに影響する。つまりそれは，うつ
病とともに高揚した気分も含んでいる（混合状態の場合もある）。《感情障
害》という用語は，現在，段々と《気分障害》という用語にとって代わら
れつつある，というのも後者のほうがより長く，強固に続くというニュア
ンスを与えるからである（感情，という場合，それはより明瞭に表出され
るが，短期間と受け取られがちである）。

用　語　　　3

　うつ病スペクトラム障害の中には，現象学的な視点に基礎を持つ，様々な程度の症状表出のあるうつ病症候群が含まれる。また，不安，強迫，無気力などが前面に出る場合も稀でない（ヴェリチシェフ Д. Ю., 2003）。

　うつ状態に，短気さや，焦燥感を認める場合には，気分変調症（dysthymia は，ギリシャ語の dys と thymos に由来しており，文字通り《破壊された気分》）を示唆しているかもしれない。これは，抑圧を受けたような気分，不安，陰うつ，倦怠，後悔する感じ，幻滅といった感覚に特徴づけられた疾患であり，かつては抑うつ神経症といわれていた。しかし症状の程度は軽く，しかし遷延化し，固定化する傾向がある。

　ディスフォリア（dysforia は，ギリシャ語の dys と fora つまり破断と頑張りに由来していて，文字通り《後悔，焦燥，不快気分》を表す）は，迫害されたような気分の他に，焦燥感や，不快な気分，憎悪，怒り，気難しさなどが表れる。不平不満で一杯で，いらいらした気分は，外的な刺激に過敏になっている状態であり，また，内臓の緊張した感覚と結びつくこともある。ディスフォリアの状態にある患者は，総じて攻撃的である。

　日常生活で，よく人々はうつ病のことを話すが，これは多くの場合，沈んだ気分，抑えつけられたような気分，迫害されたような感覚をうつ病と思っているからである。しかしながら，医学的見地から見ると，特に何か特別な問題が起こっているときに生じている胸苦しい気分は，精神的な障害ではないことが多い。このような胸苦しい気分は，起こっている問題に相応の感情であって，程度も軽く，治療なしでも消えていくからであり，人生の大きな流れの中で，極端な意味を持って現れてこないからである。また，身体器官や機能にも病的変化を認めない。《悲しさ》と似たような意味を持つ言葉に《寂寥感》があるが，心理学ではこれも，その人の置かれたつらい状況に対する個人的な反応を指す。短期間の，何か嫌な不快な気分は，一人で過ごす休日に現れることもあるし，悲しい出来事の記念日や，女性では月経前にも現れることがある。

　ここで，うつ病の枠内で最もよく目にするいくつかの言葉の定義につい

4

て，少し立ち止まってみよう。悲哀，不安，無気力感である。

悲哀という言葉の中には，抜け出しようのない苦しい体験，《心痛》，空しさ，ときに表現しがたいとも言われる，普通でない押しつぶされたような感情などが含まれている（スハーノフ A.C., 1904）。ロシア語で悲哀を表す似たような表現には，心の狭小化，魂の疲れ，苦痛に満ちた悲しさ，心理的不安，心配，恐れ，空しさ，悲嘆，寂寥感，哀愁といったものがある。K. シュナイダーの比喩的表現では，悲哀は，《人生という川に投げ込まれた石の塊であり，その流れをせき止めてしまう》ものである（ボブロフ A.C., 2001）。悲哀が強くなると，身体の痛みにも似た心的緊張，胸骨の裏側にある締め付けられるような感覚（《心臓にのしかかる》悲哀）が生じる。極度の悲しさ，《精神病的無気力感》，胸部に広がる重苦しい感覚，欲望（食欲や自己防衛の本能）の低下などを認めるうつ病は，《生命にかかわるうつ病》（depressia vitalis, vita はラテン語で生命を意味する）とも呼ばれる。

寂寥感は，悲しさ，沈んだ気分，ふさぎの虫，また空虚感，孤独感といった感覚でも経験されうるが（イザード K., 1991），それにともなう精神的な痛みにもかかわらず，恐怖感やそれ以外のネガティヴな感情よりも随分と耐えやすい（トムキンス S., 1968）。

不安は，心を騒がせる危険や，未来への漠然とした脅威を感じている状態である。不安とは違い，恐怖は，具体的な脅威を直接体験している形である。不安に近い言葉は，心配，虚無感，困惑，焦燥などである。不安うつ病（depressia timida, timidus は《怖い，不安な》という意味のラテン語）は，不安が悲哀あるいは無気力感の上に覆いかぶさった状態で，不幸なことが起きるのではという重苦しい気分として表れる。

無気力感は，何かをやろうとする意欲のなさ，また，精神的にも身体的にも，活動性が落ちるか，欠如するという状態である（慣れ親しんでいることはまだ，やれる）。13 世紀には，無気力感（acedia）と寂寥感（trista）がある程度，対置されるものとなったが，それは，前者と異な

り，後者は罪としての表れではなく，逆に人を神と悔い改めに向かわせるものだ，と考えられるようになったからである。無気力の状態では，欲望や意志が低下し，周囲の事柄に対する関心も消失する。無気力状態に陥っている患者は，全てが空しく，無味乾燥で，意味も必要もないものと感じられる。衰弱感，無気力感，何にも参加しないこと，活力の全般的な低下などを主としたうつ状態を呼ぶのに，《無気力うつ病》という用語が用いられる。興奮した落ち着きのなさをともなったうつ状態は，焦燥うつ病と呼ばれることもある（depressia agitata，ラテン語の agito《活動的になる，興奮する》に由来する）。

　現在の疾患国際分類（ICD-10）によると，うつ病は，次の諸症状のうち，最低2つが存在するときのみ，診断してよいとされている。それらは，ほぼ一日中の沈んだ気分，それまでは楽しく感じていたことに興味が持てないか，満足を得られないこと，活力の喪失感，倦怠感の強まりである。

　他のうつ病の兆候としては，集中力の低下，自己価値観の低下，自信がなくなること，罪業感，役立たずという感覚，不安，焦燥あるいは制止をともなう活動性の低下，希死念慮，色々なタイプの睡眠障害，食欲および体重の減少などがある。大多数の精神科医の見解によれば，うつ病の診断を確定するには，このような状態が最低2週間続く必要がある。

歴　史

《精神医学史の研究者の仕事は，人類の思考の考古学
と名付けてもよいだろう。彼らは現在語られる寂寥感^{ペチャーリ}
の象徴が，古代から同様の象徴として存在していると
いうことを明確にさせたが，これは最新の考古学的
発見の際に湧きおこるのと同じ興奮を惹き起こさせる》

(ケンピンスキー A., 1972)

　うつ病の歴史は，人類の歴史と，哲学，医学，文化から切り離すことは
できない。
　《メランコリー》という用語の下に，その時代の専門書に記載されたう
つ病およびその周辺の状態に対して，当時の精神科医が向けてきた視点を
見ていくことには，非常に興味深いものがある。また，極度に秀でた人物
の生涯や，精神疾患を有した人々の創造的な仕事を研究している精神科医
たちの業績は，この疾患解明の情報源として非常に有益なものである。た
だ，同時に，それぞれの歴史的時期の社会的背景や，その時代に最も優勢
だった哲学的視点の考察を抜きにしては，うつ病の歴史の研究は成り立た
ないという点は，強調されるべきである。精神医学が医学の一分野として
成立したのは，比較的遅いということも指摘したい。それまでは，心理的
な病というものは，占い師やシャーマン，神学者，哲学者らが取り扱って
いたのである。
　うつ病がどのように歴史的に記載されてきたかということを論じる前
に，この用語が，ポジティヴな感情を表す，例えば喜び，幸福，明朗さと
いった言葉とは逆の感情的な状態を指す，様々な精神的な障害を広く含意

8

していたということを知っておくべきである。

　うつ病の最初の記載のうちのひとつは,《ヒポクラテス学派》の医師たちによる労作の中に認められる。ヒポクラテスはコス島出身の古代ギリシアの医師であり,父親はアスクレピオスの神官であった。現代のうつ病は,ヒポクラテスがメランコリーと名付けた状態に部分的に合致している。ただ,彼はその原因は,黒い胆汁のうっ滞にあると考えた。

　ヒポクラテスの著書には,メランコリーはどちらかというと穏やかな状態であると述べているが,一方でこの疾病に罹患した人は,明るいところを怖がり,他人を避けるようになり,また危機感で一杯になっており,小さな針で刺されるような痛みが腹部にあることをよく訴える,とも記述されている。メランコリーの患者は不眠が強く,昼間に死んだ人を見る,と考えられていた。ヒポクラテスは,メランコリーという言葉は2つの状態を表すと考えていた。ひとつは,特徴的な症状を持った病気であり,ひとつは,ある一定の気質もしくは特別な体液(《黒い胆汁からくる寂寥感》)に基づいた,体質的なものである。メランコリーの心理的な特性は,悲しさであり,衰弱した感じであり,口数の少ない状態であるとみられていた。このような気質がまた,メランコリーという病気に発展する前提であると考えられていた(カンナビフ Ю. B., 1928)。

　プルタルコスはメランコリーに対して,ほとんど宗教的な視点から見ており,興味深い。アリストテレスは人の気質を基本的に4つに分け,そこから発展させてメランコリーの記述を残した。彼は,すべてのネガティヴな感情は思考の向け方によって左右される可能性がある,と指摘したが,これは本質的に,現代の認知療法の先駆者にあたるといえる。アリストテレスは次のような疑問を投げかけた。《なぜ,哲学や国家の管理運営,詩的創造,諸芸術の領域で,非常に優れた才能を発揮した人たちのすべてが,おそらくはメランコリー病者だったのか》。彼らのうちのある一団は,例えばヘラクレスがそうであったように,黒い胆汁の横溢に苦しんでいたという。ヘラクレスはまさにメランコリックな性格の持ち主であった

と思われ，古代，彼の名をとり，メランコリーは《ヘラクレスの》神聖病と呼ばれた。他の，歴史に名を留めた人たちの多くも，同じ病気に苦しんでいたことは疑いがない。後世になってからだが，ソクラテス，プラトン，エンペドクレスなどがそうであったことが指摘されている（カンナビフ Ю. В., 1928）。

ローマ時代の医師たちも，多くは自らをヒポクラテスの弟子と考えていたが，メランコリーの成因については，伝統的な体液説を論じるだけではなく，心理的な要因についても相当に重きをおいて論述している。例えば，ローマの医師アレテイは，

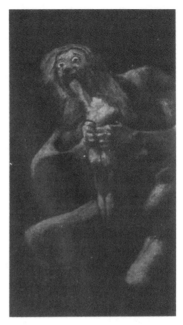

F. ゴヤ 我が子を食らうサトゥルヌス

メランコリーが発症するのは身体的な原因からだけではなく，何がしかの追いつめられた状況や，悲観的な考えの結果でもある，と考えた。彼は，メランコリーは正しくない思考をあれこれとめぐらせた結果，落ち込んだ気分として現れるのであり，発熱することはない，と論じた。彼の見方では，この疾病に罹患すると，病状は大きくひとつにまとまっていく。それらは，不眠であり，人生に対する嫌悪であり，死を願うことである（ウェルマン M., 1825）。精神的な障害を観察しながら彼はまた，うつ状態はしばしば繰り返されるものであり，また躁状態が現れることもある，そして，その間に平穏な期間も生じる，とも指摘した。

ローマ時代の医師であるソロンの記述も，アレテイの見方とさほど差はない。彼はメランコリーの症状は，大きく2つのグループに分けることができるとした。精神的なものと，身体的なものである。精神的なものに

は，寂寥感，不安，恐怖，人嫌い，死にたいという気持ち，猜疑心，ありもしない陰謀を危惧することなどがあり，身体的なものには，四肢の冷感，多汗，頭重感，体重減少，黒い，あるいは蒼ざめた顔貌などがある（カンナビフ Ю. B., 1928）。ローマ時代の医学で最も有名な医師の一人であるガレノス――もともとは剣闘士たちの治療者であった――は，ヒポクラテスの4体液説を信じていたが，気分の急な変化が起こる場合は，脳にしばしば損傷がみられ，そこに原因があるのではないかとも考察した。もう一人のローマ期の医師であるケルススは，狂気には3種類があるとし，そのうちのひとつがメランコリーであると論じた。ケルススは，メランコリーは長期にわたる状態であり，初期にはほとんど発熱することはないが，後に微熱が現れる，と推論した。彼の見方では，メランコリーの基本的な症状は寂寥感であり，その原因は黒い胆汁のうっ滞にある。ケルススは，治療として瀉血を行い，患者がそれに耐えられないほど弱っている場合には，嘔吐剤を用いた。さらに，全身のマッサージ，運動療法，また下剤を用いることも試みた。患者に，精神的なたくましさを持つように暗示を与えること，またかつては楽しみだったことを話題にした会話をすることで，リラックスさせることにも，大きな意味が与えられた（カンナビフ Ю. B., 1928）。

　メランコリー症状の出現の考え方には，ローマ期の2つの異なった哲学の方向性が影響していた。ひとつはストア派の考え方であり，彼らは不可避的な事象の生成に適応していくことが極めて重要であるとする。もうひとつはエピキュリアンの考え方であり，彼らは人生からできるだけの満足を得るようにする姿勢が重要という考えが特徴であった。エピキュロスの哲学は，身体的快楽を短時間でもいいから洗練された最高の形で求めることを好んだ。エピキュリアンたちは，緊張した感覚からの解放にこそ幸福があると論じた。一方，哲学者のキケロは，悲哀の治療を語るならば，この気分の障害に対し，原則的には論理的な視点が意味を持つと強調した（アレクサンドル Ф., セレスニク Ш., 1995）。

中世思想家の中で，メランコリーの心理学に最大の足跡を残したのは，聖アウグスティヌスであり，彼自身が 32 歳のとき，あきらかにうつ病の経験をしている。有名な《告白》の中で，キリスト教への回心を述べたが，その後の自分の状態を《名伏しがたい寂寥感がわたしの心を満たしており，この哀愁が涙となってほとばしり出たとしても驚かない》と記した。聖アウグスティヌスは主観的な感情体験を詳細に記載するために，自己観察の意義を強調したが，このことが精神分析の誕生のさきがけになったといえる。彼の視点からすると，怒りや恐怖といったネガティヴな感情は，主観によってのみ観察できる。

　うつ病の科学的な研究の始まりは，ルネッサンス期にあるといってよい。例えば当時の医師メルクリアーリは，メランコリーについての本を著し，様々な亜型を分類分けして記載している。メルクリアーリは，メランコリーの多くは，物質的な原因（消化不良）にあるとしているが，運命的な打撃によっても起こることは稀でないと論じている（子ども時代に，ほかの子どもに悪意ある姿勢で向き合っていると，長じて自閉的となり，人生の喜びを感じなくなり，抑うつ的になる）（カンナビフ IO. B., 1928）。

　スペイン人のホアン・ヴィヴェスの遺した感情に関する著述は，独創的なものである。彼は人の《感情の理論》，あるいは自分で情熱と呼んだもの<ruby>ストラスチ</ruby>を詳細に調べ，メランコリーの現れだけではなく，異常性癖<ruby>エロトマニア</ruby>まで記載した。ドイツのクレーフェ公爵のおかかえ医師であったバイエルは，自らの著作で，公爵とその家族の慢性的なうつ状態について触れているばかりではなく，魔女と考えられていた女性たちが，しばしばメランコリーの症状を持っていた，と指摘している（《悪魔たちのうそ》）（アレクサンドル Ф., セレスニク III., 1995）。

　17 世紀では，うつ病スペクトラム障害の研究者として，ウィリアム・ハーヴェイとトマス・シデナムの二人のイギリス人の名前をあげなければならない。ハーヴェイは感情的な緊張状態の心臓に与える影響を記載した。シデナムは，ヒステリーの臨床的記載を残したが，さらにこれに付

12

随した気分の特性に言及した。医師であり，法律家かつ芸術家でもあった
ザッキアスのメランコリーに関する考察は興味深いものである。彼は精神
疾患を分類したが，メランコリーの亜型の中に，頻回に妄想を起こす心気
症，妄想のない心気症，妄想のない幻覚を入れている。彼は，メランコ
リーの基本症状は悲哀と寡動性と考えるべきであるとし，恋愛や夢想もメ
ランコリーに近く，またメランコリー者は夜間に徘徊することがある，す
なわち《夢遊病者》になりうると論じた（カンナビフ Ю. В., 1928）。

　この疾患に自分自身が苦しんだ，17世紀イギリスの哲学者であり神学
者でもあったロバート・バートンの著作，《メランコリーの解剖学》は特
に興味をひくものである。バートンは，それまでに知られていたメランコ
リーに関する事柄をまとめあげた。彼は，うつ病者は，周囲への対抗心
と自分自身への高い要求があり，そのために孤立に陥り，また自分に対し
て攻撃的になる傾向があるとし，その結果がうつ病であると考えた。これ
は現在の精神分析家に似た見方といえる。バートンの著作には，絶え間な
く希死念慮の記述がみられる。彼はまた，うつ病に苦しむ人の嫉妬心や競
争心，矛盾した思考法を指摘した。さらに，当時可能だったメランコリー
の治療法も記載している。それらは，身体運動，スポーツ競技（特にフェ
ンシング），またそれを見ること，将棋^{シャフマティ}，入浴，特別に選ばれた本を読む
こと，音楽療法，旅行，食事療法，ある種の薬剤の摂取，下剤の使用であ
る。色々な遊戯的なものもある。ビリヤード，トランプ，哲学的な遊び^{フィロソフスキエ・イグリ}，
賭けなどである。バートンはまた，メランコリーの治療原則のひとつに，
適度な性的活動をあげている。さらに，うつ病期には，できるだけカーニ
バルに出かけること，歌や踊り，おとぎ話など，何か満足を与えてくれる
ようなことをするように勧めている。そのうえで，メランコリーの治療に
最大の効果のあるものは，自分の苦しみや秘密を分かちあえる，親しい，
信頼のおける友人との交流である，とこの神学者は考えた。バートンは，
そのような人に医師もなりうるのだとしている（アレクサンドル Ф., セ
レスニク Ⅲ., 1995）。

18世紀フランスの精神科医，ロリーの《メランコリーおよびメランコリー様病態について》（ロリー，1765）は，興味深い本である。彼は，メランコリーの病因について，黒い胆汁の他に，弾性線維——すなわち，神経——の極限の痙攣が重要な役割を果たす，と述べている。彼の見解では，この弾性線維が沈んだ気分や悲しさを運んでいるのであって，この線維は有害な考え（イデア）を含んでいるため最大限に緊張している。それゆえ，患者をその考えの誤りを正すことができない。そして，この神経性のメランコリーは，女性ではヒステリーという形で，男性では心気症という形で現れる。

18世紀のオランダの医師，ブルハアヴェも，メランコリーの研究に意を注いだ。彼はうつ病の経過について幅広く研究したが，病因については，黒い胆汁説を越えることはなかった。治療に関してはショックを与える手法（冷水に患者を沈める，回転椅子を使うなど）を支持した。彼の弟子の一人であったイギリス人医師のD. チェインは，自身がメランコリーに苦しんだ。彼は，イギリス人にとっては，メランコリーはむしろ典型的な病気であり，ふさぎの虫（スップリーン），心気症も同様であると論じた。

《神経症》という用語を初めて用い，不安について詳述したウィリアム・カレンによる気分障害の分類は，興味深いものである。彼は，メランコリーはある特定の気質の持ち主に起こると考えた。彼の見方によると，メランコリーの身体的な基盤としては，感情面にしても意志的な面にしても《神経的な力の活動麻痺》（《最小限の線維の緊張》）があり，諸器官の組織の硬直化が総じて認められる。治療としては，食事療法，物理療法，身体運動，器官の清浄化，前額部の焼灼，瀉血，嘔吐剤の使用などを勧めている（カレンW., 1777）。スペインの医師，A. ピケも，メランコリーに関心を寄せている。

18世紀イタリアで活躍した医師，V. チアルージは，メランコリーは，有害な考え（イデア）が，ある小さな標的にしか向かわなくなったときに，部分的な精神異常として現れるのであると述べた（チアルージV., 1793）。

18世紀後半のフランスの精神科医ピネルは，精神障害者を《鎖から解放》したことで有名であるが，メランコリーの際に生じる気分変化や，外の世界への興味の喪失といった点についても記述を残している。彼は，精神的な障害について，その大半は歪んだ感情的な体験の結果生じると考え，メランコリーの原因として，遺伝性と誤った養育，耐えがたい苦難をあげた。

19世紀の初頭1/3の間にシチリアのパレルモで活躍した，一般医であり精神科医でもあったピザーニは，息子を亡くし，重度のうつ病発作を経験した。彼は，うつ病の患者の治療には真に誠実で，開かれた態度で臨むことを推奨し，この病が入り組んだ，不幸な状況から発症するのだと考えた。同時代人のコメントによると，ピザーニのクリニックでのメランコリー患者の回復は40％に上り，当時としては非常に優れたものであった。アメリカの精神科医であった，B.ラッシュがメランコリーの性質や治療について述べていることも興味をひく。彼は，うつ病の発症を，脳血管の障害と結びつけて考えた。また，恐怖心や怒り，故郷から遠く離れることなどが発症の要因となりうる，とも述べた。治療者は，患者の言う症状についての，退屈で面白くもない物語を注意深く聞く義務がある，と強調した。彼の見解では，重症のうつ病患者の治療にあたるのに，患者の苦しみから逃れられようとするなら，それは欺瞞ともなりうる。

19世紀啓蒙主義の時代に入ると，うつ病の性質について，実質的に科学的視点を持ったものはあまり現れなかった。これは何より，F.ホフマン，D.ブラウン，C.ハーネマン，F.ガル，F.メスメルらの医師が，ある種の理論を喧伝したことによる。それらは《ほんの小さな生命物質》，ホメオパチー，《生体磁気》，骨相学などである。しかし，同時にこれらの理論は，神経学や精神医学への道を開くのに貢献した面もあることを指摘するべきだろう。これは催眠療法にもあてはまる。うつ病患者の中には，暗示にかかりやすい人たちがかなりいることを計算に入れて，少量の薬物の助けも借りれば，それは短期間にしても効果があったし，またもし，ホメ

オパチーが役立たなかったにしても，少なくともメランコリーに苦しむ患者に害にはならなかったのである。

　19世紀前半には，ドイツの医師 J. ライルの《精神障害の治療における精神療法適応のラプソディー》が出版されて以後，メランコリーに対する精神療法への興味が高まった。彼の見方では，メランコリーは心理学的な疾病なのであるから，当然心理学的な治療手法で対応できるであろうということになる。彼の主張は，様々な感情や思考こそが，脳の侵された部分の異常を正常化させうるであろう，ということだ。具体的には，音学療法，作業療法を利用し，また，戯曲の創作とその主題の展開を見守ることを患者とともに行い，その娯楽的な側面の助けも借りて同じ体験をすることに特に治療的な意味を持たせた。ピネルの弟子であったエスキロールは，モノマニー感情障害の分類を試みた。うつ病と結びついたマニアを彼は，リペマニアと名付けた。これは，人の知的能力が感情に服従してしまう状態だと彼は考察している。19世紀初頭，ファルレは，うつ病患者は経過を観察していると，全く逆の状態に陥ることがある，と指摘し，《循環性精神病》を抽出した。

　19世紀初頭のドイツでのメランコリー治療法の幾種類かには，注意を払うべきものがある。例えば回転させる機器が使われた（1分に60回転するほどのものもあった）。患者は特別なベッドか椅子に座らせられ，回転させられるのだが，そうすると頭部に血液が集まり，一連の病的な感覚が生じる。めまい感や吐き気，また嘔吐，胸苦しさ，息苦しさなどであり，これらが患者の希死念慮をなくし，食事摂取の拒絶を回避させると考えられた。ドイツ人の精神科医ゴルンは，メランコリー患者を浴槽に寝かせ，頭部に桶一杯の氷水を10〜50回かけることを推奨した。そうすることで，患者の病的な思考を，正常な自己認識に戻すことができると考えた。19世紀後半になると，神経学を含む臨床医学に大きな進歩がみられ，それはうつ病の発症の本態に対する考察にも反映された。

　ドイツの神経科，精神科医であったグリンジンガーは，精神障害の理

16

解に大きく貢献した人である。彼は，メランコリーは他の精神疾患同様，脳の神経細胞の機能異常という視点から見ることができるとした。グリンジンガーは，患者が罪悪感を抱いたときに強い感情的な体験をするのであり，それが直接的な身体へのストレスより大きな影響を与えることを強調した。彼は，患者の回復には，職業的な活動に従事することがひとつの適切な手段であると考えた。グリンジンガーは，落ち込んだ感覚やメランコ^{バダヴレンノスチ}リーの分類を行ったが，それらの中には心気症，単純型メランコリー，麻痺性メランコリー，意欲消失をともなうメランコリー，活動性の亢進したメランコリーがあった（グリンジンガー B., 1867）。

ウェルニッケと，彼の弟子であったウィーンのマイネルトは，気分の障害の原因を神経系の細胞の解剖学的な異常によって説明しようと試みた。

ドイツのカールバウムは，うつ病の記述に用いる一連の用語を提案した。それらは未だにその意義を失っていない。例えば《気分循環症》という用語は，沈んだ気分から高揚した気分に周期的に，だがさほど鋭く変化するのではない状態を指しているが，このような理解は彼に帰する。カールバウムまでの多くの精神科医は，カタトニー症状（固定した姿勢，^{ネガティヴィズム}拒絶症，紋切り型の運動）をうつ病の現れとみていた。彼は，そのような患者の顔が，相当の場合苦しみを現すことがなく，笑っていることさえときにあり，また，《昏迷》が強い興奮に移行することがあるので，それ^{ストゥポール}らはうつ病とは別物とし，《弛緩性メランコリー》の名前で示される病像^{アトニーチェスキー}こそが，寂寥感に満ちた考えをともなった本当のメランコリーであると考えた。カールバウムは，落ち込んだ感覚もしくは焦燥感として現れる気分障害である気分変調症を，ヴェコルディアあるいはエンフレニア──間断ない，もしくは変化する症状群をともなった精神病──に含めるべきであると考えた。メランコリーは，ヴェザニアあるいはパンフレニア──症状が交代して現れる精神病──に特に関わる病理性を持つものだとした（カールバウム K., 1874）。

精神疾患の分類を初めて，真に科学的に行った人として，ドイツ人精神

科医のクレペリンが登場する。彼は，精神病質を《早発性痴呆》（統合失調症）と躁うつ病の2つに分けることで，うつ病の研究に大きく貢献した。彼の見方では，後者は，《平穏な》期間をはさんで，重いうつ状態と躁状態を繰り返す疾患であり，完全に回復する可能性があることが特徴的である。クレペリンの分類では，メランコリーはあまり目立たないところにある。メランコリーは，老年期にのみ発病する，と推定していたものと思われる。彼の見解では，退行期以降のうつ病こそが真のメランコリーであり，それは，循環性の精神病に比べるとよりゆっくりと進行し，制止症状もさほど明確ではないという特徴を持つ。これに対し，若い頃のメランコリーは，早発性痴呆（dementia praecox）の初発症状でないとするなら，常に躁うつ病の前兆として現れるものである（クレペリンE., 1896）。この見解に最初に異を唱えたのは，フランスの精神科医たちであった。彼らは，若年のメランコリーが，老年期のメランコリーと性格が違い，また病因も異なっている根拠がはっきりしない，と論駁した。クレペリンによると，周期的な躁状態と周期的なメランコリーは，ひとつの疾患単位としての独立性を完全に失っており，循環性の精神病，すなわち躁うつ病と名付けられる精神異常に含まれる。クレペリンはまた，メランコリー的な思考が，焦燥感——それは行動または発語に現れる——と結びついた混合状態がありうることを強調した（カンナビフ IO. B., 1928）。この医師は，アルコールによる器官への毒性にも特に注目し，アルコールによる脳組織の破壊のほうが，躁うつ病の結果生じる破壊より大きいと推測した（アレクサンドル Ф., セレスニク III., 1995）。

マイネルト教授の講座の後継者であったクラフト–エービングの分類では，メランコリーは抑うつ性精神異常（精神活動制止をともなう神経症）とも呼ばれ，正常に発達した脳に生じる精神疾患の中に含まれる。それらには2つのタイプがある。単純メランコリーと知能低下をともなうメランコリーである。クラフト–エービングは，メランコリーは正常な脳に発症するものであり，脳の変性の起こる周期性の精神病とは異なると考えた。

ロシアの有名な精神科医であったC.コルサコフは，メランコリーの範疇に典型的メランコリー，気分変調症，弛緩性メランコリーが含まれるのではないか，と考えた。メランコリー性精神異常（vesania melancholica）は，精神病性障害の中の混合型に入れられた。

無意識や性的な生活に対する関心が19世紀末に顕著に現れた。そしてそれはうつ状態に関する見方にも大きく反映されることになった。フランスの有名な精神科医であったシャルコーは，ヒステリーの概念の範疇を広げたが，彼は現在のうつ病の亜型にあたるものをその中に含めた。現在も一部の研究者がうつ病の範囲で捉えている，神経症性食思不振症なども，ヒステリーの中に入れられた。公平のためにいうと，シャルコーの前にアメリカの医師ベアードも，うつ病の一連の症状を《神経衰弱》の兆候とみなしている。このあたりの流れを見ると，一連の精神症状がその時代の視点に従って，神経衰弱やヒステリーから，うつ病とみなされるように変わってきた印象がある。当時《神経症》と診断された患者はかなり多く，それが新しい精神療法の開発を促した側面がある。今日では，うつ病が背後にある病型と考えられる状態に対し，スイスの神経科医デュボアは，理性的精神療法を行ったが，これは現在の認知療法の先駆ともいえる。精神分析の支持者たちも，うつ病の精神療法に多大な知見をもたらした。

宗　教

《敵よ，お前の頭は自らの上に。
　　母なる神々よ，私を助けてください》
　　　　　　（悲哀に覆われたときの祈り）

　主は，人間の不完全さと堕落に苦しまれ，主のみ心は，人間の転落と不服従を見て悲しまれる。《主は地上に人間を創造したことを悔やまれ，嘆かれた》（ユダヤ教とキリスト教，創世記 6：5-6）。ユダヤ教とイスラム教において，主は《ともに苦しむ者》と呼ばれ，キリスト教ではこれよりは抑制的であるが，やはり人とともに苦しむ存在である。

　キリスト教は，忍耐を教える。《最後まで耐え忍ぶ者は救われる》（キリスト教，マタイ 10：22）。いくらつぶやいても，不幸から逃れることはできない。むしろ苦しみは大きくなる。逆に，謙虚な従順さと善良な心が，不幸とともにある不安を遠ざけてくれるだろう。

　宗教では，苦しみを和らげるための祈りが勧められる。祈れ。そうすれば，憐み深い主はお前の心を強くしてくださるだろう。人はお前の不幸に驚く。《お前は，今はなすべきことがないと悟るだろう》（キリスト教，聖フェオファン・ザトヴォルニク）。

　罪に続くものが，哀愁であり寂寥感である。それらが贖われるためには，赦しが必要である。赦しは，同時に神の願いでもある。贖いは，救い主あるいは司祭によって，あるいは，苦しんでいる本人が悔い改め，祈ることでも達成しうる。

　自らの思慮の中で，善と悪を区別する必要がある。《自らのうちに高尚な部分と低俗な部分があることに気付いた人のみが，心の結び目を解き，

すべての疑いを晴らし，行動を完了する》（ヒンズー教，ウパニシャドの
ムンダカ 2.2.9)。

　キリスト教の視点から見ると，病気は必要である。病気を通じて心は
清められ，沈静化し，柔和になり，我に返り，弱さを自覚し，神を想起す
る。悲嘆に暮れている人は，慰めを神に求めるべきである。それ以外に慰
めを得る方法はない。

　義人の苦しみは，心の上昇であり，神の特別なあわれみの表現である。
それゆえ，義人は，罪人と同じだけ苦しむのである。苦しみは，人々を
試し，信仰を清め，欠点をなおし，性格を純粋にする。《そればかりでは
なく，艱難さえも喜んでいます。それは，艱難が忍耐を生み出し，忍耐が
練られた品性を生み出し，練られた品性が希望を生み出すと知っているか
らです。この希望は失望に終わることがありません。なぜなら，私たちに
与えられた聖霊によって，神の愛が私たちの心に注がれているからです》
（ローマ書，5：3-5)。《私は覚醒した。苦しむ人は，苦しみを終らせる
と。これは，強い苦痛を止めるために患者に手術を行うのと似ている》
（仏教，ブドヒサットヴァの人生の指針 7：22-24)。

　苦難はしばしば，高慢にならないために与えられる。《また，その啓示
があまりにもすばらしいからです。そのために私は，高ぶることのないよ
うにと，肉体に一つの棘を与えられました。それは，私が高ぶることのな
いように，私を打つためのサタンの使いです。…ですから，私は，キリス
トの力が私を覆うために，むしろ大いに喜んで私の弱さを誇りましょう。
ですから，私は，キリストのために，弱さ，侮辱，苦痛，迫害，困難に甘
んじています。なぜなら，私が弱いときにこそ，私は強いからです》（キ
リスト教，2コリント 12：7-10)。

　キリスト教は，神のための悲しみと世俗的な悲しみを区別する。前者
は，救いに導く悔い改めを生み，後者は死を生む。そのため，世俗的な利
益を失って悲しみ，涙を流すけれども，自分の罪のために泣かない人は，
祝福されない。宗教的な視点に立つと，人間にとって，邪悪な世俗的喜び

は刹那的であり，すぐに終わる。悲しみを通じて，人間は，地上の命が儚いことを想い出し，悲嘆を謙虚に耐え忍ぶことを学ぶ。これは，キリスト教の徳の中で最も重要なもののひとつである。罪は，苦しみをもたらす。《おまえの苦しみと，うめきを大いに増す》（キリスト教，創世記3：16)，《…われわれは，兄弟に犯した罪のために罰せられているのだ。われわれは，懇願する彼の心の苦しみを知っていたが，赦さなかった。これこそが，われわれの苦難の原因だ》（キリスト教，創世記42：21)。苦難と悲嘆の中にいる人は，地上の命が儚いことを知り，平穏と喜びの中に留まるよりも，心と知性を尽くして神に向かうことを選ぶ。

　同時に，フェオファン・ザトヴォルニク司教は，適度に悲しむことを教えている。《悲しみなさい。しかし，ヨブのように適度に。…もちろん，ヨブは悲しんだ。けれども，際限なく悲しむようなことはしなかった。神の御心に委ねることによって生まれる自制心を働かせ，悲しみを制御した》。（キリスト教，聖フェオファン・ザトヴォルニクの手紙）

　キリスト教では，悲しいときに読む詩篇が悲嘆を和らげてくれる。例えば，憂うつに支配されているとき，聖詠23篇が支えとなる。《地とそれに満ちているもの，世界とその中に住むものは，主のものである。まことに主は，海に地の基を据え，また，もろもろの川の上に，それを築き上げられた。誰が，主の山に登りえようか。誰が，その聖なる所に立ちえようか。手が清く，心が清らかな者，その魂をむなしいことに向けず，欺き誓わなかった人。その人は主から祝福を受け，その救いの神から義を受ける。これこそ，神を求める者の一族，あなたの御顔を慕い求める人々，ヤコブである。教門よ。おまえたちのかしらを上げよ。永遠の教門よ。上がれ。栄光の王が入って来られる。栄光の王とは，誰か。強く，力ある主。戦いに力ある主。教門よ。おまえたちのかしらを上げよ。永遠の教門よ。上がれ。栄光の王が入って来られる。その栄光の王とはだれか。万軍の主。これぞ，栄光の王》。

　ロシア正教会において，特に憂うつや悲しみ，絶望，悲嘆にくれたとき

に唱える祈りと関わりがあるのは，チホン主教，ヴォロネジスキー主教，奇跡者ザドンスキー，敬虔なシメオン・ボゴプリイメツ，ヨアン・ズラトウスト主教，無欲な奇跡者コスマとダミアン・アラヴィースキー，われわれの心と身体を守り，助けてくれる守護天使，大天使ミハイルである。

　自分の守護天使への第一の祈りもまた，ひとつの例である。《キリストの聖なる天使よ，聖なるバプテスマを受けてから，私の心を守るために私とこの罪深い体に専心する私の聖なる守護者よ，あなたの前に崩れ落ちつつ祈る私は，自分の怠慢と邪悪な習慣によってあなたを怒らせ，次のような恥ずべき業によってあなたを遠ざけました。すなわち，嘘，中傷，妬み，非難，軽蔑，反抗，兄弟への憎悪，人の悪を思うこと，貪欲，姦淫，激情，むさぼり，飽くことなき食欲，飲みすぎ，多弁，悪い考え，狡猾でずるい，傲慢な習慣と放埒な激怒。私は，あらゆる肉的な欲望に執拗な欲求を抱きます。ああ，邪悪な私の意志よ。物言わぬ家畜ですらかかる思いを抱くことはないのだ！　いや，そうだ，御身のかなう限り私を見つめてください，死臭のただよう病犬のような私にお近づきを？　キリストの聖なる天使よ，邪悪と淫らな行いにまみれた私を，見つめてください？　だが，日々，刻々煉獄に落ち，苦々しいほどに邪悪で狡猾な行いを行う私が，どうして赦しを求めることなどできましょう？

　それでも私は，落ちながら祈ります，聖なる私の守護者よ，私は罪にまみれ，あなたの奴婢にさえなること値わぬ者です，されどどうか，私の救済者であられてください，あなたの聖なる祈りによって，邪悪な私の同伴者であられてください，そうして，栄えある神よ，あなたの聖なる創造物の一部であらせてください，いつも，いつでも，今も，とこしえにも。アーメン》。

才　能

《もしあなたがたのうちの誰かがこの世の賢者
であると思っているならば，賢くなるために，
愚かになれ。なぜならば，この世の賢明さは，
神の御前では愚鈍であるからである》

(使徒パウロ，1 コリント 3：18-19)。

　有名人の伝記を読むと，多くの人が，様々な程度のうつ病にかかって
いたことがわかる。創造活動がうつ病から抜け出すことを手助けし，うつ
病の発現という金属塊を《溶かし》て，芸術的傑作や偉大な科学的業績と
いう形に変えさせた。しかし，うつ病の否定的な側面が偉大な人々を苦し
め，創造活動を停滞させ，アルコール依存症や薬物乱用をもたらし，自殺
を誘発した。

　天才の診断は，多くの場合容易ではない。その創造活動の成果や自伝の
中の短い記述，また同時代人の記憶などからこれを遡及的に行うことはさ
らに難しい。偉大な人々と接する精神科医は，自分の時代の理解と分類の
奴隷であった。自分の患者について語る彼らはしばしば，今日使用されて
いないか，他の意味を持つようになっている医学用語を用いた。こういっ
た事柄すべてが，診断を歪める。天才に関する輝かしい側面も，二次的
な，幾分瑣末なバイオグラフィーも，同様にバイアスがかかって再現され
てしまうのである。今日の精神科医の見解もまた，過去の人の正確な診断
には，十分なものとはいえないだろう。というのも，新しい理解には，臨
床症状およびそれが既存の分類にどのように相関するかについて，さらに
詳細な分析が必要だからだ。

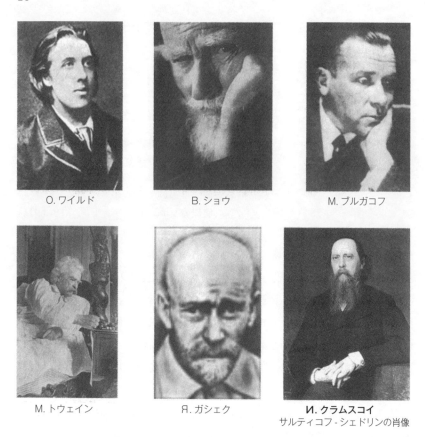

ユーモアが，作家たちの重苦しいうつ病の重度の発作を救った。
有名な作家やユーモリストたちの写真

　有名人の生活に付随したうつ病の症状を記載し説明しようとすると，おまえは何か恥ずべきことをしているのだ，患者の意思を超えて，彼の複雑な精神世界を盗み見ているのだ，という考えを拭い去ることができなくなってくる。芸術的傑作にラベルを貼り，計り知れない苦しみの原因であったものを表沙汰にするのは，倫理にもとる，というわけだ。
　偉大な人の生活にうつ病の症状を見つけようとしつつ，その特性につい

て調べることが，さほど有益なことといえないのは，詳細をあきらかにし，信頼できる科学的事実を得，補足的な調査を行うことが不可能であるという事情があるからでもある。

それでもなお，仮にわれわれが有名人の生活に現れたうつ病の症状に言及しなければ，このテーマに関する書物が日の目を見

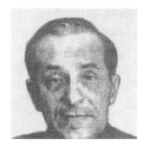

M. ゾシェンコ

ることはなかっただろうし，かかる試みは，あらゆる形のうつ病に関する研究努力の中で，やはり正当化されうるものなのである。

詩人 D. バイロン，作家 O. バルザック，G. ケラー，B. ガルシン，Л. トルストイ，E. ヘミングウェイ（ヘミングウェイの父親もまた，ヘミングウェイ自身と同様，作家の祖父の銃で自らを撃った）その他多くの作家にとって，遺伝性の精神病はうつ病の形成に影響を及ぼした。典型的な例として，Л. トルストイの親戚がかかった精神病に関する事例を挙げることができる。作家の父方の祖父は，病的に陽気な人であったが，自殺によって生涯を閉じた。祖母は，正常とは言い難い人物で，著しくバランスを欠き，非常に偏屈で，幻覚に苦しんだ。作家の父方の叔母は神秘的な性格の持ち主で，修道院で生活し，非常にそそっかしい人であった。レフ・ニコラエヴィッチの父親は，16歳のときに精神病にかかった。

ロシアの作曲家 П. チャイコフスキーの家系には，複数のてんかん患者がいた。日本人作家 R. 芥川は，母親が精神病を患い，この病が自分にも遺伝しているかもしれないと，発狂の恐怖に苦しめられていた。

有名人の近親者に，うつ病や自殺者は少なくなかった。例えば，オーストリアの作曲家 G. マーラーの兄弟，幻覚症状があった作家 B. コロレンコの兄弟がそうである。ドイツの哲学者ヘーゲルの妹は精神障害に苦しみ，兄弟の死後，自殺した。イギリスの詩人 T. チャタートンの姉妹は，精神異常の発作に苦しんだ。本書の目的に沿うような，さらに多くの似たよう

な例を挙げることができる。ここではただ，これらの有名人のうつ病の発症には，遺伝が大きく影響していることがみてとれることを強調したい。

　うつ病の原因として，母親に対する病的な愛情を挙げることができる。特に母親を称賛する人にこの傾向がみられる。たとえば，C. アクサコフは，病的なほどに自分をほめたたえる母親と短期間別離しただけで，深刻な悲哀と自責の発作に襲われた。

　かなり幼い時期にうつ病を発症する天才は多い。たとえば，イタリアの詩人 V. アラフィエリは 8 歳で自殺を試みた。英国の詩人 T. チャタートンは陰気で寡黙な人間として育ち，生涯うつ症状と怒りの入り混じった，突然かつ奇妙な発作に襲われた。子どもの頃から作曲家 Π. チャイコフスキーは怒りっぽく，その女家庭教師曰く，《彼は“ガラス細工の子ども”であったため，扱い方には非常な注意を要した…。脊髄疾患にかかってからは，Π. チャイコフスキーの生活の中に悲哀が入り込み，支配的なものとなった…》（グレボフ И., 1922）。自殺によって生涯を閉じた作家，B. ガルシンも，幼少期から悲しみに陥りやすい傾向が顕著に認められた。フランス人作家，O. バルザックは，14 歳のときに勉強をやめ，非常に痩せ細り，病弱になり，そのためまるで眼を開けたまま眠る人のようにみえた（シュールビリ А., 1986）。オーストリアの作家，F. カフカは，幼少期に非常に孤独であった。過敏な道徳心を持ち，それはモラルにかかわる様々な問題において現出した。カフカはきわめて些細な不正も見逃すことがなかった。最も小さな疑惑ですら無視することができないことがよくあり，自分の行動が間違いではないかと恐れた…。彼にとって些細な問題はまったく存在しなかった（ブロート О., 2000）。精神病院への入院経験があるドイツ人小説家 I. ヘルダーリンは，幼少期に感受性，内気，メランコリー的気質が極めて強かった。詩人 G. ハイネは，子どものころから気持ちが高ぶりやすく，悲しい気分に陥りやすかった。学生時代，頭痛に苦しみ，気分は安定せず，皮肉家であった（《私の手紙は毒に満ちている。それ以外書くことがないのだ》）。青年期を過ぎても，人前ではほとんど寡黙であ

り，孤立を保ち，他人を皮肉のまなざしで観察した。ところがそれは，後になって突如，一瞥して捨て去られるかもしれない辛辣な冗談と毒気のあるコメントを出し，そのことで，社会全体の関心を自らに集め，できれば世の中に何らかのセンセーションを呼び起こすためであった。ハイネは，自己愛をくすぐるこの誘惑に臆面もなく，そして，ためらいもなく屈した。さらに，詩人ハイネは，強度のヒポコンドリー気質の持ち主で，友人を訪れ，たえず自分の健康について不調を訴えていた。フランスの哲学者・啓蒙主義者 J. ルソーの場合，ロマン主義に常に先行してある，《早期の哀愁》が子どもの頃から顕著で，自然の中に隠遁場所を探さざるをえなかった（ロラン P., 1958）。有名な著書《告白》に，《私の頭は，実在する良いものにではなく，想像されたものにしか美しさを見いだせないように作られている。春を美しく描写するためには，わたしには，屋外に冬がなければならないのだ…》と記した（ロンブローゾ C., 1892）。

　フランスの王ルイ 11 世は，《青年時代からメランコリーが悪化し，それは陰気な内省，粗野で不快なほどの生真面目さ，極度に厳格で短気な性格，孤独の愛好，また，やぶにらみ，ずるがしこいところもある，内気な内面の当惑という形で現れた》（ピネル Ph., 1798）。

　Л. トルストイは青年時代に《きわめて暗い気持ち》に陥り，自殺を試みた。40 歳のときに，自ら《アルザマス悲哀》と呼ぶ重症の精神疾患（精神病）にかかった。7 年後，トルストイの妻はこう書いた。《夫はいつも，俺はすべてが終わった。間もなく死ぬ。何も喜ばしいことはない。人生から期待できるものはもうないと言っている》。

　うつ病に苦しんだ R. 芥川は，若い頃から，自らの意志で人生から退場することを考えていた。青年期には首に縄を巻いて，死ぬまでにどのくらい時間がかかるかストップウォッチで測る実験すら行った。死は，芥川が好むテーマであった。彼の作品には，様々な種類の死，様々な殺人と自殺の方法が説明されている。結局，未明に致死量のベロナールを飲んで自らの命を絶った。

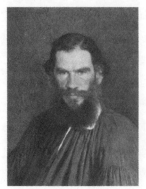

И. クラムスコイ
作家Л. Н. トルストイの肖像画

うつ病は悪化する前に，次のような兆候が現れることが多い。すなわち，沈思黙考，見知らぬ人々の前での寡黙，打ち解けない態度，臆病，細部についてまで疑い深くなること（皇太子アレクセイ・ペトロヴィッチ），傷つきやすさや怒りっぽさの亢進，様々な恐怖。

Ch. アンデルセンと H. ゴーゴリには，生き埋めになる恐怖があった。作家Л. アンドレイエフは，幼少期に，暗くて近づきがたく，沈思黙考し，まじめ過ぎる性格であったが，成長すると重度のうつ病を患った。発病するまで，彼は大変知的に成熟し，感受性が強かった。しかし同時に怒りっぽく，傷つきやすい人でもあった。スウェーデンの発明家であり，有名なノーベル賞の創設者である A. ノーベルは，むっつりとした孤独な人であり，矛盾の多い悲劇的な人生を送った。ノーベルのうちには，大きな成功と驚くべき無力，利益への欲求，報酬に対する無関心，落胆，メランコリー，情熱が同居していた。60歳の頃，ただでさえ病弱であったノーベルは，うつ病にもかかり，その悲観主義は激しさを増した（ピクーリ B., 1997）。

メランコリーに陥りやすい教師は，教え子たちにうつ病を発症させることがある。しつこいメランコリーにかかっていたヘロドトスは，弟子であるローマ皇帝 M. アウレリウスに強い影響を与えた。発病したアウレリウスは，師の教えに従い，死を望ましい客として歓迎し，食を断ち，棺桶に片足を突っ込んだ者のように語り，振る舞い始めた。

うつ病の発作の原因はかなりの場合，一方的な愛情である。というのも，苦しんでいる人は，死と同様に愛をも鋭く，痛みに変わるほどに感じるからである。《愛はナイフである。それは私に痛みをもたらす》と F. カフカは書いた。作家Л. アンドレーエフは，創作活動にともなう恐ろしい

緊張に耐えられなかった。一方的な愛がもたらす苦痛の代価は，三度の自殺未遂と，酩酊の深淵であった（ボグダノフ A. B., 1990）。

詩人 K. バリモントは，家庭内不和と《その苦しい場面》，生活の不安定さ，そして将来への不安から自殺を企てた。イタリアの作曲家 D. ロッシーニは，父親の死がきっかけでメランコリーの発作に襲われた。ロッシーニには，文字通り居場所がなかった。日常的な落ち込みや暗い気分は，危険な性格とみなされ，医師たちは 1845 年，ナポリ海岸に旅に出るように勧めた（フラッカロリ A., 1990）。しばらく後の 1848 年，C. ロンブローゾの言葉によれば（1892），ロッシーニは，採算の合わない邸宅の購入がきっかけとなり，真正のメランコリーにかかった。物乞いとなり，精神的な能力が失われた自分の姿を想像した。2 年後に，自殺の考えが頭をよぎった…。このように極度の不安状態に陥ることは今や一度や二度ということではなく，常時強い不穏状態にあった。食欲がまったくなくなり，落胆が感情を支配していた（クリュイコワ O. B., 1990）。

多くの現代の天才たちの外見に，うつ病患者の特徴が認められる。

作家 B. ガルシンの顔には，破局的運命を示す兆候が現れていた。そのため，レーピンは彼をモデルにして，イヴァン雷帝によって致命傷を負った皇太子イヴァンの顔を描いた。1879 年，ガルシンのメランコリーは悪化した。《彼は，漠然とした苦しみをともなった悲哀を感じていた。それ以降，夏になると必ずこの状態に陥るようになった。何もすることができず，おそろしい無気力と無力の感覚に襲われた…。極めて単純な仕事をするにも，その行動の意味や肉体的に必要な活力にひどく不釣り合いな精神力が必要であり，緊張をともなった。恒常的な悲哀が，ガルシンの魂を襲っていた。肉体も変わった。身体はやせ細り，声は弱々しく病的になり，歩き方には活気がなかった。頭を垂れてとぼとぼと歩いた。歩くことすら彼にとっては，不快で苦痛の多い労働であるかのように思われた。不眠症にも悩まされていた。一日中何もできず，夜は 4 時から 5 時ごろに就寝するが，本当に眠ることはできなかった。満足や喜びを与えてくれるも

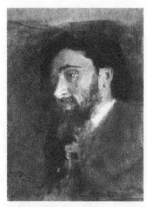

作家B.ガルシンの顔には，破局的運命の兆候が現れていたため，レーピンは彼をモデルとして，イヴァン雷帝によって致命傷を負った皇太子イヴァンの顔を描いた

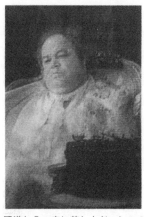

肥満とうつ病に苦しんだロシアの詩人A.アプフチンは，孤独になることができず，たえず自らにつきまとった悲哀から逃れようとしていた

のは何もなかった。満足感そのものが，得難いものになっていた。すべての精神現象が病的になった》（ファウセク B. A., 1977）。

周知のように，うつ病の典型的な症状として，恒常的な罪悪感がある。罪悪感の苦しみによって人は徹底的に疲弊し，悔い改めを強いられる場合もある。ロシア皇帝アレクサンドル1世は，人生の後半に，神秘主義や神への信仰に救いを求めるようになった。彼は，罪の贖いを求め，罪の赦しを祈ったと明かした。フランス人の物理学者であり数学者でもあったB.パスカルは，30歳のとき，数学から離れ，ほとんどの時間を教会で過ごし，常に手元に福音書を置いていた。しかし，悲哀と疑念，不信仰の感覚が彼をますます苦しめた。

B.ガルシンの同時代人Ф.Д.バチュシュコフによると，ガルシンは，邪悪さに対してさえ抵抗することがなく，ひたすらすべての人とともに苦しむことを望んだ。というのも，常に犠牲になることを求める気持ちがあったからである。哲学者J.ルソーは，メランコリーに陥ったときには，すべての国々，国王，聖職者たち，女性，彼の著作のいくつかの箇所で侮辱した全人類が，彼に対して激しい戦争を宣言したように感じたが，そのことで自分の体験している

精神的な苦痛が説明できる，と推測した（ロンブローゾ C., 1892）。ルソーの最初のうつ病エピソードは，24歳のときであることには注意すべきである。

うつ病の個々の兆候に関する記述には，興味深いものがある。

ロシアの詩人 A.バラソグロは，病のとき，孤独を愛した。肥満とうつ病に苦しんだロシアの詩人 A.アプフチンは，孤独になることが耐えられず，つきまとう悲哀から解放されるように，いつももがいていた。

И.ツルゲーネフは，心配性で，うつ状態となり自殺願望が現れることの多い人物だった。断続的に気分が暗くなり，すべてが嫌になって，何もかもが不快に感じられた。このようなときには，ツルゲーネフは自作の原稿の一部を破棄してしまった。40歳になると，ひどく落胆し，自らの才能を信じることができなくなり，それによってさらに気を落とした。ロシア皇后アレクサンドラ・フェドロヴナは，無関心と無為に陥り，何時間も椅子に黙って座り，しばしば泣き，質問には肩を弱々しく震わせることでしか答えなかった。ドイツの作曲家 G.ヘンデルの友人たちは，彼をどう扱うべきかわからなかった。というのも，ヘンデルは精神的に拘束された状態に陥り，しっかりした行動をとるようにさせることが難しくなっていたからである。アーヘンの風呂に入らせることができれば，肯定的な効果があることがわかっていたが，それにも応じなかった（フェイス O., 1911）。自殺を予告していた A.ラジシチェフ（コップ一杯の硝酸を飲み，ひどい苦しみの中で死んだことで，この予告は実現した）は，《ペテルブルグからモスクワまでの旅》の《ヤジェルビツィ》の章においてこのように記している。《私の静脈には，予期せぬ寒さが流れた。私は動かなくなった。自分への審判の声を聞いたようだった。若い頃のふしだらな日々を思い出した》。イギリスの詩人 D.バイロンは，うつ病になり，何に対しても関心がなくなり，面白みも感じなくなった。A.アラクチェーエフの内側では，疑い深さ，悲哀と不眠，まったくの狂気に変貌するほどの怒りっぽさが，他人を苦しめたいという願いと組み合わさり，奇妙な官能的

な楽しみを生みだしていた。

　うつ病にかかると，人は自分で自分が病的な状態にあることを理解する。《私は，頭の調子がよくない。朝起きてから数十分後には，とても快調になる。しかし，きわめて些細なこと（たとえば，お手伝いさんの答えが気に食わないとか）が原因で，言葉にできない悲哀に陥る》と，R. 芥川は語った。

　病人の状態に影響を与えるのは，気圧や時刻，季節である。B. アラフィエリはこう述べた。《私は，気圧計に似ている。気圧が変わると，必ず仕事の難易度も変わる。風が強いときは，ひどい放心状態（stupidita）に陥る。思考力は朝方よりも夕方にひどく落ちる。真冬と真夏になると，創造力は他の時期よりも向上する。いかんともし難い外部からの影響に，私は屈服せざるを得ないのだ》。

　アルコール依存症のために，チェス棋士 A. アレヒンとスイスの作家 G. ケラーは重度のうつ病になった。K. バリモントは，アルコールの助けによって，うつ病から脱出しようとした。晩年，恒常的な酩酊の結果，アルコール性のせん妄に苦しんだ作曲家 M. ムソルグスキーは，最後には重度のうつ病に罹患した。作品が認められないこと，孤独，生活や物質的な困窮がこの病を悪化させた。

　不可解な悲しみと重度の悲哀が，連作歌曲《陽光もなく》，《死の歌と民族舞踊音楽》において表現されている。題名そのものが暗くて不吉な内容を物語っている…。これらの歌曲の主題は死であり，それぞれの歌に新しい犠牲者が登場する（カンパネイスキー H. M., 1989）。うつ病にかかりはじめた頃，E. ヘミングウェイは極度にアルコールに依存するようになった。27歳のときに，ほぼ２年間続いたうつ状態を経験した。うつ状態が恒常的に続くため，ヘミングウェイは，電気痙攣治療を受けることに同意するに至った。何度も自殺を予告し，結局自らに銃を向けて死んだ。

　うつ病を患った D. バイロンは，発作の際にアルコールだけではなく，薬物も利用した。しかし，薬物もうつ病の治療には役に立たなかった

（《時々，心の痛みを感じる // 酒がしばらくの間それを緩和する // だから私は快活に笑い，大いに楽しむ // でも心の中では孤独》）。

A. アレンスキーの場合，うつ病と合併して，気管支喘息と結核にも罹患していた。W. A. モーツァルトは，バセドー病が悪化し，それはうつ状態を引き起こした。その治療にアンチモンと水銀が使われたが，これがこの作曲家の中毒説の根拠となっている。さらに晩年は，モーツァルトは，迫害と毒殺の試みについてしょっちゅう話していた。結核の悪化とともに，A. チェーホフの口調はますます《憂うつで宗教的》になっていった。

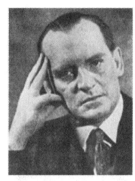

チェス棋士 A. アレヒンはアルコール中毒により重度のうつ病になった

狭心症を患っていたフランスの物理学者 A. アンペルは，自分をひどく不幸な人間であると感じ，己の運命を嘆いていた。妻が病に倒れたときには，真に絶望し，時々，この苦しい人生から逃れるための出口，解決の道は自殺しかない，という考えが脳裏をよぎった。アンペルの墓石には，こう刻んで欲しいと求めた。《ついに幸せをつかんだ！》。

ナポレオン・ボナパルトは，不運と敗北に耐えきれず，1813年にうつ病になったようだ。ナポレオンは，しばしば危険な状態に陥った。問題なのは，何の必要もないのに，戦闘における指揮の場面で，自らの意見と矛盾することを行うということだった。随行員は，ナポレオンが1813年に密かに死を望んでいたが，それを隠していたという印象すら受けた…。1814年には，これらの奇妙な試みが頻繁になり，その意味を見誤ることはないほどになっていた…。しかし，ナポレオンは，自殺を常に弱さと臆病の現れであると見なしていたので，死を求めつつも自ら行うのではなく，他の死因に見えるように繕おうとした（タルレ E. B., 1943）。うつ病エピソードは，ボロジノ会戦のときにもナポレオンにはあったと推測され

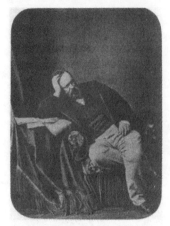

A. ゲルツェン

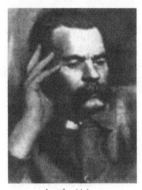

A. ゴーリキー

る。不機嫌さと，十分に隠しきれなかった不安が離れ去ることがなく，バグラチオンの死，セメノフスキー突角堡の攻略，ラエフスキー方形堡に対する勝利もナポレオンの気分を改善しなかった。周囲の人々はみな，彼の陰気で険しい顔を見ていたが，ナポレオンは誰にも心を開かなかった。ナポレオンが馬に乗らないのは，健康を害しているからだと囁かれていた（タルレ E. B., 1943)。

O. バルザックは，才能をむしろ病気とみなし，すべての作家は，小腸にいるサナダムシのように，心臓に有害な寄生虫を持っていると考えていた。それは，大きくなればなるほど，すべての感情を貪り喰う。バルザックはしばしばこう自問した。《どちらが勝つのか。病気が人を負かすのか，それとも，人が病気を負かすのか。天才と性格のバランスを取るには，真に偉大な人間にならなければならない。才能が開花すると，心は固くなるからだ》（バルザック O.《失われた幻影》）。

П. チャイコフスキーの魂には，多くの病的なところがあり，他の多くの天才たちのように，才能を得る代わりに，神経のバランスを失い，激しいメランコリーの発作に襲われた。《私は，不幸な人間だ》とチャイコフスキーは述べた。《一人で家にいるとき，自作の曲の指揮をするよう申し込みがあると，ひき受けようと強く思い始める。そして，幾分傲慢にも，

私は受け入れられ，高く評価されて
いると考え，喜んで同意するに至る。
ところが，すぐに，すぐに，すぐに，
私は，ひどい悲哀に苦しみ始め，凱旋
パレードや昼食，祝杯の席などから立
ち去ろうとするのだ…》（ブリュロー
ヴァ A. И., 1962)。《くるみ割り人形》
は，チャイコフスキーが精神的な落ち
込みの中で，いわば忘我のために作曲
した。

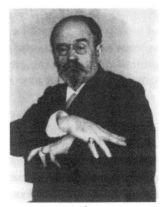

E. ゾラ

　うつ病の症状との戦いが反映される
のは，偉大な人々の創作活動だけではない。生活様式そのものが，病気の
克服の実例であることがよくある。ロシア人作曲家でありピアニストの
A. スクリャービンは，パワーを全面的に強化するために，医師の宣告を
無視して，サマラ大草原で馬乳酒療法を試み，手の特別な運動を行った。
ピアノソナタ第1番は，精神的な混乱や絶望の痕跡を残してはいるが，最
終的に，意思の誕生，当時作曲家が体験していた複雑な感情のすべてを見
事に描き出した。スクリャービンの遺作集は，自伝的性格を持つ数少ない
作品のひとつである（ルブツォヴァ B. B., 1989）。コロレンコの言葉によ
ると，B. ガルシンは，重度のうつ病の後，日常の生活から遠く離れて，
黒海近くの河口で2年間平穏に過ごすことを必要とした。それは，相対的
に平静な精神的均衡を取り戻すためであった。

　作家 A. チェーホフは，同時代人によると，本来の性質は，善良でも柔
和でも寛大でも鋭敏でもなかった。チェーホフは，非情な意識的な努力
と，継続的かつ徹底的な自己管理によって，自らをきわめて平静，謙虚，
善良な人間に作り変えたのである。しかし，つまらない理由から，時折怒
りを爆発させることがあった（ナギービン Ю. M., 1995）。

　アンリ・ベール（スタンダール）は，作品の力を借りて，40年間の退

屈との戦いを開始した。S. ツヴァイクによれば，日々の冒険の欠如をファンタジーで埋め合わせ，その結果，非常に興味深い作風を創出した。

古代ギリシャの哲学者エピキュロスは，若い頃，重い病気にかかった。病気の発作におびえながら，普段の生活を送るよう余儀なくされた。そうして，発作の起こる合い間に生活を楽しんだ。その病気が，快楽に関する彼の思想に何らかの影響を与えたことは，間違いない。その思想の本質は，《満足とは，苦しみが存在しないことである》という格言に集約される。最終的には，エピキュロスは，自殺によって人生を閉じたと考えられている（ガリン И. И., 1995）。

うつ病にかかった有名人の中に，作家と詩人が比較的多くいる。

アメリカの学者のデータによると，文芸創作活動をする約80%の人が，様々なうつ病の症状を呈している。イギリスの作家の1/3が，うつ病状態が原因で，精神科医の治療を受けたことがある。

文 学

《作家が，精神的な過程の結果を描く以上の
　ことをしてはならない，という制約はない。
　作家が惹きつけられるのは，むしろ過程その
　ものであり，さらに，極めて素早く，そして
　計り知れないほど多様に相互に変化する，
　かろうじて知覚できるほどの内面的現象である…》

(チェルヌィシェフスキー H. Г., 1888)。

　この章では，文学に現れる様々なうつ病像を，寄せ集めた形で論じる。
多くの作家や詩人が，主人公を通じて，今日精神科医がうつ病と解釈する
であろう状態を描いた。

　うつ病の症状が詳細に描写されている場合，それは，おそらく，著者自
身が似たような状態を経験したか，もしくは，作家の驚くべき観察能力に
よるだろう。主人公の人生観や周囲の世界との特性，相互関係が非常に正
確に描写されていることが，頻繁に認められる。作家や詩人は，明確な形
で，作品の主人公が経験した感覚のニュアンスを記述している。うつ病を
診断する際に，国際疾病分類によって規定され，また，無味乾燥な精神医
学の教科書や簡潔な科学的モノグラフによって教育を受ける現代の精神科
医たちは，残念ながら，19世紀の精神病医が記載した，スマートで正確
なうつ病の症状についてなじみがない。ただ，その理由の一部は，現代の
専門家たちが，昔の医師の多くの業績を入手できないこと，そして，現在
とは違う当時の疾病分類では，うつ病は独立疾患ではなく，別の精神疾患
の中に散在して記述されていることにある。

文学は，独自の形で，精神医学の領域に存在するこのギャップを埋めている。当然のことだが，うつ病の症状に関する研究が進めば進むほど，われわれは，一歩一歩その真実の解明に近づくであろう。悲哀，不安，寂寥感，悲しみ，無気力感を体験した人々，自殺によって生涯を閉じた人々，あるいは，重度の精神的不調から抜け出る力を持っていた人々の文学的な描出によって，この道程が照射されるであろう。文学的に記載された自助努力や，周囲の人々の賢明な支援が，うつ病に対する最適の精神治療の模索に貢献している。著名な作家の書物から比喩的なヒントを得，自らの実践に利用することによって，精神療法家は，病人とのコンタクトの確立がより容易になり，治療的な影響をより強く与えることができるようになる。

作家は，普段人々の目には入ってこないうつ病の細部にまで分け入り，描出する。日常の生活の中では，そのような詳細な部分は，一般の人だけではなく，うつ病の問題を専門に研究する医師や心理士^{プシホローグ}の目もすりぬけるのである。

様々な時代と民族の文学が，うつ病についての多くの情報を提供している。ロシア人の読者にとって特に価値があるのは，19 世紀から 20 世紀の著者の作品に明瞭に表現されている，ロシア人のうつ病の描写である。例えば，А. П. チェーホフの多くの物語にそのような人物が登場する。温かい心を持つが，注意散漫で，自分の人生を《恐怖と愚かさにしか》導けないような，ロシア人の負け組がきっちりと描かれている（チェーホフ А. П.《灯火》，1888）。

И. С. ツルゲーネフは，多くの精神障害は，**遺伝**によるものであり，性格的な矛盾が原因であると考えていた（ツルゲーネフ И. С.《ノーフィ》，1877）。ロシア人作家の多くの文学作品には，うつ病に苦しみ，自殺した人々やその近親者たちが登場する（アゲエフ М. Л.《コカインと小説》，1934）。

教育が，うつ病にかかりやすい土壌を醸成するのに，大きな重みを持つ

ことがあるのはよく知られている。誤った教育により，人は，準備不足の
まま，いわば《脱臼した》状態で人生の船旅に出る。教育の失敗のゆえに
生じる懐疑主義は，最終的に心の中に忍び込み，ついには，あらゆること
に対する虚無的態度となって現れる（ツルゲーネフ И. С.《貴族の巣》，
1859）。父親が厳格すぎる場合，鞭を使って冷酷に子どもに対応する。一
方，母親が過保護である場合がある。このような極端な教育法が，子ども
を哀れな無能者に変え，その人間的な長所を奪い去る。こうなると，人
は，近しい人々に対しても，無関心で冷淡な態度をとるようになり，最後
は幼稚性やエゴイズム，道徳的破綻にいきつく（ガーリン Н. М.《幼年時
代 ある家族の年代記より》，1892）。成長するにつれて，主人公は，母親
を憎むようになる。その理由は，単にその老齢であったり，父親がいな
くなったり，母親が自分の自尊心を傷つけることであったりと，様々で
ある。母親に対する憎しみや残酷さが，恥と後悔の念を呼び起こすことは
めったにない（アゲエフ М. Л.《コカインと小説》，1934）。

　教育がおかしいものであったとすると，人は神経質になりがちで，何ら
かの反感を心に抱いて人生をスタートすることになる。そうなってしまっ
た場合，避けることのできない日常生活であろうと，複雑な人間関係で
あろうと，現実との接触がすべて病的なものになる（ツルゲーネフ И. С.
《ノーフィ》，1877）。

　うつ病の最初の症状が，5〜6歳という幼少期にすでに現れることがあ
る。子どもに，痛みや恐怖，悲哀の発作が起きて，そのために人々から受
ける愛や，すべての人々に対する愛という幸福な感覚が育まれなくなる。
子どもの感受性の強さは，たとえばキリストの死の直前の苦しみに関する
話を聞くと《むせび泣き，頭を壁に打ち付ける》というような形で現れる
（トルストイ Л. Н.《狂人の手記》，1887）。すでに10歳で現れる内気な
性格が，多くの苦しみをもたらす（トルストイ Л. Н.《幼年時代 少年時
代 青年時代》，1855）。

　青春期の若者の《思索の対象として最もありがちなテーマ》は，《人生

の目的や，将来，魂の不死といった抽象的な問題》である。その探求の中で，ある若者たちは心の無力さを感じ，自分の思索に関する際限のない分析に陥り，それとともに意思の力や感覚の新鮮さ，知性の明晰さを失っていく。それ以降，青春期を，《人生の始まりを明るく，かつ恒常的に照らしてくれるはずの，純粋で温かい感覚が得られる時間がほとんど得られない》，《荒野》の記憶として思い出す（トルストイ Л. Н.《幼年時代 少年時代 青年時代》, 1855）。

青年期に自らの外面への興味が高まるが，うつ病にかかりやすい人の特徴として，ほとんどの若者はそれに満足しない。若者は，自分が美しく輝いていないと思い，絶望に陥る。自分のように広がった鼻と，分厚い唇，小さな灰色の目を持つ人間には，地上に幸せは存在しないと思う。容貌ほど人の方向性に影響を及ぼすものはほかにない，という確信が生まれる。さらに，容貌そのものよりも，自分に魅力があるかないかについての懸念が，若者の生活を破壊していく。生来内気な者は，自分が醜いという確信によってその傾向がさらに強くなる（トルストイ Л. Н.《幼年時代 少年時代 青年時代》, 1855）。

小説の中で，うつ症状の発現を想起させるような状態を経験した主人公の性格描写から，うつ病にかかりやすい人の性格の特徴を抽出することができる。このような主人公は，自殺を試みたり，自殺によって生涯を閉じたりする結末を迎えることがよくみられる。

И. С. ツルゲーネフは，1850年代の終わりに《ハムレットとドンキホーテ》という論文中で，うつ病にかかりやすい個人のタイプを簡潔に描写し，これを《ハムレット主義（ガムレチズム）》と呼んだ。《シチグロフ郡のハムレット》では，社会的な活動に関わろうとしたり，個人的幸福を求めようとしたりするのだが，いつも失敗してしまう人間を書いた。

そうなっていく原因は，周囲の環境に対する精神的不調和であり，社会の一般的な思考様式と高尚な理想が対立することにある（ツルゲーネフ И. С.《猟人日記》, 1852）。ハムレット型人間には一連の特徴がある。

それらは，高い知性，意思の弱さ，懐疑主義，自らの力や仕事に対する自信のなさ，苦しくなるまで自己分析や自己批判をする，などである。さらに，愛されたいという願望が強くある（トルストイ Л. Н.《幼年時代　少年時代　青年時代》，1855）。《自分に関する難事》に没頭することが，習慣化する。あきらかに過剰で，出口のない自己分析は，文字通り心を侵食する。このような人は，自然の生活を送ることができず，他者と普通の関わりを持つことができない（ツルゲーネフ И. С.《余計者の日記》，1850）。

　うつ病になりやすい傾向のある人はよく，自分を落ち込ませる考えと格闘しようとして，ヒステリックに自分をふるいたたせ，そのような考えを抑えつけ，仕事に打ちこもうとする。しかし，そのようなすべての試みは，無駄に終わる。直接関わることのできる，ある一定の試みもうまくいかないし，正義の理想を実行する可能性も信じる力がない。愛することもできないし，本物の力も感じることができない（ツルゲーネフ И. С.《ノーフィ》，1877）。淫蕩にふけるにせよ，プラトニックラブに徹するにせよ，そのような余力があればだが，簡単に宗旨変えをする。自分にとって何らかの意味のある接触が避けられなくなると，《きたならしい接触の過程が，互いの関係の美しさを永久かつ取り返しがつかないほどに破壊することはわかっているんだ》，と自分を妙に納得させる。女性は，本能的に彼に何が起こっているかに気付いて，関係を断つ（アゲエフ М. Л.《コカインと小説》，1934）。

　このような人は，自分のプライベートな生活をうまくやっていくことは難しく，幸せになる可能性はなくなる。個人的な運命の不調が，活動と秩序の原則に反していることは，彼自身がわかっているが，どうやっても真の生活を築きあげることはできない（ツルゲーネフ И. С.《霧》，1867）。

　特に危険なのは，次のような性質の組み合わせである。知的には高い考えを持ち，しかし意思が弱く，総じて活力のないタイプなのに《夢想する能力があり，かつ夢想への愛着が強》く，《相当に冷淡で傲慢だが，何

もやる気がない》。このような人はめったに好かれない。他人との関係は常に《緊張していて，偽り》である。いつも無益で病的な自己分析に耽っていて，孤独な生活を送るため，《鏡の壁に囲まれた部屋で生活している人》のようである（ツルゲーネフ И. С.《往復書簡》，1856）。

うつ病にかかりやすい人は，怠惰を特徴として描かれていることが多い。自分のことについてすら労を惜しむ怠け者という悪評がついていることが，稀でない。大衆は，《怠惰は，一族全体にふりかかった呪いの結果である》とか，《邪悪な人々に下る裁き》などと噂し，原因を悪魔に求めるものだ（トルストイ Л. Н.《地主の朝》，1856）。

そのような人は，《地に着いた考えを持たず，緊張に欠けた風貌をしており》，《顔だけではなく，精神全体の現れも，根本から緊張感がなく退廃的である》（ゴンチャロフ И. А.《オブローモフ》，1859）。通常，怠惰には，不注意（レスコフ Н. С.《両足で》，1870），眠気，《動きのなさ》，話すよりも聞き役に回る習性，《ほとんど沈黙している状態》（ツルゲーネフ И. С.《その前夜》，1860）などがともなう。しかし，一見寡黙で，温厚で，静かな人が，自殺に失敗した後でさえ，他人を殺したい感情があり，実際そうする力もある場合がある（ドストエフスキー Ф. М.《死の家の記録》，1862）。怠惰といっても，才能がないというわけではなく（ガルシン В. М.《芸術家たち》，1879），その受け身な性格は，何にも気にかけない人である，ということを強調するにとどまることもある（ツルゲーネフ И. С.《その前夜》，1860）。《性質はもろく，自分に対してさえ完全に無関心で，どこに行くのか，なぜ行くのかがわからないまま，ただ流れに身を任せているだけ，というほどまでにやる気がない》（チェーホフ А. П.《名もない男の話》，1893）。無気力，眠気，意欲低下，無個性は，《眼が，睡眠用液にすっかり覆われてでもいるような，睡眠中のアカウオに似ている》。このような人は，何の役にも立たず，いかなることもできない。何にも熱意を示さず，気持ちは燃え上がらない（レスコフ Н. С.《僧侶たち》，1872）。また，何もしないでただ観察することを好む傾向

がある。これは，環境からの意図的な孤立といえる。《キャリア》と《幸福》の階段を上るよりも，いかなる願いも希望も抱かずに，ベッドの上に寝ているほうが好きなのである（ゴンチャロフ И. A.《オブローモフ》，1859）。И. A. ゴンチャロフは，オブローモフに，自らの受け身で不精な性質を反映させたと，いう点を強調すべきであろう。小型船《パラダ》での航行中，ゴンチャロフは，何より船室で横になることを望んでいた。この作家の愛読者であるマイコフ家では，ゴンチャロフに《怠け者の王子》という，うまいあだ名がつけられていた。政府の命令に基づいて，自らが経営する雑誌《祖国日誌》誌を廃刊させられた体験と，ドラマチズムが，自らのエッセーに悲劇的な影を投げかけている（サルトゥイコフ－シシェドリン M. E.《人生の瑣事》，1889）。

　活動能力の停滞は，うつ病になりやすい人への天罰である。このような人は，活動に積極的に参加することがなく，たまに理想論的な評価を述べる程度の，小理屈屋の役割を果たすにとどまる（ツルゲーネフ И.C.《霧》，1867）。このような人たちは，あきらかに独特な劣等感を持っている。彼らは，《状況的にも能力的にも何もできない》ため，不幸である（ツルゲーネフ И.C.《ノーフィ》，1877）。

　明快なひらめきでさえ，単なる《夢》か，《眠り》，《一時的ななぐさめ》でしかなく，《内なるあざけりの声》が残酷にもこのように宣告する。《あなたは，墓の中にはいない。たしかに生きている // だが，実質的にはとうに死んでいる // あなたには，一時的ななぐさめもある // だが，いかなるものも達成できない》（ネクラソフ H. A.《一時間の騎士》，1862）。

　うつ病にかかりやすい人は，若い頃，比較的長い間，仕事や職業を決めることができない。彼らと関係があるものが何もない。どこかの誰かに，何らかの感情や，道徳的義務感を持つことがない。基本的に，彼らには《…家族も，祖国も，信仰も，必需品》もない（トルストイ Л. H.《コサックたち》，1863）。

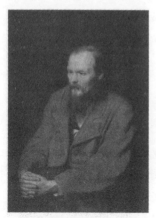
B. ペロフ
ドストエフスキーの肖像画

彼らには，きちんとした道徳的価値観が欠如し，寄る辺がなく，生きる意味を知らない。人生の目的を持たないにもかかわらず，傲慢である（レスコフ H. C.《両足で》, 1870）。傲慢は，年を経て（ドストエフスキー Ф. M.《おかしな男の夢》, 1877），富に関する野心と思考の変化とともに，その度合いを増す（アゲエフ M. Л.《コカインと小説》, 1934）。尽きることのない傲慢と，権威失墜の感覚が組み合わさると，自尊心への欲求と，内面で絶えず生じる劣等感との間に激しい葛藤が生まれる（ツルゲーネフ И. C.《アーシャ》, 1858）。善と悪の間に境界線を引くことが難しくなり，魂と感覚の間のバランスが失われると，感覚が勝利するようになる（アゲエフ M. Л.《コカインと小説》, 1934）。

仕事一点張りと貯蓄願望は，うつ病になりやすい人の性格的特徴といえる。自作のヒロインの一人について，M. E. サルトゥイコフ－シシェドリンは次のように書いた。《彼女が自由を味わえたのは，貯金通帳を眺め，自らが経営する会社に関わっているときだけであり，誰からも邪魔されず仕事の話をしているときだけであった…》。夫への軽蔑を隠さず，《自分の心の琴線にまったく触れない》子どもたちには無関心であった。自らの眼前に《人生の集成》が完全かつ露骨に現れると，激しく震えながら倒れ，間もなく死んでしまった（サルトゥイコフ－シシェドリン M. E.《ガラヴレーヴァ婦人》, 1880）。うつ病になりやすい人の話は，愚痴っぽいことやこせこせした収支の話題から，突然宗教的な事柄や神秘的な話題に切り変わることがある（トルストイ Л. H.《幼年時代 少年時代 青年時代》, 1855）。

自らを覆ってしまい，外界からの影響から守るための，いわば箱を作ろうとする，絶えざる強い心性が観察される。現実によって気持ちが苛立ち，脅かされ，常に不安の状態に置かれているからだ。この自らの臆病と現状に対する嫌悪を正当化するために，このような人は，いつも《昔はよかった》と言い，実際はなかったことまで称賛する。《で，自分が教えていた古代言語も，本質的には自分にとって，実生活から逃避するための靴であり，傘であった》。そのような救いは《無駄骨に終わる》。一般に受け入れられている規則を破ってみたところで，うつ気分と不安が生じるだけであった（チェーホフ А. П.《箱にはいった男》，1898）。

うつ病予備軍の状態にある人たちは，奇妙で神秘的な内面生活を送っているといえ，周囲の人々から際立った存在である。そのような人たちは，わがままで，怒りっぽく，プライドが高くて，他人に対して攻撃的である。И. С. ツルゲーネフの作品の女主人公は《…嘘をついたことが一度もなく》，他人に対しても嘘をつくなと言っていたが，《彼女の前では必ず満たさなければならない程度の忠実さと誠実，ことに，清潔さを身に着けているであろう》人にも，会うことはなかった。結局，世の中があまねく堕落していると確信した彼女は，そのような人物との出会いを諦め，完全に孤独になった（ツルゲーネフ И. С.《死の後》，1883）。

このような人たちはエゴイスティックであり，自分だけを愛し，多くの他者に失望するが，自分には失望することはない。自分の現在の生活について，何かが《おかしい》ことに気付いているが（トルストイ Л. Н.《コサックたち》，1863）。肥大した自己愛と病的な苛立ち，疑い深さと憎悪があきらかに見てとれる。さらにその自己愛のゆえに，人生の災難に対して非常に激しく反応せざるをえなくなっている（チェーホフ А. П.《ヴァロージャ》，1890）。

И. С. ツルゲーネフの見方では，このような性格にはかなりの危険性が潜んでいる。その人の抱いた感情や，とった行動の動機<ruby>動機<rt>モチーフ</rt></ruby>が決して善良なものでなかったことを，一度ならず自覚していたとしても，その悪意は

しばしば人間全体への憎悪と紙一重であり，マゾヒズム――《自らの不幸に対しての直感から生まれ出る》（ツルゲーネフ И. С.《余計者の日記》，1850）ある種の満足――と無縁のものではないからである。

　うつ病が発症していることがはっきりとわかるような文学作品の主人公には，もともとあったと思われる臆病さ，神経の細さ，感受性，白日夢に耽る傾向などを特徴とする，あるタイプが見てとれる。どこか病的かつ気まぐれで，興奮や悲しみ，涙にくれやすいこれらの人たちは，老人になっても白日夢に耽ったり，センチメンタルな性質を持ち続ける（ツルゲーネフ И. С.《その前夜》，1860）。

　同じような性格的特徴を備えた女性に関して，И. А. ゴンチャロフは次のように書いている。彼女は，《実際，神経が細く，…臆病で，白日夢に耽り，…に対して感受性が強かった。世界を必ずしも好意的に見なかった。自らの存在について考えた結果，自分はここでは必要とされていないと考えた》（ゴンチャロフ И. А.《よくある話》，1847）。次のような例もある。これは，《弱く，血の気が足りない存在》であった（サルトゥイコフ－シシェドリン М. Е.《パシェホンスキー村の風習》，1889）。彼は控えめで，寡黙，夢想家で，気骨がなく，熱狂的かつ多感で（ドストエフスキー Ф. М.《弱い心》，1848），有頂天になりやすく，非常に幼稚で，大げさ，性格が弱いが，極めて愛想が良かった（ドストエフスキー Ф. М.《ステパンチコヴォ村とその住人たち》，1859）。このような人たちの大きな《才能》は，《人間的であり》，他人の痛みに敏感に反応し，苦しみに深く共感することである。この才能は，先天的な病気とも言え，それゆえ徹底的である（チェーホフ А. П.《発作》，1888）。

　И. С. ツルゲーネフの小説の主人公アーシャは，何度か狂人と呼ばれている。彼女は《私は，自分が怖くなることがある》と話した。彼女の極端な感情と願望は，周囲の人々を当惑させた。愛への憧れが，犠牲的なヒロイズムや，祈りと困難な開拓精神についての考察などとごちゃまぜになってしまい，最後は何か果てしのない悲哀にいきつく（ツルゲーネフ И. С.

《アーシャ》，1858）。極端な感情と，一方的な判断が時折，このような人間を《絶望的なほどに》不撓不屈にし，頑固にし，赦すことも忘れることもできない人間にさせた（ツルゲーネフ И. С.《ノーフィ》，1877）。彼の実戦的な哲学と道徳的な立場は，次のような倫理的な極限主義によってはっきりと表現される。すなわち，富を激しく批判し，《最も小さな分け前ですら》取る人には誠実さがないと信じており，どんな小さな嘘も嫌いである（彼の好きな言葉は，《錆が鉄を食うように，嘘は心を食う》）（チェーホフ А. П.《わが人生》，1896）。高貴な理想主義から，抑えのきかない堕落と不道徳にいつでも堕ちる可能性があることを，И. С. ツルゲーネフは，ロシア民族の性格的特徴と考え，《ロシア人の本質》と表現していることも指摘しておきたい（ツルゲーネフ И. С.《春の水》，1872）。

　ドストエフスキーは，人の苦しみの原因は，信仰の欠如か，信仰と不信仰の間の迷いにあると確信していた。《神は生涯，私を苦しめられた》と言う人がいる。《神は必要な存在ではある。しかし，神はいない。いるはずもない》と言う人がいる。《このような考えの持ち主は，この世に留まることはできない》（ドストエフスキー Ф. М.《悪霊》，1872）。《信仰は，魂の力である。信仰は，才能などとは関係がない。持って生まれるべきものである。私が見てきた限りではあるが，これまで出会った人々や，周囲で起きたあらゆる事柄から判断すると，信仰の能力というものは，ロシア人に生来，非常に高いレベルで備わっているものである。ロシアの生活は，信念と何ものかへの傾倒の連続である。あなたが知りたいとなら，というところだが，そこに不信仰や否定の臭いを，つゆとも嗅ぐことはできない。仮にロシア人が神を信じなければ，それは彼が何か他のものを信じているということを意味しているのだ》（チェーホフ А. П.《途上で》，1886）。

　うつ病になりやすい人が最も好きな気晴らしのひとつは，一日の稼ぎをチェックすることである（チェーホフ А. П.《イオーヌィチ》，1898）。こ

ういう人にとってお金とは，自分を浮世から守る盾であるが，お金を貯めれば貯めるほど，恐怖と心配が増してくる。《…顔には不安な色合いが現れ，目つきが臆病かつ恥ずかしげで，幾分疑い深くなる。神経質そうに歩き，震え，聞く…》（ドストエフスキー Φ. M.《プロハルチン氏》，1846）。

　最初のうつ病エピソードの《引き金となる》要因の中で，内面での長引く葛藤に着目することができる。特に人を苦しめるのが，自分の内面の本来的な性質や理念と矛盾する実生活のスタイルである（ガルシン B. M.《できごと》，1878）。徐々に，精神の内部における不調和が拡大し，とうとう耐え難いものになってしまう。この状態から脱け出せる唯一の方法は，自殺であると思うようになる（ツルゲーネフ И. C.《ノーフィ》，1877）。誇り高い人間が，意に反して嫌な行動をとると，その後には自殺という考えが頭に浮かび，ついには病に陥り，憔悴しきってしまう（ドストエフスキー Φ. M.《手短に》，1876）。

　過酷な苦しみを経験した後，人は，若い頃抱いた幻想がはかないものであったことを感じ，喪失感にさいなまれる。夢に描いた世界は崩れ，深いメランコリーの中に落ち込む（ゴンチャロフ И. A.《よくある話》，1847）。自分が経験したことなどせいぜいひとつだけなのに，抗うことのできない悲哀感がどんどん彼をつつみこみ，そのことを絶えず語り続ける——《この世のことなど，何をしようと同じことだ》（ドストエフスキー Φ. M.《おかしな男の夢》，1877）という具合に。主人公は，正直に生きる必要についての説教を聞き，そのように生きることを決意する。ところが，高邁な言葉と現実の生活の間の乖離，真実に生きようとした人々の苦悩の話に，激しく動揺し，病に倒れ，死んだ（理想と現実の間の相違）（サルトゥイコフ－シシェドリン M. E.《お話し》，1886）。

　希望を持てない状況の中にいると，人々は特別な——多くの場合，病的で異常な——心理状態に陥る。そうすると，世界と自分自身との間の苦しい不調和，そして肥大化した自己愛と《法外な》内省から生じる《引き裂かれた自意識》が現れる。《直接的なものは何も》残っていない（ツル

ゲーネフ И.С.《猟人日記》，1852）。このような例として，Л.Н.アンド
レーエフの作品の主人公を挙げることもできる。

　そのドラマは，主人公が売春婦と寝た夜にかかった，恥ずべき病気を
問題にしているのではなく，過去の希望と理想が崩壊したことが主題なの
である。苦い思い出が《鋭いナイフが生肉に刻み込むように，彼の心に刻
み込まれた》。彼は《自分を包み込み，貫いてしまうほどの汚恥に苦しん
だ…。その思いも汚れていた。もし頭蓋骨を開いて脳を見ることができる
ならば，それはきっと，雑巾のごとく，泥と糞で覆われた屠殺場にいる動
物の脳みそのように汚れて見えただろう》（アンドレーエフ Л.Н.《霧の
中で》，1902）。彼は自らの堕落に苦しみ，清潔さにあこがれたが，どの女
性を見ても，すぐに悪いところを見つけようとした（《彼女は清潔だが，
その清潔さの中に卑劣さがある》）。彼は売春婦の内に，上品な少女の資質
を見つけようとした後，ナイフで売春婦を殺す。それとともに《世界に
あるすべての音と，自分の生きた声がすべて消え失せた》。同時に，自分
も《ナイフで心臓の反対側の脇腹を刺したい》，という自殺願望が現れる
（アンドレーエフ Л.Н.《霧の中で》，1902）。

　うつ病が表面化する理由は，《錠前と合鍵》のように，人の個性の構造
に，外部の状況が合わなくなったことにあるかもしれない。例えば，ある
人が二度も昇進から外され，忘れられてしまったのだが，このことで，直
属の上司ともめた，とか。給料だけでは生活が苦しく，借金せざるをえ
なくなったとか。住宅の飾りつけのために作業中に落ちて，傷を負ったと
か。このようなことが，死に至る病の原因となりうる。この病気は最初の
うちは，単に不快な状態に過ぎなかったが，後には《きちんとした生活を
送ることが》できなくなる。家族の間で争いが絶えず起こるので，一見偽
善的な平静さを装うが，医師に頼る気持ちが強くなる。彼は，家族や職場
の同僚，知人たちの，自分に対する態度が変わったこと，そしてついに
は，話題が，病気と回復についてではなく，生と死になってしまっている
ことに気付く。死について考えると，自分が孤独であることが明確に意識

され，自分を取り巻く嘘に対して，《鈍い悲哀》と苦悩を感じるようにな
る（トルストイ Л. Н.《イヴァン・イリイッチの死》，1886）。

　強い愛情を感じながらも，何の返答もないとき，それは激しい苦悩を引
き起こしうる（ツルゲーネフ И. С.《父と子》，1862）。

　うつ病は，急性精神病の後に発症することがある。治療後，（僧の）幻
視はなくなるが，生活の楽しさも消えてしまい，自分が平凡な人間である
と感じ，生きるのが退屈になる。彼は，君たちが無理に私を治療した，と
言って，親しい人たちを非難し，彼らに対して冷淡で，不親切になり，さ
らに，不快かつ不公平なことを言う。病んでいたときには感じられた，自
分は豊かで祝福され，選ばれているという感覚を失ったことが，彼には不
愉快だったのである。外面的には健全になった現在の自分の状態を受け入
れたが，彼の生活には喜びがなく，悲哀に満ちたものとなった（チェー
ホフ А. П.《黒衣の僧》，1894）。Ф. М. ドストエフスキーの作品の女主人
公は，熱病にかかり，治ってからは，性格が大きく変わり，むっつりと，
怒りっぽい人になった（ドストエフスキー Ф. М.《虐げられた人々》，
1861）。

　興味を引くのは，様々な精神障害のひとつとしてのうつ病の描写であ
る。文学作品の中ではかなり頻繁に，気分変調症を思わせる障害が描かれ
ている。

　控えめ，陰気，寡黙，非社交的で，人々とうまくやっていくことがで
きず，生きることや現実に対して恐れを抱いている（ドストエフスキー
Ф. М.《プロハルチン氏》，1846）。《小柄で，ひからびた老人。夏でも冬
でもフロックコートとズボンを着用し，寡黙で厳格である》（アンドレー
エフ Л. Н.《大勝》，1899）。この男はあきらかに役立たずで，ノイローゼ
にかかっており，平民出身であることや貧しさ，卑しい外貌，軟弱さ，女
性の歓心を一向にかわないこと等々にひどく苦しんでいる（ツルゲーネフ
И. С.《ノーフィ》，1877）。А. П. チェーホフの物語《ロスチャイルドの
バイオリン》の主人公ヤコブ・イヴァノフは，《ユダヤ人に対する憎悪と

《軽蔑心》に満ち，毎回，オーケストラでそのあらを探し，悪態をつき始めた。長い間生活を共にした妻に対する態度も非人間的であり，家の中にある《命のない》物のように彼女に接した。昼も夜も，彼の頭の中にあったのは，現在この人生において耐え忍ばなければならない災難だけであった（チェーホフ A. П.《ロスチャイルドのバイオリン》，1894）。

うつ病は，様々な身体的および神経学的疾病の背景のもとで悪化することが，知られている。И. С. ツルゲーネフの物語《生神様》(1852) の女主人公は，結婚の直前に不幸を経験する。後ずさりしたときに，階段を踏み外して落下し，それ以来，身体が麻痺してしまった。近親者からも忘れ去られ，ミイラのようにひからびて，苦痛を耐えながら，来る日も来る日も古い物置小屋にじっと寝ていた。興味深いことに，この物語には，ロシア人に固有で独特な性質，すなわち際限なく，しかも不平を言わずにじっと苦しみに耐える能力が描かれている。うつ病は，リウマチにともなうことがある。あるリウマチ患者は，自分にとって好ましくない運命が訪れると，不平を言い始める。自分の人生はひどくみじめで，自分は負け犬であると考えている。あるいは，《したかった人間》（すなわち，次のような人間。都会で生活したかったが，生涯田舎で暮らした。結婚したかったが，外見が醜く，好意を持ってくれる女性がいなかったので独身で終わった。きれいな口調で話したかったのだが，いつもどこか嫌なしゃべり方になる。作家になりたかったが，なれなかった…）であると考えている。

彼は，リウマチと喘息を患い，めまいに襲われることがよくある。歩くときは杖をつく。しかし，ほとんど椅子に腰かけ，まどろんでいるか自分のことについて考え事をする。人の話に加わることもときにはある。死期が近いことを感じていて，死を恐れている。だが，人生において，まだ得られるかもしれない最後の満足に子どもっぽくしがみつく。害があるとわかっていながら，煙草を吸い，食卓でシェリー酒を飲む。人生を悲観しており，その目はいつも死を意識している。《二十万年後にはすべてがなくなっていることだろう》，《蜂も，牛もいないだろう》（チェーホ

フ A. П.《かもめ》, 1896)。うつ病は, 痛風の影響でも悪化することがある。夜な夜な痛風と老化の悲哀が, 彼を苦しめる。根拠もなく, 自分は家族全員を苦しめていると思っている。自分についてこのように語る。《私は, 生きること, 成功, 名声, 活力を好むが, ここでは今, 引用したとおりのありさまである。四六時中, 過去について悲しみ, 他人の成功を見つめ, 死を恐れている…。できない！　力がない！》(チェーホフ A. П.《ヴァーニャ伯父さん》, 1897)。

　ロシア文学において, うつ病が結核との関わりの中で描写されていることが, かなりある。《不幸の重荷は, 耐えがたいものであった。彼女は, ゆっくりと消えつつあった。かなり前にかかった肺結核が悪化したのだ。自分の状態の危険性をかえり見ないようにしながら, 生まれるはずの赤ん坊のことだけを考えた。赤ん坊の父親については, 非難すべきことは何一つ頭に浮かばなかった》(チェーホフ A. П.《わが人生》, 1896)。肺結核にかかりやすい病弱な女性は, 結局, その病を発病する (ドストエフスキー Ф. M.《ネートチカ・ネズヴァノーヴァ》, 1849)。

　うつ病は, 死の前に悪化することがある。この場合, 焦燥感がたえず付きまとう。自分の病は, 自然の邪悪な嘲笑とか, その, 人の運命に対する残酷さや冷淡さ, さらには人間社会の中に現れる普遍則として感じられる。その真実は, いわば死刑を宣告された真実である。彼にとっての死とは, あらゆる邪悪な扉を開く鍵である。悪夢の中に, 何らかの秘密を内に含んだ, サソリに似た醜い怪物が現れた。それは, 自分の命を支配する, 人間を超えた邪悪な力が擬人化されたものであった。王子は, このバケモノと和解することは不可能であり, 自分に残された数週間をこいつと共存する意味はない, それならば自殺するしかないと判断した。誕生日に, 彼は《私の不可欠な説明》という題の告白文を客の前で読み, その後, 自殺を試みたが, ピストルに雷管が入っていないことに気付いた。イッポリートの病的な自愛心にとっては, 都合の悪いお笑いの状況が生じてしまった。《人生の問題, 一人の人生の問題は, その開示であり, 絶え間ない永

続性である》という肝心な点は理解していた。しかし最期のときを迎える
まで，憎悪の中で生き続けた（ドストエフスキー Ф.M.《白痴》，1868）。

　彼はチフスという重病を患い，死期が近づいていることを感じつつ，愛
用のバイオリンは墓の中に持っていくことができないのを残念に思った。
最後にそのバイオリンで，自分のために弾いたのは，即興曲であった。彼
がつむぎだした，とても美しく，感動的で，もの悲しいメロディーは，人
間存在の残酷かつ出口のない悲劇についての彼の新しい思いつきと，罪の
赦しの求めとに，音楽的に等しいものであった（チェーホフ А.П.《ロス
チャイルドのバイオリン》，1894）。父親の死を彼のせいだと叱責し，家族
のすべての不幸の責任をあげつらい，呪い，死さえ願う前妻からの手紙を
受け取った彼は，不安でいっぱいになったが，ふとその耳に，階下から有
名なロマンスの一節が聞こえた。胸中に忘れていた喜びが湧きあがった。
しかし，すぐ後に己の才能を信じず，2年間を，《寂寥と無聊の中で》過
ごした自分を非難する黒い修道士を見た。修道士に話しかけようとした
とき，喉に血が流れ込み，息絶えた。死ぬ前に，前妻を美しい花園，若
さ，命と呼び，《名状し難い無限の幸福感》が全身を満たした（チェーホ
フ А.П.《黒衣の僧》，1894）。うつ病そのものが死を引き寄せる，と言え
るかもしれない。彼は，老化が急速に進み始め，苦しみ，愛人が急に態度
を変えたことが理解できず，2年後に亡くなった（チェーホフ А.П.《黒
衣の僧》，1894）。

　文学作品におけるうつ病の臨床兆候の描写は，特に貴重である。

　この状態の人々の外貌には，独特の悲哀感が漂う。病的な貧弱さ，険し
い顔，背後に深い闇が見えるような生気のない眼が，人々の注意を引く
（ドストエフスキー Ф.M.《白痴》，1868；《悪霊》，1872）。その人は実際
の年より老けて見え，《…死に顔や曲がった背中，生気のない灰色の目か
ら判断すると…，五十歳か五十五歳くらいに見えた》（グリゴロヴィッチ
Д.В.《アントン・ゴレムィカ》，1847）。《…幾分蒼ざめた，黄色がかっ
た》顔は，《病的な印象》を与えていた（トルストイ Л.Н.《地主の朝》，

1856)。《何か隠れた悲しみや，密かな心の痛みが…》この顔に陰影をつけていた（ドストエフスキー Ф. M.《ネートチカ・ネズヴァノーヴァ)》，1849)。ときに，外見は，内面の異常や孤独の証拠である。《深紅色の唇は湿っていたが，光沢がなく，囁きだす用意はあるわ，という様子でいつも閉じられており》，一見平静であったが，それは不安でいっぱいの平静さであった（レスコフ H. C.《両足で》，1870)。

　湾曲した背中，かじった痕跡の目立つ爪，下手な修繕を施されたストッキングは，外面的ではなく，内面的に危険な状態にあることを示している（チェーホフ A. П.《決闘》，1891)。

　うつ病に罹患している間は，痩せ細り，蒼ざめ，暖かい服を着，《得体の知れないこの病のために衰弱してしまい，春や秋がくるたびに死のうと思うが，毎回決まって，回復する》（チェーホフ A. П.《わが人生》，1896)。その女性患者は《優しくて，感受性が強く，あたかも内面から輝いているように見えた。ところが，泣くと，その外見のすべてが変わった。顔の表情は悲哀に満ち，見る者の心を動揺させた。目は知的であるが，悲しげであった》（チェーホフ A. П.《往診中の出来事》，1898)。実際に彼女の苦しみは深く，《歩く廃墟》と化していた（チェーホフ A. П.《黒衣の僧》，1894)。

　彼の行動について言うと，居場所をあちこち変えたがり，その一方で，一人になりたがる傾向も顕著だった。短期間，両親の家に住んでいたが，悲哀感に襲われてしまい，そこを出て，同じルートをもう一度繰り返すはめに陥った。結局，自分に居場所がないとわかり，再び家に戻ったが，しばらくして亡くなった（ツルゲーネフ И. C.《父と子》，1862)。彼の心は重く，自分の事務所や知人から離れて，一人になることを望んだ（チェーホフ A. П.《名の日の祝い》，1888)。寡黙で，あまり動かず，好きでもないのに酒を飲み，食欲もなく，計算のチェックも機械的に行い，いつも何か考え事をしているようだった。動きと声も静かだった。人を小馬鹿にしているような，物思いにふける顔，少しばかりしかめっ面になって見

る目，そして，その姿全体が，気持ちが沈んでおり，《脳みその働きが怠惰であること…》を示していた（チェーホフ А. П.《灯火》，1888）。うつ病になりやすい人は，衝動的で，突然怒り出して《おまえは最悪だ！もう我慢がならない！》と言うことがある。この後，予想外に悪意が消えてしまうと，このように振る舞うのは，《悲哀》にまったく抗しきれないからだ》，と説明し，自分に腹を立てないでおくれ，と求めることもある（チェーホフ А. П.《ステップ》，1888）。

　うつ状態にある人の基本的な感情のひとつに，罪悪感がある。

　ドストエフスキーの主人公は，《しかし，私は誰も呪わず，懺悔することもできない》，と叫ぶ（ドストエフスキー Ф. М.《虐げられた人々》，1861）。心底，良心の呵責に苦しみ，その人の死に間接的に関わっただけなのに，死につつある人から赦しを求める。自らの罪を意識的に回避するというのではなく，出口の見えない状態，あるいは袋小路にいるという感覚が，主人公をして，公衆を前にして悔恨の情を示すようにさせたのである（トルストイ Л. Н.《闇の力》，1886）。うつ病の極期にあって，彼は他人の感情を傷つけることを極度に恐れ，皆を天使と考え，良いところだけを見て，自分のほうは欠点だらけと責めた。

　他人の前で，常に罪悪感があり，人々のために自分を犠牲にするつもりであった（ドストエフスキー Ф. М.《ステパンチコヴォ村とその住人たち》，1859）。自分の愛着を罪とみなし，心の痛みを当然の罰ととらえ，清めの儀式を受ける必要があるという決定を受け入れる。個人的な罪悪感が社会的なそれと結びつき，父祖たちの罪についても《祈って赦しを得》る義務があり，農奴に対する蔑視の恥を雪がなければならないと思っているのだ（ツルゲーネフ И. С.《貴族の巣》，1859）。

　Н. А. ネクラソフの主人公は，早世した母に対する罪悪感に覆われて，《最期の歌》を歌った。《あなたに悔い改めの歌をささげます // あなたのやさしい目が // 私の苦しみの熱い涙で洗われるように // 私のすべての恥ずべき汚点は…。歓喜する人々，無駄話をする人々，// 血に手を染める

人々から // 偉大な愛のために倒れた人々の中に // 私を連れ去ってくださ
い！》（ネクラソフ H.A.《一時間の騎士》, 1862)。その人は，《罪と無学
の中に》浸っている人たちよりも，自分のほうが《道徳的に優越》して
いるからこそ，困惑と恥辱と罪悪の入り混じった苦しい感情を抱いてい
る。最後に彼には，《言いようのない倦怠感と恥辱，無力感と悔悟の念が
ごちゃまぜになって》残った（トルストイ Л.H.《地主の朝》, 1856)。好
戦的でエゴイスティックな行動を自らのモットーとし，善悪に関心を示さ
ない人は，善悪が自分の利害に直接関わらなければ，魅力的な女性の誘惑
に容易に屈し，良心の声があったにせよ押し殺して，放蕩と痛飲に耽る
ものである（トルストイ Л.H.《闇の力》, 1886)。彼の心は不安でいっぱ
いだ。それは，みんなは俺に親切にしてくれるが，俺は…誰にも親切にし
ない。だから俺なんか，幸福になるに値しない人間だ，と考えているから
だ。彼は，近隣の人たちに対してだけではなく，《自分自身の駄目な生活
や，さらに，高邁な思想，知識，労働といった事柄》に対しても，あまね
く罪悪感を抱いている（チェーホフ A.П.《決闘》, 1891)。

　苦悩と悲劇，《粗野な良心の目覚め》，怖いほどの突然のひらめき，人生
の収支決算，完璧に孤独であることの認識といったものが彼の魂に湧きあ
がる。《いったい何なのだ！　どうなっているのか？！　皆どこにいるの
か…？　こうして彼は，他人への痛みと同時に，すべての人に罪悪感を
感じ始める（《可愛そうなお前！　私の哀れな人！》──彼は，かつてな
かったほどの単純さと純粋さに満ちた憐みを姪にかけた)。ある冬の夜，
困惑と遅すぎた悔悛の中で，半裸姿で出かけた彼は，母親の墓に向かい，
途中で凍え死んだ（サルトゥイコフ－シシェドリン M.E.《ガラヴレー
ヴァ婦人》, 1880)。

　うつ病にとって典型的な症状のひとつに，自虐的態度がある。Ф.M.ド
ストエフスキーは，小説《貧しき人々》(1846) の主人公，ジェーヴシキ
ンの独特の精神状態を，防御的姿勢のなさ，怯え，自己卑下として表して
いる。

それらに続いて，残虐さと猜疑心が生じる。この場合，ある感情が別の感情から生じているのであり，したがって，後者の感情の発現の理由が前者であると言える。自虐的になる人は，ときに悲哀に捉われることがある（ドストエフスキー Ф. М.《貧しき人々》，1846）。彼は，実りのない失敗した人生の報いを受けようとしているかのごとく，自分で自分を果てしなくこらしめるのだ。しかし，自分自身の言葉で作り上げた，客観的な自画像は，そのままの自虐的性格よりさらに広く複雑である（ツルゲーネフ И. С.《猟人日記》，1852）。

彼は，自分に向けられた，《哀れな神経衰弱者，非労働者^{ベロルーチカ}》といった激しい非難の言葉を，甘受する…。そして，自分を失敗者と見なしてこう述べる。《私は，自分のいちいちの振る舞いを一般化しなければならない。誰かの理論を用いて，もしくは文学作品の登場人物の種類に分類して，私の愚かな生活を解説し，正当化しなければならない。というのも，私たち貴族階級の人間は，余計者だからである…。昨夜などは，ずっとこう考えて，自らを慰めていた。ああ，トルストイはなんと正しかったのだろう！無慈悲なくらいに正しかった！と。すると随分気が楽になった》（チェーホフ А. П.《決闘》，1891）。《咳をしたり，あれこれ夢想したり，そして，おそらく自己を犠牲にしたときですら》，すぐに彼は自分を余計な失敗者であり，《何の役にも立たない人間》と考えてしまった。《ほんの少しの信仰心も》，彼に役立つものではなかった（チェーホフ А. П.《名もない男の話》，1893）。彼女は，自分が不幸な人間であると信じきり，死にたいと言った（チェーホフ А. П.《百姓ども》，1897）。

うつ病の症状として，はっきりしたわけもない心配や，どこか神秘的な恐怖の発作がともなうことがよくある（ドストエフスキー Ф. М.《虐げられた人々》，1861）。

人格の急激かつ恐ろしい崩壊が起き，その人には，深い絶望と，どこか動物的なエゴイズム以外の何ものも残らない（ツルゲーネフ И. С.《貴族の巣》，1859）。

文学作品には，うつ病の身体症状がよく描かれている。それらは，食欲低下（《体に食べ物をやってはならない，// 心が悲哀で満ちているとき // 私にとって今，後悔が食べ物だから》）（トルストイ A. K.《イヴァン雷帝の死》，1866），様々な性質の痛み（《強い歯痛にしばしば襲われ，胸膜炎と神経痛に悩まされた，その上三日間ほど続いた耐え難い《心の痛み》にも見舞われた》）（チェーホフ A. П.《発作》，1888），原因不明で，睡眠を妨害し，人を驚かせる苦しい発作など。不眠のときに彼女は恐怖感を持ったが，自らをレールモントフのタマラと比較しつつ，それを《悪魔》と名付けた。彼女の言葉を借りれば，悪魔は，彼女のようなすべての《孤独な》人々が見る（チェーホフ A. П.《往診中の出来事》，1898）。うつ病の患者は，眠ることができずに，部屋の中を歩き回り，《人生は苦痛であり，恐怖である。人は不幸にできているのだ》，（ドストエフスキー Ф. M.《悪霊》，1872）と考える。夜，ただ蝋燭の火のもとに座り，《考えることすらしない》（ドストエフスキー Ф. M.《おかしな男の夢》，1877）。

　苦しむのはうつ病者だけではなく，彼のことを愛する人々も同様である。《二つの傷ついた魂の苦しみ》が始まった（ガルシン B. M.《できごと》，1878）。周囲の人々を苦しめるのは，《自分たちには，愛する人を助ける力がない》という感情である（ドストエフスキー Ф. M.《貧しい人々》，1846）。《彼女の人生のただ一つの目的は，夫の愛を獲得することにあった。彼女は，彼に自分の愛の力と自己犠牲を証明するために，わざとに，夫が快くは思わないかもしれないことをしているように見えた》（トルストイ Л. H.《幼年時代　少年時代　青年時代》，1855）。夫が苦しむときは常にともに苦しみ，愛情をこめて夫のことを《私たちの天使》と呼んだ（チェーホフ A. П.《わが人生》，1896）。ゲラシムは，死につつある人のために《熱心に働く》ことを義務とみなしている，衷心から憐みの心を持って，かつ，あきらかに，適宜誰かが同じようにふるまってくれるよう願いながら（トルストイ Л. H.《イヴァン・イリイッチの死》，1886）。村人の目には《善良でしらふの百姓，謙虚な百姓》は，何よりも

文 学　　　　　59

　自分にとっての敵のように映った。だからこそ，キリスト教倫理の観点か
らすると，その人は非難に値するのではなく，憐みと同情に値するのであ
る。忍耐と寛容が，憤怒と露骨な軽蔑の上に立つのである（トルストイ
Л. Н.《地主の朝》, 1856）。
　苦しんでいる人と他の人たちとの相互関係をテーマにした文学的描写
は，興味深い。彼女は，《新鮮さの素晴らしさ》が，二人の関係から消え
失せたと感じ，これはヴロンスキーの気持ちが醒めてきたためだと受け
とった（トルストイ　Л. Н.《アンナ・カレーニナ》, 1877）。彼は，自分
に対して，あらゆる点で憎しみを感じている。というのも，《彼は恥じ
入るほどに，また，うんざりするほどに不幸だ》ったからだ（トルスト
イ　Л. Н.《アンナ・カレーニナ》, 1877）。主人公は，周囲の人々の，彼
や，彼のようなタイプの人々は，《変人》もしくは怪物であるとさえいえ
る，という意見に同意するつもりである（ツルゲーネフ　И. С.《猟人日
記》, 1852）。自分の世界観や，周囲の世界を否定的に見ていることにつ
いて，И. А. ゴンチャロフの小説の主人公オブローモフは，幼ななじみに
こう語った。《世界のすべてが回っている軸がどこにあるか，考えてみた
まえ。軸なんてものはないのだ。突くべき痛いところも，深い部分もな
いのだ。みんな私よりひどい死人で，眠りこけている…》（ゴンチャロフ
И. А.《オブローモフ》, 1859）。《極めて幸福な時を過ごした》イタリア
からペテルブルグに戻るとすぐに，彼女は自分が不幸であり，ただ一人の
親しい人と引き離され，全世界から拒絶されたことに気付いた（トルスト
イ　Л. Н.《アンナ・カレーニナ》, 1877）。
　友人とのしばしの出会いに彼は興奮したが，その興奮も長くは続かな
かった。活動的になった期間は短く，やがて無為のときが始まった。何か
を企画し，自分の生活を何とか再建しようという決意があったのは，友人
が身近にいてくれた間だけだった。
　周囲の人々には，無為無策の人を手取り足取り指導する暇も，我慢強さ
もなかった。反対に，利己的な人々が，この受け身な人から離れることが

なく，ついには彼の人生のコースを決めてしまうのだった。

　彼を愛してくれる女性と，《…ますます暖かくなっていくが，愛することはできない灯火に近づくように》，交際するようになった。彼にとって何より必要だったのは，見返りを求めることのない，配慮と温かさの感覚であった。それには，幸福で満たされた静かな子ども時代の，清らかな時間に帰る必要があった。その頃は，何に取り掛からねばならないということもなく，周囲や自分自身の内面の生活を変える必要もなかった。そしてもしそれが本当にそうであるならば，《…彼は，人生に背を向け，自分の墓を掘る孤独な老人のように，静かにそしてゆっくりと，自分のために手作りした単純で大きな棺桶の中に，身を横たえるしかなかった》。すると彼は，《…あたかもネジ巻を忘れた時計が止まるように，痛みも苦しみもなく，亡くなったかのように見えた》（ゴンチャロフ И. A.《オブローモフ》，1859）。

　うつ病者の考えを，夜の灯火に喩えることができるだろう。それは，《不規則にばらまかれ，闇の中で，一本一本，まっすぐに目標に向かって伸びているが，最後は何も照らさず，夜を明るくもせず，時間がくるとどこか遠くで消えてしまう》（チェーホフ A. П.《灯火》，1888）。病者の中に《苦しみのエゴイズム》が見えることは，稀ではない。自分の痛みを楽しみ，自分で自分の傷を刺激し，周囲の人々を苦しめるのである。

　子どもの頃の記憶が，急に鮮明に立ち現れた。不眠に苦しみ，夜になると外出し，《周囲の勇猛なる自然の // 大きな力に…》身を任せる。壮大な景色が目前に開け，耳には村の鐘の荘厳な音が響き，過去の最もおぼろげな記憶（《巨大な空白に切り離されて，私が長い年月，見なかったものすべて》）さえよみがえる。（ネクラソフ H. A.《一時間の騎士》，1862）。

　行動を決する意思が弱っていたとしても，その理由が明確に，社会的に説明されることはない（ツルゲーネフ И. C.《春の水》，1872）。だからこそ，重篤なメランコリーや，あらゆる出来事に対するほとんど病的な無関心が生じるのである（チェーホフ A. П.《六号室》，1892）。

うつ状態にある人は，将来を悲観し，普通の生活や従来の環境に戻ることはできないと思い，今の生活を変えることは決してできないのだ，と確信する。際限のない罪悪感を抱き，他人が自分の過去のあやまちを赦すことがないと信じる（ガルシン В.М.《できごと》，1878）。

過去においても支えがなく，将来に希望や期待や夢を持とうにも，寄りかかる術がない（ツルゲーネフ И.С.《アーシャ》，1858）。過去を振り返りつつ，人は自分の人生を失敗だった，と評価する。なぜならば，《頭が混乱し，人生の過程をそのまま感じ取ることがな》く，愛してくれるすべての人のために，自分は不幸になり，好きな娯楽の最中にも，《愚かで，誠実さからは遠く，不公平，残酷，危険な》人間だったからである。意図的に嘘をついたことは一度もなく，悪を行ったこともないのに，その良心は汚れていると思った。夜ごとに娘とともに泣き，娘のほうは，自分の前に非常に不幸で無力な人がいる，と思った（チェーホフ А.П.《途上で》1886）。

うつ病者は，いつも不公平について考えている。《…私は小さな人間だが，しかし，何でそうなるのか。私が誰に対して，悪事を働いたというのか》。《…なぜ幸せで裕福な者がいれば，不幸で貧しい人がいるのか。このような不公平は何故に存在するのか》，という際限のない質問に苦しむ（ドストエフスキー Ф.М.《貧しき人々》，1846）。彼には，この世の不公平さに葛藤を感じる，個人的な理由がある。《どのような時も，何についても俺にはツキがない》というわけだ。個人的な失敗の体験が積み重なるにつれ，社会的不平等に関する感情は強まる一方なのである。自分についてだけではなく，《すべての抑圧された人々》についても怒りを抱いている（ツルゲーネフ И.С.《ノーフィ》，1877）。その公平さへの渇望には，神経質で異常な何かが含まれている。これは，《特別な種類の不幸な人々》である。このような人は，《公平さに満足感は感じるが，喜ぶ訳ではなく，不公平に対しては特に敏感に反応し，心底憤りを覚える》からである（ツルゲーネフ И.С.《ノーフィ》，1877）。

うつ状態にある人は、《夜中に荷馬車に置き去りをくった犬のように》、自分が寄る辺ない身のように感じられる（チェーホフ A. П.《途上で》、1886）。愛だけしか救うことのできないような、ひどい孤独感に悩まされる。《私は孤独で、あたかも眠っているかのごとくであり、この世で生活していない者のようであった》（ドストエフスキー Ф. М.《貧しき人々》、1846）。ところが、あらゆる精神活動と同様に、愛というものは調和のとれたものとはいえず、相当に厄介な代物である。愛のその時どきの瞬間、その変わりゆくいちいちの状況を、人は唯一無二の、決められたものとして経験する。愛にとっては、実際、昨日が存在しないのと同様に、明日も存在しない。そのため、愛が破局に向かうことは、避けられないのだ（ツルゲーネフ И. С.《アーシャ》、1858）。一方、他人に対し強権的な者は、自分しか関心のない人種であるため、結局は破滅に至る（ツルゲーネフ И. С.《往復書簡》、1856）。А. П. チェーホフの作品の女主人公は、《孤独と、自分の美しさ、健康や富などは欺瞞にすぎない、という考えがどうしても頭から離れない、なぜなら、自分は余計者にすぎず、誰にも必要とされてもないし、誰も自分を愛してくれないから》という思いに、ひどく苦しめられるからだ（チェーホフ А. П.《女の王国》、1894）。

孤独とは、どんなことでも話せるであろう《近しい人》や友人がそばにいないことであり、おそらくそれこそが、激しい苦悩の大きな原因である。それ以外の原因としてありうるのは、《そうでなければならない。それ以外であってはならない》という考え方である（チェーホフ А. П.《往診中の出来事》、1898）。彼は人生を、寄る辺のない孤独な失敗者として終えようとしている（ツルゲーネフ И. С.《霧》、1867）。《彼は孤独である。生活は退屈で、興味を引くものは何もない》（チェーホフ А. П.《イオーヌィチ》、1898）。孤独で退屈、気分は暗く、生活に目的はなく、意味もない。退屈なので、誰かと二日間ほど一緒に過ごしたいと思った（チェーホフ А. П.《灯火》、1888）。《私は無論、将来一人で墓の中に入るだろう、だが今も、本質的にはそれと全く同じ、一人なのだ》（チェー

ホフ A.Π.《手帳から》)。ところで，A.Π.チェーホフの父親の座右の銘
は，《一人ぼっちの人には，すべてがむなしい》，であった。人は孤独から
逃れようとして，アルコールにはしることがある。拒絶と孤独に耐えら
れなくなると，《現実の感覚を鈍らせるために》，飲酒への欲望を解放す
るのだ（サルトゥイコフ－シシェドリン M.E.《ガラヴレーヴァ婦人》，
1880)。孤独からくる悲哀感が，独特な《世界の悲しみ》と混じり合うこ
とがよくある（ツルゲーネフ И.C.《父と子》，1862)。苦しみは，孤独そ
のものと，《見捨てられること》によってさらに大きくなる（サルトゥイ
コフ－シシェドリン M.E.《人生の瑣事》，1889)。悲哀に暮れて一人残さ
れた人は，すっかり気落ちしてしまう（トルストイ Л.H.《アンナ・カ
レーニナ》，1877)。

　文学には，人間生活全般にみられる悲観主義的な態度や，運命論的な
概念がよく描き出される。自らの私的な不如意を，誰にもあることだと普
遍化しようとする，弱くて逃避的な人間を待ちうけている運命は，《恥ず
べき破滅》以外ないと記されている（ツルゲーネフ И.C.《往復書簡》，
1856)。すべての人間存在は，《飢えと寒さ，屈辱，喪失，死を目前にし
た，ハムレット的な恐怖の感覚から成り立っている》，という印象を受け
ざるをえない。人生のすべてのことは，死とともに終わる。人生は，《魔
法の環》である。その中に入ったら，結局あきらめるしかない。なぜな
らば，最初から命を滅ぼす力に逆らうことなど，できないことがわかり
きっているからだ（チェーホフ A.Π.《六号室》，1892)。ひどく冷徹な世
界観と，あらゆるところに争いと原始的な野性を見ようとする姿勢は驚
くべきものであった（サルトゥイコフ－シシェドリン M.E.《お話し》，
1886)。彼は疲れ果ててしまった。自身の言葉を借りれば，感情が鈍く
なったため，何も欲しいと思わない。人生は退屈で，愚かで，汚いもので
あった。実際，生活にまったく満足していないのだが，実は彼の怠惰は見
せかけだけであるという印象を受けることも，稀ならずあった（チェーホ
フ A.Π.《ヴァーニャ伯父さん》，1897)。話には，憂うつなユーモアと真

正で誠実な寂寥感が混じり合った，根深い懐疑心が感じられた（ツルゲーネフ И. С.《霧》，1867）。

病者は，不幸が起きるのではないか，と怯えており，こう思っていた。《満ちたりて，幸福な人間の扉の向こうに，例外なく，ハンマーを手にした誰かが立ち，扉をノックしようとしている，と考えなければならない。そいつは，お前たちは不幸なのだ，今がどんなに幸せだろうと，人生は遅かれ早かれお前たちに鋭い爪を見せ，病気，貧困，喪失といった災厄で襲いかかってくるということを教えようとしているのだ。今のところは，お前が他人に対して特段，何も見聞きしないように，そいつもそうしてはいるが》（チェーホフ А. П.《すぐり》，1898）。

とうとう彼は，《神と世界は，彼の意識の産物でしかなく，滅びる運命にあり，何も残らない》という結論に達する。こうなるとすぐに，彼にとってはすべてのものが実質的に同じものになり，すべての問題が消え失せ，そうして，生きる必要もなくなったのである。自殺することにし，リボルバーを購入した（ドストエフスキー Ф. М.《悪霊》，1872）。

夜に働こうとするのだが，気が散って集中できない。時間だけが過ぎ去り，仕事は完成しない。不安になり，だがそれだけが，仕事への集中を邪魔する。恐怖心は段々強まるばかりである（ドストエフスキー Ф. М.《弱い心》，1848）。

善悪の境界がわからなくなり，悪は際限のないものとなってしまい，生きることの意味を奪っていった。永遠であることとは，蜘蛛のいる村の煤まみれの風呂が，それなのであって，彼の魂とはほど遠い。リボルバーを使って自殺した（ドストエフスキー Ф. М.《罪と罰》，1866）。

病の症状の恐ろしい現実（慢性的な不眠のために，《毎日体重が減っている》）から，彼を救い出すことは，どうやってもできないように見える。そのうちさらに状態は悪化し，ヒポコンドリーや，ほとんど毎日感じる，苦悩に満ちた死への恐怖の発作，それと同時に経験される，人生への嫌悪が現れてくる。この時点では，もう人生など無意味だと思っている。

《新しい考え》が浮かんだとしても，それは《邪悪》なものと決めつける。というのも，新しい考えなど，自分の日常の倫理体系を破壊するものにすぎないし，また，周囲の人々の欠点しか見えなくさせ，さらには，彼らに対して苛立ちを覚え，中傷する以外に方法がなくなるのではないか，という恐れさえ起こってくるからである。自分に何が起こったかはわからず，自分はひどい不道徳者ではないか，とか，あるいは逆に本当に人生を見通すことができるようになったのでは，と驚きさえ感じた。そうして，自分は人生の罠にかかってしまった，人生の主要な問題に対する答えは，今の自分にはない，と思った。彼の人生には，死の恐怖や，親しい人々に対する，老人の持つような苛立ち感から解放させてくれたかもしれない《一般思想》が欠如しているが，その点を重視すれば，罪は彼本人にあることになる。もっと具体的に言うとすれば，最初に，大した信念もなく選んだ人生のコースが間違っていたということになる。もっぱら科学の世界に身を置いてきた彼は，精神的な，なかんずく宗教的な地平を自らに遮断していたからである（チェーホフ A. П.《退屈な話》，1889）。チェーホフは，すべての科学的意義やすべての宗教的絶対は無力である，と暴露するがごとき不吉な呼吸のような《虚無》にとらわれてしまう主人公たちを描いた（シェストフ Л.）。《退屈な話》の著者は，《一般思想にある悲哀》の詩人であり，《ロシアのファウスト》（ミハイロフスキー H. K.）である。

　文学作品の中で，自殺のテーマは特別な意味を持つ。それは稀ならず，犯罪性をおびた展開に至る。

　うつ病になりやすい人の特徴として，自殺についてしばしば考えをめぐらすこと，このテーマに対する特別な関心を指摘することができる。Ф. M. ドストエフスキーの小説《悪霊》の主人公キリーロフは，《ロシアで増加している自殺の原因と，自殺の拡大を助長または抑制させている社会的要因について》という論文を書いた（ドストエフスキー Ф. M.《悪霊》，1872）。また，H. A. ネクラソフの見解によれば，自殺の傾向は，ロシア民族の性格の最悪の特徴のひとつであると同時に，都会生活の恐るべ

き現実でもある。

　文学作品には，自殺者が考えることや感情，行動が詳述されている。自殺には，自己保存本能が内在するとか，破局が奇跡に激変するのではないかという密かな期待が内包されていることが，しばしば記されている（ガルシン　B. M.《蛙の旅行家》，1887）。

　自殺の原因は，こんがらがってしまった状況から抜け出せない，と思ってしまうこと，その状況を変えることができないと信じこんで，激しく動揺してしまうことにあるもしれない（ガルシン　B. M.《できごと》，1878）。終わりのないドラマである《猟人日記》では，主人公が世界の普遍的な矛盾と，存在に関する《最終的》疑問に直面することになる（ツルゲーネフ　И. C., 1852）。A. П. チェーホフの主人公は，別荘から戻り，前日に受けた苦痛と恥辱をほじくりだすかのように，あえて母親に不満をぶちまけた。中学校(ギムナジア)への出入りを禁止されたことも，主人公の苦しみを大きくした。その町には，とりついてしまった絶望感から抜け出させてくれるような場所はなく，ふと隣人の部屋に立ち入り，机からリボルバーを取り出した。母親はびっくりして，壁の向こうで隣人に《あまりにも堕落した息子について》泣きごとを言っていたが，それを聞きながら彼は，銃口を口にくわえ，引き金を引いた（チェーホフ　A. П.《ヴァロージャ》，1890）。

　死への願いは，人が自分を非人格的なもの，物と感じている（《私は物であり，人間ではない》）ことと関係しているかもしれない，というのも，彼は息を引きとりつつも，高尚な理想が踏みにじられ，人間が売買の対象になる場であるこの世を去るチャンスを与えてくれたことに対して，殺人者に感謝したからである。《私は愛を探したが見つからなかった。私は見世物を見るような目つきで人々から見られてきたし，今も見られている。どこにいようが，誰であろうが，決して私の心の中を見ようとはしなかった。私に共感する人を，一度も見たことはない。真心のこもった温かい言葉も，一度も聞いたことがない。本当に，生きていくということは，

冷たい感覚なのだ。私は悪くない。私は愛を求めたが，見つけることができなかっただけだ。この世に愛はない。求めても無駄だ》（オストロフスキー A. H.《嫁資のない娘》，1878）。自殺の念が浮かぶと，それは決して頭から離れることがなくなり，ついには，願いはひとつだけになった。《死ぬのよ，消えうせるわ！》，こうして《彼女は，吹雪の夜に，シャツを一枚だけ羽織って密かに表階段に出て，そのまま凍死した》（サルトゥイコフ－シシェドリン M. E.《パシェホンスキー村の風習》，1889）。

　自殺の原因として，感情の激変をあげることができるかもしれない。どこかから分裂してきたような感情からきた，通常ならぬ，経験したことのない幸福感が，生理的な嫌悪に変わる。惚れこんだ女性が自分のこと侮辱して，ただでも恥じていた自分の醜い顔を，《醜いアヒルの子》と呼んだからだ（チェーホフ A. П.《ヴァロージャ》，1890）。

　文学作品中には，自殺を引き起こす要因として，しばしば愛する人による拒絶が語られる。

　B. M. ガルシンの物語《できごと》（1878）において，愛した少女から拒絶された主人公は，酒を飲んで酩酊し，憐みを乞うほどに愛を求めたが，かなわず，ピストル自殺した。И. C. ブーニンの中編《ミーチャの愛》でも，やはり主人公は，同じように人生を精算した。人は他人の顔に，最後には，自分の達成していない理想の実現を見出したように思う。そうして，皆から非難を受けたように感じるときには，世界は，絶望的なものとして意識される。これも自殺を誘発する（ツルゲーネフ И. C.《死の後》，1883）。彼らの関係は，ダメになる。彼女は，彼を非難する。自分に，新しく異なる生活が始まるよ，と申し出た彼自身が，もうすっかり考えを変えてしまった，と言って。彼女にとって必要なのは，誰かが自分に，どこに行くべきか，何をすべきか指し示してくれることであった。赤ん坊が生まれた後，彼女は毒を飲んで自殺した（チェーホフ A. П.《名もない男の話》，1893）。

　突然の強い精神的な動揺が，自殺を誘発することがある。親しい人の

告白に驚き，過去の敵意を捨てざるを得なくなるのだが，同時に，自殺を後押しすることとなる。手に聖像を握りしめ，彼女は，窓から身を投げた（ドストエフスキー Ф.М.《手短に》，1876）。激しい精神的な動揺を体験した彼女は，自ら命を絶った（レスコフ Н.С.《両足で》，1870）。《夫に対する尊敬の念を完全に失くし，首を吊った》（サルトゥイコフ–シシェドリン М.Е.《パシェホンスキー村の風習》，1889）。法律で強制された貞潔のコメディなど演じたくもないので，裁判の間に，自らの心臓を撃った。こうして彼は，引きのばされた家族ドラマのすべての出演者を，最終的に《解放》した（トルストイ Л.Н.《生ける屍》，1911）。

人間の孤独や，人の無理解の深さについて思い巡らすうちに，生きることなど無駄ではないか，と考えるようになる。ある夕方，帰宅途中に彼は，空に広がる黒い斑点の中に孤独な星があるのに気付き，なぜかその夜に，自分の命を絶つことを思いつく。そして，実行を決意する（ドストエフスキー Ф.М.《おかしな男の夢》，1877）。

望みをかけていた最後のことがうまくいかないと，自殺を実行する恐れある。薬物依存の治療に対しての支援を拒絶した後で，彼は，水で少し薄めたコカインを飲んで死んだ（アゲエフ М.Л.《コカインと小説》，1934）。息子に何度も裏切られ，それは母親を，自殺に駆り立てるほどの気持ちにさせた。忍耐というコップに溢れんばかりになっていた液体に加えられた，最後の一滴となったのは，三度目の裏切りであり，それは《父親の唯一の形見の》ブローチの窃盗であった（アゲエフ М.Л.《コカインと小説》，1934）。

虐待者への復讐が自殺の動機となることが，稀ではない。ヤコブは首を吊った。主人は，一晩中良心の呵責に苦しんだ。虐待者を一生苦しめるため，その領地で首を吊るという復讐のやり方（《乾いた不幸を引きずらせる》）は，よく知られたものであり，特に東方の民族の間では有名である。《…復讐者の自殺は // 苦しめた者の悪行に対してなのだ》（ネクラーソフ Н.А.《ロシアは誰に住みよいか》，1877）。一人残された彼女

は，初めて死に思いを巡らせた。そしてそれは，愛する人を解放するための手段であり，同時に，彼を罰する手段でもあると考えた（トルストイ Л. Н.《アンナ・カレーニナ》，1877）。《復讐は私に属する。私が報いを与える》（福音書）。虐待だけが，彼の人生の唯一の内容である。まずい茶番によって防御を試みてきたにもかかわらず，心の奥底で彼は，《自分にはバカのふりをし，鐘楼から身を投げる以外何も残っていない》ということをわかっている（サルトゥイコフ－シチェドリン М. Е.《人生の瑣事》，1889）。

　うつ病者に特徴的な，出口のないような罪悪感が，最終的に自殺に至らしめることがある。彼女は赦しなど期待することはなく，公衆の前で懺悔する。赦されることはまったく期待していないため，それが自殺へ後押しする。《私は自分の心を滅ぼしたのだから，もうどうなっても一緒なの》（オストロフスキー А. Н.《雷雨》，1859）。

　自殺する者にとっては，意味のあるこの世のつながりというものが，すべて破壊されている。酔っ払ったような幸福感で満ちた状態が，突然絶望に変わる。自分には他人を幸せにする能力などない，と疑い始め，既知の哲学的あるいは神学的な世界観に対してすっかり醒めてしまい，絶望し，ついには自殺を考える。彼は次第に，人々が求めている善の知識は，つまりは生来のものであり，それゆえ不可知である，という結論に至る。親しい人への善と愛の根拠を探し求めているのだが，それは論理的，理性的に引き出すことができないものであることがあきらかになる。ところが彼は，自分の苦痛に満ちた探究に実りがないのは，実は理性のせいでもある，ということを考慮に入れていない。理性は，その《傲慢とたくらみ》_{プルトフストヴォ}のゆえに，解決できない問題への答えを探せと，人に無理強いし，そうして人を落ち込ませ，絶望に陥らせてしまうことがある。このような結果が生じることによって，主人公は，人生の意味の問題を解決する理性の権利_{プラーヴァ}を否定するようになり，生まれたときから人間に備わっている愛と良心の法則を確信するようになる。このように印象と経験は互いにもつれ，衝突

し，干渉し合う。周囲の人々は皆，互いに憎しみ，騙し合う。現実とは，悪であり，醜いしかめ面に見えてくる。すべての人生とすべての不幸が今，あたかも明るい光によって照し出されているようであり，ついには破局に至る原因と結果の連鎖が生じる。

　意識は，自分の内にのみ閉ざされており，どこにも支柱を見つけることができない。《ネジが馬鹿になった》，と自殺前にアンナ・カレーニナは言う。駅に到着し，頭の毛がくしゃくしゃになった農夫と鉄の物体が登場する悪夢を思い出したアンナは，通過する貨物車の車輪の下に飛び込む。死ぬ直前に，アンナは，自分がとった行為にぞっとする。戦うことができない自分の無力を感じつつ，《主よ，私を赦したまえ！》と言った（トルストイ Л. Н.《アンナ・カレーニナ》，1877）。

　文学作品には，自殺の過程が描写されていることがあるが，そこで特徴的なのは，死ぬ前の感覚と，そのときの状況さえ書かれていることである。例えば《上から下へ》（周知のように，作家ガルシンは，階段の吹き抜けに飛び込んだ），（ガルシン В. М.《蛙の旅行家》，1887）。《私は懺悔した…。私の命も // 長くはない，私は死ななければならないのだ // その時期もすでに定められている》（死ぬ前の感覚）（トルストイ А. К.《イヴァン雷帝の死》，1866）。アレクサンドル2世は，ロシアの皇帝である。この《解放皇帝[訳注]》は，死を前にして，死のみを思い，実際，死んだように疲れて見えた。彼を処刑しようとしている革命家たちの活動には，ほとんど注意を向けなかった（アルダノフ М. А.《起源》，1950）。

　自殺を思いとどまらせる状況というものには，特別に興味深いものがある。他の人への憐憫の情（主人公に助けを祈願する，8歳くらいの不幸な見知らぬ少女との出会い）が，自殺から人を救うことができる。彼女は，自殺しようとする主人公の計画を変えさせた。夜には，銃で自殺する夢を

訳注）アレクサンドル2世は，ロシア史上初めて農奴を解放したので，こう呼ばれている。なお，彼は実際は，暗殺された。

見る。しかしながら，最後に残った，彼にとっての重大かつ最も強い印象は，《愛の感覚》であった（ドストエフスキー Ф. М.《おかしな男の夢》，1877）。

うつ病の病相が，ある期間を経て再発することがある。恐怖や死への恐れ，《命が終わろうとしている》という感覚を引き起こすひどい悲哀や恐怖感，つまりは《精神的悲哀》の発作は，幸せな結婚生活が始まってから10年後に再発し始めた。最初の発作は，アルザマスにおいて起き，後にモスクワで再発し，そのしばらく後の狩りの際に，また起きた（トルストイ Л. Н.《狂人日記》，1887）。

うつ病のもたらした，その後のエピソードが，あるはっきりとした結果を残す。極度の精神的な緊張の後に病気が始まり，治った後，人生の価値感が変わる（ガルシン В. М.《芸術家たち》，1879）。

カルテに《受診歴あり》と記載のある医師のところに行き，とりあえず彼の精神的な苦痛は静まった。けれども病的な苦痛が，無気力と怠惰の状態に置き換わっただけで，これは本当の回復ではない（チェーホフ Λ. Π.《発作》，1888）。А. П. チェーホフのこの物語の主人公の原型^{プロトチプ}の一人は，やはり理想と現実の矛盾に対して病的な感受性を持っていた（そして，それを自らの作品に反映させた），В. М. ガルシンであった。

ガルシンは，幼少期から病的な精神の持ち主であったが，成人して重症化し，自殺によって生涯を閉じた。

文学作品において描かれたうつ病スペクトラム障害は，**うつ病の精神療法**にとって，特に貴重な意味を持つ。うつ状態にある人を変えることができるのは，何をおいても 愛^{リュボーフィ} である。愛している^{ヴリュブリョンノスチ}ということは，認識できるレベルを超えて，人を変える。力強い感情が湧き，信じられないほどの変化が起きる。汚れたガウンを脱ぎ捨て，ベッドから起き上がり，目覚めるとすぐに本を読み，新聞に目を通し，エネルギーに満ちて，活動的になる。《…彼の内面に，生の熱情，力，活動性が現れ，影は消え失せ，共感する気持ちが再び強力かつ明白な鍵となって脈打つようになった。とはい

え，すべての心配事が愛の魔法陣から出ていったわけではなく，その活動はまだ消極的であった。眠れないので読書し，ときどき書き物をしようと思い立ち，計画を立てる。たくさん歩き回り，たくさん乗り物に乗る。しかし，今後の人生の方向性や意義について言うと…実行に至らず，計画のままだ》（ゴンチャロフ И. А.《オブローモフ》，1859）。

　愛が，主人公が精神的に復活するための源になりうる。疲れ，恐らくは荒みきった魂は新しい力を得，懐疑や無気力，無関心から解放される。《誠実で，厳しい労働》と，望ましい倫理的原則，《人生全体の》幸福，そして人間存在の最高の意味への信頼が，バランスよく結びついている理想世界の輪郭が，浮かび上がってくる（ツルゲーネフ И. С.《貴族の巣》，1859）。愛する人との交流は，大変有益である。それまでは自らの内に閉ざされていた意識に，別の魂，他人の生の世界が開かれ，内側から理解できるようになるのだ（ツルゲーネフ И. С.《往復書簡》，1856）。けだし，愛は，孤独のとがった縁をぬぐい，それゆえ大きな治療力を発揮する。《父親と息子は，互いに顔を合わせなかった。二人の病んだ心は，別々に悲しみ，泣き，喜んだ。ところが，彼らの感覚の中には，お互いの心を一つにしてくれる何か，人と人を引き離し，孤独にさせ，不幸にさせ，弱くさせ底なしの深淵を帳消しにしてくれる何かが，たしかに存在した》（アンドレーエフ Л. Н.《可愛い子》，1899）。

　多くの作家の視点を見てみると，苦悩こそが，うつ病を和らげてくれる。神への信仰は，永遠かつ謙虚に苦悩に耐える能力を与えてくれる。この能力は，壊すことのできない道徳的な力であり，それは，宗教的な感覚からできている（ツルゲーネフ И. С.《猟人日記》，1852）。恐怖の最初の発作から彼を守ってくれたのは，祈りと断食である。ところが，信仰は常に助けとなるとは限らないことも，書かれている。その後，彼は段々と日常の諸事，例えば読書やカードゲーム，狩猟などから離れ，なぜ生きるのかという問題に苦しむようになった。

　絶望の発作が起きると，慰めを得るべく聖書と聖人伝を読んだ。しか

し，信仰は問題を完全には解決してはくれなかった。この読書と，自分の天命について熟考した結果，《われわれと同じように，農夫も生きることを望んでいるという真理，福音書に示されているように，彼らも人間であり，兄弟であり，父なる神の息子たちであるという真理があきらかになったからである…。ところがこれが実は狂気の始まりであった》（トルストイ Л. Н.《狂人日記》，1887）。徐々に主人公は，《文明一般》や《野蛮一般》がないのと同様に，《善一般》とか《悪一般》というものもない，という結論に近づいていった。《まったく異なる観点からすると，異なる地平にある数百万もの他の亜種も》，ひとつのクラスに入れることができる。それゆえ，真の悪は，《文明化》でも《野蛮》でもなく，人々の道徳観がひとつだけになってしまうことである（トルストイ Л. Н.《Д. ネフリュードフ公爵の日記から. ルツェルン》，1857）。

　死が近づいているのを知ると，それが，人を作り変えるようなことがある。彼は自分で自分を審議する倫理裁判を開いた。気にも留めなかったことがらを再評価するのは困難なことではあったが，進めていくうちに，彼の生活を歪めてきたことすべてから解放されるようになった（ツルゲーネフ И. С.《余計者の日記》，1850）。死を目前にすると，彼がこれまで，最も重要であると見なしてきた仕事や心配事が，瞬時にして価値を失った（トルストイ Л. Н.《主人と使用人》，1895）。死に至る病は本質的に，実存的危機である。主人公に，悩ましい課題がふりかかる。《われわれは何をしたのか。なぜ生きているのか。ああ，なんとすべてがくだらないことなのだろう！　くだらない！　くだらない！…つまりは，われわれは苦役に服し，それを人生と名付けたのに過ぎないじゃないか》，と彼は嘆いた（サルトゥイコフ－シシェドリン М. Е.《人生の瑣事》，1889）。死出の苦しみにある人は，自分の人生全体を見直し，楽しい記憶が子ども時代にしかないことに気付く。これまで人生のよりどころとしてきたことが，《本当ではなかった》と思われ，道徳的な苦しみを感じる。自分の生活のすべてが，実は《生と死》という重要な問題を隠すための嘘であったように思

74

えてくる。しかし一方で，自らの人生の間違いを認めた人は，死を恐れることも止める。《恐怖はまったくなかった。というのも，死もなかったからだ。死の代わりに光があった》（トルストイ Л. Н.《イヴァン・イリイッチの死》，1886）。

うつ状態から脱するには，自律心を確立し，無力感をコントロールする能力を持たなければならない。《いかに自分を愛し，信じる者がやってきても，そのために人は自律心を奪われてはならない。君が語ることがうまくいくかどうかはわからない。しかし，これはほとんどどうでもいいことである。あることを決意した人は，すでにほとんど自分を決定づけたのだ。彼はすでに，自分でなんとかやれると感じており，たとえ必要に迫られたものだったとしても，この感覚に満足しているとすれば，他人の支援を断ることができると感じる》。大切なものは，動じない個性であり，個人の自由なのである（チェルヌィシェフスキー Н. Г.《何をなすべきか？新しい人たちの物語から》，1863）。

他人に自らの苦しみを伝え，自分を苦しめている問題について語ることは重要である。

А. П. チェーホフの物語の主人公は，息子の死という試練を経験した。《胸が引き裂かれるような悲哀》と激しい孤独感を和らげるために，《息子がどのように発病し，苦しみ，死の前に何を語り，どのように死んでいったか》について誰かに語りたいと思った（チェーホフ А. П.《悲哀》，1886）。

彼は，周囲の人々から大いに助けられた。そのような人たちの存在だけでも，大きな救いになった。《彼女は，泣いている人のもとに来て身をかがめた。何人かの人たちが，何時間か話してくれた。その後，初めてのことだが，彼は自分が不眠症であることも忘れて，安心して眠ることができた》（ゴンチャロフ И. А.《よくある話》，1847）。

うつ状態にある者にとって，今日の現実と，遠い昔の子ども時代の生活についての印象を結びつけてくれるような感覚が必要かもしれない。大抵

の子どもたちは，不安な焦りでいっぱいの生活にうまく区切りをつけ，それらを遠ざけているからである。子どもたちは，人生は食事や睡眠のことを考えておけば満足さ，と考える一方で，おとぎ話を実際の出来事のように考えたりしながらうまくバランスをとっているのである（ゴンチャロフ И. А.《オブローモフ》，1859）。

　作品にうつ病を描いている作家たちはしばしば，主人公一人の闘病の様子だけではなく，周囲の人々の支援にも注意を向けている。

　病人を支援する際に，《その人が自分で努力する必要がなくなるようになる程の，愚かな心配》をしてはならない。また，支援者は，病人に劣等感を抱かせてはならず，最後には自らの精神力が回復できる，と信じるようにさせねばならない。問題を多くの細部に分けたり，連続した段階に分解し，それを一つ一つ解決させることは，適切な方法である。そうすると，達成感がなくいらいらしている自分の謎が解けてくるし，完璧な存在でなくても，幸福感を得ることはできるのだ，という冷静さも生じる。（コロレンコ В. Г.《盲目の音楽家 エチュード》，1886）。苦しむ人たちに対して敬意を込めて接することに，大きな意味がある。名前と父称で呼んであげると，《心の底からの，真情に満ちた泣き声がせきを切ったように現れ》，別人のように，人間の魂がよみがえる（アンドレーエフ Л. Н.《バルガモートとゲラーシカ》，1898）。

　始めた仕事を最後までやるように応援し，問題の出口があることを信じて，続けていく気持ちを支えていくことは，うつ病の症状を緩和する重要な手段である。無為は危険である。臆病から無為に陥り，両手を上げてしまうと，生きることに意味を見いだせなくなる（オストロフスキー А. Н.《才能と崇拝者》，1881）。

　うつ病の発症には，例えば無意識に感じている恥辱のような，心理的原因があることがあり，その場合は，治療過程でそれを暴きだす必要がある（チェーホフ А. П.《往診中の出来事》，1898）。

　ときに，文学作品の主人公が，自然環境との戦いの中で，人格が変わる

ようなことがある。人を高揚させる特別な力が湧いてくるのである。彼は一人，川のように，流れていく。あたかも遊んでいるようでもある。

　（コロレンコ　B. Г.《川が遊んでいる．旅のアルバムからのエスキース》，1892）。人の感情的な状態の変化が，うつ病の治療に役立つ。苦々しい話が激情に変わる。《このひどい負担を今までどうやって耐え忍ぶことができたのか？！》（コロレンコ　B. Г.《マカールの夢》，1885）。音楽もまた，うつ病からの脱出を助けになることがある。音楽を通じて，思わぬ視野の広がりを得られることがある（トルストイ　Л. Н.《地主の朝》，1856）。

絵　画

《私の病気について言うと，他の多くの同病の
　画家にとって，この状態が絵の創作の障害には
　ならないと思う。彼らは，病気がまったく存在
　しないかのように絵を描くことができるだろう》
（ヴァン・ゴッホ，《兄弟テオへの手紙》，1889）。

　うつ病に苦しんだ画家のほとんどの人は，秀逸な絵を描いた。彼らはし
ばしば，キャンバスの上に暗い情景，悲しむ人々の肖像画，苦悩と貧困の
様相を描いた。これらの天才たちの作品の特徴は，繊細な描写と細部への
過剰なこだわりである。作品を構成しているのは，同一色，同一のモチー
フを持った幻想や夢である。後者の状況は，おそらく，現実世界からの逃
避の試みであろう。

　うつ状態にある画家たちは，昼間でも窓にカーテンをかけ，蝋燭を灯
し，一人だけで絵を描くことを好んだ（O.ベルツレイ，A.イヴァノフ
ら）。スペインの画家D.エル・グレコは，天気のよい日中でも窓に覆いを
かけ，描いていなくても一人でアトリエに座っていた。昼間の光は，心の
中の光を乱すと考えていたからだ。

　レオナルド・ダ・ヴィンチやティントレットをはじめとするイタリアの
天才たちの絵画のうちに，うつ病の症状の好例を見ることができる。遺伝
的にうつ病の傾向を有していた，ルネサンス時代のイタリアの彫刻家や画
家ミケランジェロ・ブオナロッティは，男性の美を称賛し，同時に女性
の姿や，男性と似た姿の女性の表現をひどく軽蔑していた（クレッチマー
E., 1931）。

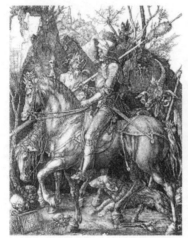 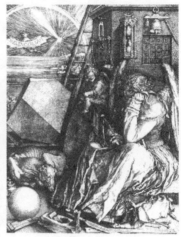

A. デューラー メランコリーの顔

　16世紀の初頭，ドイツ・ルネサンスの創始者で画家のA.デューラーは，うつ状態の中で，世界の終末を描いた一連の絵画の創作を開始した。(《黙示録あるいはキリストの受難》)。批評家の見解では，デューラーの絵画の客観性とリアリティは，彼の持っていた，人に対する冷淡さや無関心さに関係がある。デューラーに，抽象性とオリジナリティが現れたのは，晩年になってからのことであった。絵筆を持つと，大きな自信が生まれ，スケッチなしで，キャンバスや木の上に，あらゆるものを最も微細な部分に至るまで描写した。定規やコンパスを利用することなしに，驚くべき正確さで線を引いた。

　この画家の作品の特色は，錯綜した多様な表現であり，極めて細かい描写が画面に満ちていることである。同時代人の評価では，その最高傑作は男性の肖像画であったという。

　ノルウェーの画家E.ムンクにとって，絵画は，自らを苦しめる形象(オブラス)からの解放であった。精神科病院での治療の際にも，ムンクは鉛筆を手から離さなかった。特に線描画の仕事には熱心で，女性の肖像画では，痛々し

いほど弱く，無垢な病人のヒロインが描かれていた。ときにキャンバス上の女性が，陰気な吸血鬼の姿をしていることがあった。

スペインの画家F.ゴヤは，1778年，重度のうつ病にかかった。その絵画の主題は，ひどい落胆と恐怖にさいなまれた，病的な夢であった。雑然とした祝宴にも似た生活は，恐怖と狂気の物語になった。過去も現在も，この画家の脳裏に，陰気な幻想と重たい悪夢の印象として浮かび上がった（フリチェ B.M., 1912）。フランスの画家・線描画家T.ジェリコは，常に血なまぐさい犯罪と，死を描いた。彼は，死体安置所から人体の一部を持ち出し，スケッチした。彼は専ら暗い色調を用い，狂気の犯罪者の肖像画を描きたがり，世界を終末（アポカリプシス）のときと見ていた。スイスの象徴派の画家A.ベクリンは，1880年代末に，創作活動が

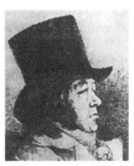

F.ゴヤ 自画像

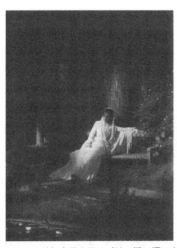
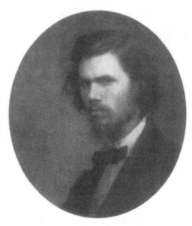

И.クラムスコイは，疑い深い人間であったが，同時に，うつ状態の多様で微妙な陰影を伝えることができる鋭敏な人物であった

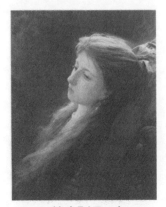

И. クラムスコイ
髪を編んだ少女

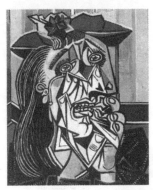

P. ピカソ　泣く女

低下し，説明できない落ち込んだ気分に苦しんでいた。この時期，ベクリンは，何とかして力強い，カラフルな点をたくさん描き，それによって自分独自の色調を作り出そうとした。風景画は，鬱屈した雰囲気を漂わせた暗い色合いのもので，それらは神秘的な夢の風景を想起させる。

自殺を試みたことのある，フランスの後期印象派の画家 P. ゴーギャンの作品の特徴は，独特な色使いである。この画家の創作には，神秘的な気分が息づいていた。彼は宗教に対して特別な関心を寄せていた。

画家 A. ヴァン・ダイクの作品には，メランコリックな気分や，存在しないもの，手に入れることのできないものについての夢想があふれている。ダイクの絵に主に登場するのは女性，道化師，流浪の音楽家たちである。

うつ病期にある間の，偉大な画家 P. ピカソの色の感覚は，独特であり，《青の時代》に，私のパレットには青の絵の具しかない，と言った。ピカソによると，これは，最も深く落ち込んだ気分と，迫害されたような感覚の色である。

ピカソが，《精神的な税金》を自分の初期のスタイルに支払った，ということは強調されるべきである。というのも《青の時代》の初めに，ピカソは，非常に深刻な精神的動揺をきたし，自殺の寸前にまで追い込まれたこともあったからである。《青の時代》には，うつが《あたかも切れ

絵 画

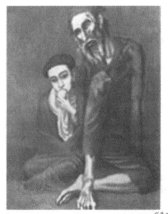 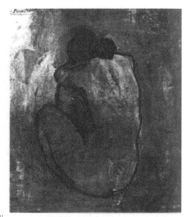

青は寂寥感の色である
《青の時代》 P.ピカソ

た静脈から血が噴き出る》ように，内側から溢れ出てきた（メイラー H.,
1998）。ロシアの画家B.Э.ボリソフ—ムサトフの好きな色も，青であっ
た。キャンバスには，現実世界が理想化された形象として，夢のようなイ
メージで表現されていた。これは，夢が過去に支えられていることに似て
いるような世界である。

　イタリアの画家兼彫刻家，A.モジリアー
ニは，キャンバスの上に，現実にある外的
な世界というよりも，もはや現実にはほと
んど存在しない自分だけの世界を描いた。
それは例えば，裸婦像によく表れている。
（ブルノ M.E., 1999）。

　常時気分がすぐれなかったイギリスの芸
術家，W.ブレイクは，おそらく気分変調
症を患っていたと思われる。過去の詩人，
英雄，王子たちの姿が彼を苦しめ，ホメロ
スやダンテの幻影が現れた。ブレイクは，

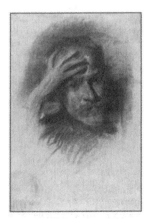

B.Э.ボリソフ—ムサトフ
自画像

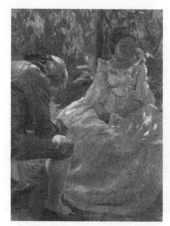 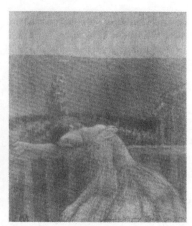

うつ病に苦しんだ B. Э. ボリソフームサトフは, 青色と秋のモチーフを愛した

そのような亡き兄弟の霊に相談し, 彼の言葉によれば, 貴重なコツを学んだ。例えば, エッチングや色づけを行う際に利用していた独特な方法であり, 彼はそれを自分のオリジナルなものとして確立した。W. ブレイクは, ある日《雲の中, 天使の前で炎に包まれて立つ悪魔》を見たと言った(ブレイク W., 1793)。気分変調症の症状は, ロシア人戦場画家の B. ヴェレシャギンにみられるようである。批評家によると, ヴェレシャギンは晩年に, 意図せずして求めていたものに到達したといわれ, 露日戦争中に亡くなった。

うつ病の影響は, 画家の創造性について, まったく同じ表れ方をするという訳ではない。例えば, И. レヴィタンは, 悲哀とメランコリーに覆われていた時期にも,《三月》,《春, 最後の雪》,《黄金の秋》,《清冽な風, ヴォルガ》といった, 喜びに満ちたすばらしい作品を描いた。

画家本人が, 仕事を始めると《神経が安らぎ》, 世界がそれほど恐ろしいものではなくなる, と気付いた。レヴィタンは, 風景画の中に人物を描くことを嫌った。スケッチと表現に優れていた彼だったが,《秋の小路》

絵　画　　　　　　　　　　　83

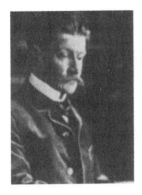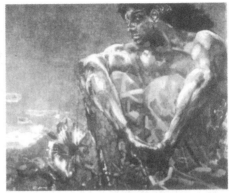

M．ブルベリと《悪魔》

の絵の中に人を描くときには，C．コロヴィンに頼み，ベンチに座る人を描いてもらった。これは，この画家がいつも人を遠ざけ，関心を持たなかったためかもしれない。

　同時代人の記録によると，ロシアの風景画家 A．サヴラソフは，42 歳のとき，うつ症状に苦しみ，酒を飲み始めた。うつ症状は，その作品に表れた。自ら恐れていた孤独が，絵の主題として取り上げられた。フランスの画家 A．トゥルーズ

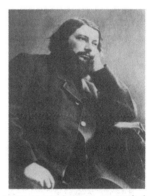

フランスの画家 G．クールベの多くの絵は，うつ病の増悪期に描かれた

＝ロートレックも孤独を恐れた。その絵には，辛辣なアイロニーを含むパリの一日，という同じ主題が繰り返し登場し，売春婦像や友人の肖像，ダンスの舞台が描かれた。点描画法（新印象主義の点描表現）を創始したフランスの画家，G．スーラの家族の多くの人たちは，スーラ同様，孤独を求めた。孤独の中で，スーラは，構図の原則に数学的計算を取り入れたが，それはスーラの絵画に独特の性格をもたらした。

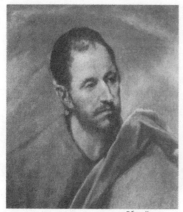

エル・グレコ　頭部の試作(エチュード)

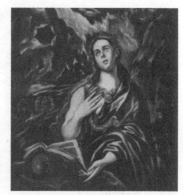

エル・グレコは，窓にカーテンをし，蝋燭を灯して絵を描いた。
悔悛するマグダラのマリア

　統合失調症に罹患していたと思われるロシアの画家Π.フィローノフも，より孤独を好んだ。批評家によれば，彼の分析的表現は，世界を造りかえる新しい手法であった。彼は，現実主義者やキュビストがやったように，目に見えないものを，見えるものによって表現するのではなく，彼らとは違った，可塑的手法を発見した。フィローノフは，《見ている眼》と《知っている眼》を分けた。作品に顕著なのは，直観であり，彼はこれを意識的に自分の分析的創作法に取り入れた（コフトゥン E. Φ., 2000）。

　S.ボッティチェリは，孤独の中に救いを求めた。晩年に彼は，自身の言葉によると，《泣き虫》になり，実質的な創作活動からは遠ざかった。彼にとって創作とは，宗教的な主題，劇的な要素の強調，感情主義，構図上の線形リズムの変化，不安と神経質の感覚といった事柄の表出であった。彼のスタイルは相当に変化したが，批評家によれば，それは，フィレンツェにおける社会的激動を深く体験し，ボッティチェリの世界観が危機に瀕したことと関係がある。この激動期の絵には，人のジェスチャーと顔の表現が強調され，グロテスクなポーズを取る姿が描かれている。その中には，ルネサンス文化の開花によって，すでに過去のものとなった古い

ゴシック様式が見てとれる（コマーロヴァ И. И., ジェレズノヴァ Н. Л., 2000）。

ロシアの画家，П. フェドートフが，晩年にうつ病を患っていたことは間違いない。社交的で話好きだった彼が，寡黙で陰うつなメランコリー患者に変わってしまった。

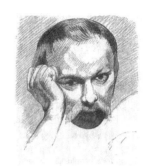

П. フェドートフ　自画像

周囲の人々の記録によると，彼は何もかもどうでもよくなった，という様子で，疲れた悲哀感に満ちた表情をしていた。そのうえ，ひどく痩せてしまった。フェドートフは，棺桶を注文し，試しに入って横になってみたりした。晩年には，進行麻痺治療を主とする精神病院に入れられた。しかし，そこでも彼は，ひどく興奮しながら鉛筆を機械的に動かして，手元の紙切れに，勲章や十字架，星の絵を描いたという（クズネツォフ О.Н., 1990）。

まだ子どもの頃から，フランス人画家のJ. ミレーはメランコリックな性格の持ち主で，近しい人たちを驚かせるほどであった。彼は，生きることに喜びはないと確信していたが，自分の生活から苦しみを追い出すべきではないとも思っていた。というのも，まさにその苦しみが，時折画家に強い力を与えたからだ（ペリューショー А., 1973）。ミレーは，描き始めるまでに，作品の構想を練るための時間を相当にとったため，描きあげた絵の数は比較的少なく，また，同じ主題を何度か描き，結果に満足することは稀であった（ロラン Р., 1958）。ミレーの絵の特徴は，人々の貧困と欠乏の悲惨な形象である。1857 年，自身も貧困から危うく自殺しそうになったが，この年，最も優れた作品のひとつ《落穂拾い》を創作した。

ロシアの画家 В. ペロフにとって，芸術とは一種の治療であった。彼は，恐怖と屈辱感を創作によって処理した。人生の経験を積み，老年になってようやく不安感を自ら鎮めることができるようになった。そこで初めて，人をそれほど怖がらせることがない絵を描けるようになった。

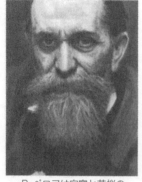

B. ペロフは寂寥と苦悩の
画家であった

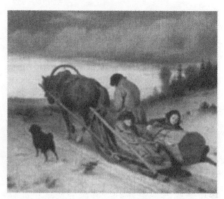

B. ペロフ　死別

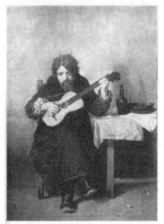

B. ペロフ　孤独なギタリスト

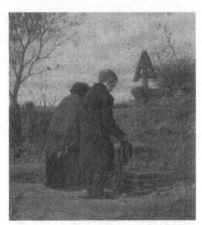

B. ペロフ　息子の墓を訪れる年老いた両親

　若い頃の彼は，自分の絵は，言われるほどの注目や称賛を受ける値がない，と思っており，歳を経ても，自分の才能をますます疑った（ルニーナ Л., 1997）。ペロフは，絵を破棄したり，《三位一体》のような美しい絵を何度も描き直したり，毀損したり，あるいは絵からある部分をすべて切り取ったりした。一言でいえば，最も野蛮な方法で自分の作品を取り扱っ

た（ジテリフス Л.П., 1995）。イギリスの画家 A. ビアズリーは，自分を
メランコリーとうつの渦に巻き込む原因が，もっぱら絵にあるということ
に気付いた。際立った官能性を示すビアズリーの作品には，両性具有者へ
の強い関心が反映されていた。人生の終わりのときにベッドに縛られ，う
つ状態にあった彼は，友人にすべての卑猥な絵と銅版を破棄するように求
めた。

　有名な絵画《民衆の前に現れたキリスト》の作者であるロシアの画家，
A. イワノフは，自信をなくし，決断力も失って，さして目立たない箇所
を何度も描き直した。作品の本質は何ら変わらなかったのに，細い線の上
描きを繰り返し，その作業に何年も費やした。

　うつ病に罹患しているのに，優れた想像力を維持した画家の例もあるこ
とには，注目すべきである。メランコリー状態にしばしば陥ったドイツの
画家，A. フォイエルバッハは，最後の一筆まで描ききった自分の絵の完
成図を思い浮かべた。そして，その図が見えない限り，作品に着手しよう
としなかった。P. ピカソには，今見ているかのように，絵と対象物を記
憶する能力があった。

　《これは，一回読んだだけでページの文章をまるまる覚えることがで
きる，いわゆる"文学的記憶力"と同等のものであった》（メイラー M.,
1998）。

　うつ傾向のあったフランスの画家，K. ロランは，風景のエッセンスを
掌握するために，様々な方法で自然に近づこうとした。ロランは，明けと
夕暮れ時の空を本物そっくりに描く方法を身につけようとし，そのために
は，早朝から夜遅くまで終日，空の下で地面に横たわっていることがで
きた。その要点を掴むことができた瞬間に，ロランはすぐに絵の具を混ぜ
合わせ，走って家に戻って，試作中の絵に塗りつけた。アメリカの画家
D. ポロックは，絵を描くことで，子どもの頃から感じていたメランコリー
の悪化を緩和しようとした。《ポロックは，"ドリッピング"という特別な
方法を開発した。床の上に大きなキャンバスを広げ，それに絵の具を投げ

つけるのである》（コマーロヴァ И.И., ジェレズノヴァ Н.Л., 2000）。

　ロシアの画家 B. カンディンスキー，リトアニアの画家，作曲家 M. チュールレニスは，音楽を聞きながら，メロディを色彩のあるイメージとして見ることができた。音楽と絵画が驚くほどに互いに結びつき，そこからインスピレーションが生まれることがよくあった。

　M. チュールレニスは，見ている対象物から離れ，絵の具と線と形態（フォルム）のシンフォニーをそれとなく，抽象的に奏でようとした。重度のうつ状態に陥った後に，彼は飛び去る《暗闇の鳥》を描き，自分のサインの中に鳥の絵を描き入れた。内面に満ちあふれた形象と感情に抗うことができず，極限までそれらを絵に描きこんだ。パステルを混ぜたテンペラで描いた《おとぎ話》では，不思議でうす気味悪いメロディが響いてくるような情景が描かれている。最晩年に，線画（グラフィカ）に魅せられた彼は，渦状のらせん形や円形をいろいろと組み合わせ，それで現実的な形象を創作しようとした。彼の絵には多くの象徴が用いられた。しばしば球体や楕円，円を描いて神秘的かつ宗教的なモチーフを表現した。

　有名な画家の自伝を読むときは，アルコールに対する渇望に注意を払うべきである。その多くのケースで，彼らがアルコールの助けを借りて，終生自分を悩ませたうつ病と格闘していたと思われる。

音　楽

《発作と発作の合間に，苦しみは和らいでいった。
私は，ピアノの前に座って，私を不安にさせるような
幻想的な響きを無意識に取り出した。しかし，この神経を
苛立たせるような音が及ぼす影響は，漠然たる想像上の
もの以上だった。不明瞭でかすれた声が，突然，聴衆を
楽しませる強く朗々とした高いテノールに変わったのだ》

(グリンカ М. И., 1988)

　うつ状態にある間に作曲家たちが作るのは，主に短い曲である。例え
ば，ロシアの作曲家でピアニスト，指揮者であり，恐らく二十世紀初頭に
うつ病に罹患していたと思われる A. アレンスキーは，この時期，小曲の
作曲に最も自由を感じていた。П. チャイコフスキーの言葉だが，自身の
作品には，神経質で病的かつ精神的なトラウマを負い，安定しない性格特
徴が反映していた。

　うつ状態にある多くの作曲家は，自らを仕事に向かわせることができな
かった。1817 年，時折ひどいうつ状態に陥ったドイツの作曲家であり，
ドイツロマン派オペラの創始者 M. ウェーバーは，自身の証言によれば，
まったく作曲ができなかった。

　うつ病に苦しんだ音楽家が宗教に向かうことは，十分に典型的なありよ
うといってよい。恐らくそれは，神を求めることによって，苦しみが軽減
されたためであろう。M. バラキレフは，人生からの退場ということによ
く思いを巡らせ，精神的な支えを宗教に求め，修道院に隠遁することを考
えていた。精神的な状態が特に悪化した時期には，音楽活動を停止し，文

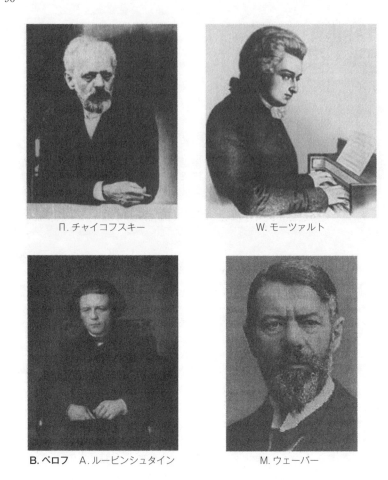

芸術家の中で，特にうつ病に脆弱性のあるのは作曲家たちである

学に向かった(《むなしい人生に関するノート》)。オーストリアの作曲家 A.ブルックナーは，優れたオルガニスト，また即興演奏家(インプロヴィザートル)でもあったが，うつ病を患い，よく自殺についても話した。彼は極めて宗教的な人間であり，音楽の中核には，重厚な芸術性，敬虔さがあった。その作品には，病的な恍惚の火花さえ聴くことができる。

うつ状態にあるとき，素晴らしい作品を書くことができる作曲家もいる，という点に注目すべきである。18世紀のロシアの作曲家M.ベレゾフスキーは，救いようのない孤独と苦々しい失望を味わっていた，最も苦しい時期に，詩篇第70篇の《老年に私を捨てないでください》という箇所をテーマとする合唱組曲を書いたが，これは彼の最良の作品のひとつである。

ロマン派（ベルカント）の代表的なイタリア音楽家，V.ベリーニは，青年時代，深刻なメランコリーを経験し

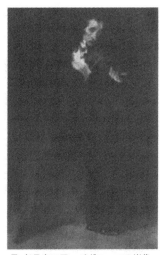

E. ドラクロワ　パガニーニの肖像

た。作曲家の不機嫌な気分は，特に死を前にした作品に顕著に現れている。彼の作品に一貫して認められるのは，熱い情熱である。苦しみを取り除くためにベリーニは，面白い方法をとった。彼は，作品の主人公の立場に自らを置き，その興奮を最大限に表現しようとしたのである。

自ら想像し，偉大化した英雄の表現の中に，音楽的モチーフを探した。このような幾分歪んだ作業の後に，これをすぐに譜面にし，ピアノで演奏した。この強い興奮の中で，初めて仕事が完成したと考えた。

オペラ芸術の改革者R.ワーグナーは，30歳になって重度のメランコリー状態となり，不眠症とひどい倦怠感などに苦しんだ。作曲する際に，椅子の上に絹布を並べ，よく触っていた。《ラインの黄金》の序曲は，このような状態の中で作られた。作曲の過程でワーグナーは，自分が激しい水流にのみ込まれ，水の音がぶつかりあい，和音のつながりとして聴こえ，それが波のようにうねりながら間断なく大きくなっているように感じられた。これらのうねりは，メロディの形で表現され，アグレッシヴに前進したが，純粋な三重協和音変ホ長調が変わることはなかった（セガーリ

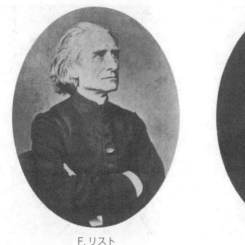 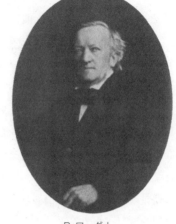

F. リスト　　　　　　　　　R. ワーグナー

ン Г. B., 1926)。

　フランスの作曲家 H. ベルリオーズは，一度ならず自殺を試みた人だが，彼は生涯，自分のことを非常に不幸な人間と考えていた。《幻想交響曲》の中で，実現する望みのない女性への愛を表現した。音楽の知覚に関して，ベルリオーズは興味深いコメントを残している。そのひとつが，ある種の音楽作品を聴いたときに起きる，《魂の拡大》という特別な感覚である。彼の言葉によると，この感覚は，血と涙の中で，奇妙な興奮を生みだすという。胸の中にぽっかり空洞ができ，身体中の皮膚がほてり，助けを求めて叫びたくなる。そうして，あれだけ逃げようとしていた人生をやりなおすために，慰められたい，という欲求が激しく起こる。この間，自殺願望のほうも耐えがたくなるほど強まるが，一方で死ぬことを厭い，逆に生きること，しかも千倍にも増強されたエネルギーの中で生きることが必要であると感じた（セガーリン Г. B., 1926)。

　自殺をしばしば口にした，L. ベートーヴェンの深刻な抑うつ気分は，重度のメランコリー発作の現れである。彼はよく，仕事中，部屋の中をう

ろうろと動き回り，獣のごとく遠吠えをした。最も困難な期間の作品には，新しい様式への変化が見られ，音楽の中に特別な感情的な深さが現れた。彼の作品のうちの多くのもの，特に彼を拒絶した女性たちに書かれたものは，同時代人の言葉で言うと，彼を苦しめた寂寥感からの唯一の救いであった。

　ロシアの交響曲の生みの親 A. ボロディンは，うつ病期（気分障害によると思われる２つのエピソード）のときには，自身の言葉では，いかなる有用なものも創作できず，目に《涙が立ち》，頭痛がしたが，一方で，曲を作りたいという願望は生じた（ボロディン A. П., 1875）。そうしてできた曲は，あわてて鉛筆で書かねばならず，その後，音符で埋め尽くされた紙片を紐でほうぼうに吊るした。

　多くの作曲家にとって，音楽は，うつ病からの救いであった。ロシアのクラシック音楽の創始者 M. グリンカには，抑うつ（ハンドラ）の発作があった。この作曲家の創作の過程は，オペラ用に創作された題材の記録の取り扱い方はもちろんのこと，音楽が常にテキストよりも先行していた。これは，同時代のロシアの作曲家とはまったく異なったものだった（フィンデイゼン H. Ф., 1916）。自分の置かれた状況が苦しくなればなるほど，グリンカの芸術はますます明るく輝くようになり，いくつかのオペラの部分では，ユーモアの火花がより激しく散った（ウスペンスキー B. B., 1950）。

　作曲家であり指揮者でもあった J. ブラームスは，気分変調症に苦しみ，いつも不機嫌で，苛立ち，過敏だった。自由への願望は強烈だったが，晩年の音楽には，堅苦しさと，それを完全に開示してしまうことへの恐れが垣間見える。母親の死後，重度のうつ状態の中で，ホルン三重奏曲変ホ長調を書いた。第三楽章では，喪失の悲哀と苦しみの表出が聴こえる（サーミン Д. K., 1999）。

疫　学

《わたしは一体なんのために…?　なんて多くの
人たちが喜びもなく，涙にくれ，悲しみながら，
日々を送っていることでしょう》

（ドストエフスキー Ф. M.《弱い心》, 1848）

　多くの疫学調査の結果，うつ病は広く世界中で認められる疾患であるこ
とは，あきらかである。しかしながら，精神疾患の中では，ときに《心の
風邪》ともいわれるこの疾患の拡がりを正確に捉えるには，かなり複雑な
問題がある。1/3の患者は精神科に行かない，なぜなら，患者は自分の
弱さや，怠惰，性格の悪さにしてしまい，うつ病の存在を認めないか，あ
るいは病院に行く気力もないからである。

　世界保健機構（WHO）のデータによると，世界で1億1千万人以上の
人がうつ病に苦しんでいる。つまりこの疾患が70人に一人にみられ，一
度のうつ病の経験があったにしてもその1/3ががまんをしている，とい
うことである（ヴェルトグラドヴァ O. П., 1997）。

　疫学調査によると，大うつ病エピソードに罹患する人は，先進諸国で人
口1000人あたり男性で20～30人，女性で40～90人である。

　医学文献の中でも，罹患率の指標に，ある程度のばらつきや，指標が
拡大する傾向，疾患を広く捉えて得られた数値などを認めることができ
る。多くの研究結果で，20世紀後半に生まれた人に関しては，うつ病の
頻度の高さや，うつ病による自殺が，麻薬類の薬物乱用と関連があること
が稀ではないことが確認されている（カッサーノ Д. ら, 1995）。

　1916年までは，すべての精神疾患の中でうつ病の占める割合は1%で

あった。50年代半ばでは2〜5%の間であった。60年代になると12%かそれ以上に跳ね上がった。

このような動きは，その時代での精神科医の視点を反映していることは疑いがない。つまり20世紀初頭では，うつ病は気分循環症とともに，内因性のものが重視され記載されたからである。

90年代初頭には，うつ病の有病率は，4〜20%とされている。たとえば，M.ヴォリフェルドルフ（1998）は，重症度の差はあれ，生涯で男性で5〜10%，女性で10〜20%の人がうつ状態を経験するとしている。D.アングスト（1992）も，90年代初めのうつ病の有病率として，4.4〜19.9%と，似たようなデータを示している。これが90年代終わりに向かうとなると，うつ病スペクトラムの頻度は25%としているものもある（ユースタン T., サルトリウス N., 1995）。

うつ病の生涯発病リスクは，8〜9%である。

アメリカでは，毎年およそ1800万人のうつ病患者（10人に1人）が登録されている。この国では，国立の精神科病院ではうつ病患者が25%を占め，民間の精神科クリニックではその倍の患者がいる。

うつ病に起因した死亡率は，研究者の間でかなりの開きがある。たとえば，C.グーゼとE.ロビンス（1970）は15%程度とし，X.インスキプ（1998）は6%程度としている。

アメリカでは生涯で，15%の人が一度以上の《大うつ病エピソード》を経験するとされ，1〜1.5%（300万人）が双極性障害と診断されている。なお，5%の人が軽症うつ病とされ，そのうち約3%は気分変調症である。ただし軽症うつ病は，相当に多くの患者が病院を訪れない（バーコウ R., フレッチャー E., 1997）。G.カプランとB.セドックの考え（1998）では，双極性障害の罹患率は男性で1.2%，女性で1.8%である。H.ヒンテルフーベル（1985）は，スイスで双極性障害の患者は2.4%としている。

M.ワイズマンは，1990年にDSM-Ⅲ-Rを基準にした《大うつ病》を調べ，生涯でうつ病に苦しむ人は5%ほどとした。ほぼ同様の数値をD.レ

ジエ（1993）も示している。すなわち，うつ病は人口の5.5%の人に発症する（気分変調症を含めると9%になる）。W. コリウェル（1997）も1992年に同じ基準で《大うつ病》の有病率を調べ，11.8%という数値を得ている。P. ケスレルら（1996）は，1994年に（やはりDSM-Ⅲ-Rを用いて）うつ病に罹患する人は17%であることを見出した。L. ジュット（1997）は（DSM-Ⅲ-Rに従って）《大うつ病》を論じ，1995年のうつ病の有病率は人口の9.5 ～ 11.3%とした。より新しいデータによると，うつ病スペクトラムの有病率は25%ほどと見られており，臨床レベルにいたる発症リスクは一生を通して8 ～ 9%である。アメリカの都市部の精神科病院での患者は，うつ病が25%を占め，民間の外来クリニックでは約50%を占める（バーコウ R., フレッチャー E., 1997）。

ロシアでは，Д. Ю. ヴェルトシェエヴァのデータ（2000）によると，うつ病の罹患率は3%ほどである。他の研究者たちによれば，単極性うつ病の罹患率は女性で5 ～ 9%，男性で2 ～ 4%，双極性障害は0.6 ～ 0.9%である。気分変調症の罹患率は4.5%の水準にある（Ю. В. ポポフ，В. Д. ヴィット，1997）。

ヨーロッパとアメリカでの疫学調査の結果の差異は，両者の診断基準の用い方の違いによって説明しうるかもしれない。それは，西ヨーロッパ圏ではWHO-10を用いており，北米圏ではDSM-Ⅲを用いている，ということである（ブローニン T., 1992）。さらに，統計学的指標の力動に，うつ病スペクトラム障害の概念の拡がりという問題が加わってきている。特に《やわらかい》うつ病や，身体症状をしばしば訴える疲弊うつ病が含まれてきている（ヴェリチシェフ Д. Ю., 2000）。うつ病の構造の変化や，《軽症》，《疲弊》，《非定形》，《仮面》，《潜在性》などと名付けられるうつ病の増加が，あきらかに診断と治療を複雑化させている（キールホルツ П., 1973；デシャートニコフ В. Ф., ソローキナ Т. Т., 1981）。疲弊うつ病や仮面うつ病の出現はまた，薬剤起因性の可能性もある（アヴルツキー Г. Я., 1975）。

うつ病スペクトラム障害の様々な型は，それぞれ色々な出現頻度という形で目にすることになる。

1980 年代には，遷延化および難治性うつ病の占める割合の増大が指摘され，それらはうつ病患者総数の 20 〜 30％に達した（モロゾフ Г. В. ら，1982；ボビン Р. Я. ら，1982；ヌーレル Ю. Л., ミハレンコ И. Н., 1988；ヴェルトグラードヴァ О. П., 1990；コヴェン П., 1998；ジネステット Д. ら，1998）。

小児では，うつ病と診断される頻度は男女ともに差がない。ところが思春期になると女性のほうが頻度が高くなる。現在《大うつ病エピソード》の罹患率は，成人男性では 1％，成人女性では 3％，有病率は前者で 2.5％，後者で 7.5％というところである。軽症うつ病，特に気分変調症は男性より女性に 2 〜 3 倍高率にみられる。双極性障害は両者差がない（躁病エピソードは後者は前者より記載が少ない）。うつ病が女性により多くみられることについては，研究者によって意見が異なる。ある研究者たちは，女性のほうが男性よりストレス状況に陥りやすいからだ，と述べ，ある研究者たちは，女性のほうが病的な寂寥感や悲嘆，孤独といった感情の存在を認めることに抵抗がなく，ちゃんと病院に行こうとするからだ，と考える。また，女性には月経周期や妊娠，出産，更年期といった時期にホルモンが大きく変化するからだという指摘もある。妊娠中の女性では，不幸な結婚生活を送っているとか，望んだ妊娠ではない，あるいは親族にうつ病スペクトラムとみられる疾患を持っている人がいるという人が，うつ病になりやすい傾向がある。更年期のうつ病は，多くは過去にうつ病エピソードを経験したことがある女性に起こってくる。

医師たちは，精神科医は女性のほうを男性より詳しく診察する傾向があり，女性に対してより様々な薬剤を処方するのではないかと推定している。また，男性はうつ気分に対して，アルコールや麻薬などをのドラッグを使って何とかしようとすることが普通にみられ，それが病気の進行を隠してしまう，ということにも注意すべきである。宗教的な理由でアルコー

ルの摂取が禁じられている地域では，うつ病の頻度は男性も女性もほぼかわりがない。

　年齢とともにうつ病の頻度は増大する。18歳から25歳まででは約5％，25歳から45歳までは約8％である。近年，うつ病の発症の若年化が言われており，特に20歳から30歳までの発症が顕著である。一般にうつ病の発症は若い世代に多い（双極性障害での躁状態エピソードは13〜14歳でも起こりうる）が，老年期でも，大きいとまでは言えなくとも，うつ病への脆弱性がある。

　中年期以降のうつ病は，すべての精神疾患の40〜60％を占める（シニツキー B. H., 1986）が，それは特に老人ホームにいる高齢者に顕著である。うつ病の罹患率の増大は，部分的には社会の高齢化と関係がある（加齢とともに発病の確率が増大する）（ヴェルトグラードヴァ O. П., 1986；ヘンダーソン A. C., 1989；スムレヴィッチ H. A., 1989；コンツェヴォイ B. A., 1997；レピーネ J., ブーシェ S., 1998；アメス D., 2001）。さらに，近年のうつ病の診断法の鋭敏さの増大ということにも注意を払うべきではある（ヴェリチシェフ Д. Ю., 2000）。

　うつ病の発症の原因が重度の身体疾患にあることがあり，身体疾患の発病リスクは年齢とともに増大するのは自明のことである。

　精神科領域での支援の専門家数の増加が，うつ病の発見の率を増加させている（うつ病患者がケースとして現れてくるのは，精神科医の数の増加と並行している）。近年，精神科疾患に対する専門的な支援の取り組みが拡大しているが，そのことがうつ病の有病率の疫学的な指標に反映されているという指摘がある（セムケ B. Я., 1984, 1999；パロジー Б. С., 1986；ロトシュテイン B. Г. ら, 1997；アレクサンドロフスキー Ю. A., 2001）。

　経済力などの側面で言えば，うつ病は富裕層にも貧困層にも同等度に認められるが，双極性障害は生活面では安定している階層と教育水準の低い人に多くみられる，という調査がある。一方で，うつ病は多くの場合，大

都市圏の住宅環境の良くない地域に住む，生活の不安定な人に発症するという報告がある。

近年，主に精神科医が診るうつ病患者の病態が変わってきており，これが多くの一般臨床医を悩ませる問題のひとつとなってきている。

医学的な援助を求めて来院する患者のうち，約20％がうつ病と記載される。これらの患者はしばしば，自分の状態をうつ病とは考えておらず，様々な訴えを持って一般臨床医を訪れるが，それが多くの医師に，正確な病態を把握することの困難さを感じさせることになる。最近のデータによると，総合病院の総合科を受診する人の，30人中2〜3人はうつ病である。

病院を受診する可能性として，うつ病を併発している人が相当に多いことが指摘されている。M.レンドン（1991）は，ニューヨークの市立病院外来患者1144人を調べ，65％がうつ状態にあることを見出した。そのうち30％は軽度，24％は中等度，10％は重度であった。

モスクワのある地域総合病院の精神科での調査では，訪れた患者のうち40％がうつ病圏に入り，そのうちの20％は高齢者が占めていた。

わが国の研究者の意見によると，ロシアの地域総合病院を訪れる患者の70％が不安や抑うつ気分を訴える。一般病院にかかっている患者のおよそ30％はうつ病を合併している。同様に，先進諸国（スイス，スペイン，アメリカ，オーストラリア，日本）でも，一般病院の患者でうつ病を持つ者の頻度は20〜29％である。

発 症 論

《わたしたちの人生は始まったか始まらないか，
というばかりなのに，どうしてこうも虚しく，
灰色で，面白くもなく，怠惰で無関心，そして
何の益もなく不幸になってしまっているの？》

(チェーホフ A. П.《三人姉妹》, 1901)

現代の精神医学では，大部分の精神疾患と同様，うつ病の発症要因は
次の3点が複合したところにあるという見方が一般的に受け入れられて
いる。それらは，生物学的要因であり，心理学的および社会的要因であ
る（エルグマン O. ら，1984；ブラギナ H.H.，ドブロホトーヴァ T.A.，
1988；ジナン T.，1994；バルデンシュテイン Л.，2000 ほか）。つまりそれ
は《生物心理社会的》と呼ばれる，複雑なうつ病の生成モデルである（ア
キスカル H.，マッキニー W.，1973, 1985）。

このモデルによると，うつ病に対して生物学的な脆弱性を持つ人が，良
好とはいえない社会環境下で慢性的なストレスにさらされると，心理的適
応や，ストレス対処能力の低さ，あるいは《コーピングストラテジー》
の欠如が表面化してくる。すると今度は，この心理的防衛能力のメカニズ
ムの不十分さが，心理のみならず生物学的な過程にも影響してくるのであ
る。

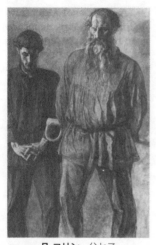

П.コリン 父と子

生物学的要因

遺 伝

　遺伝負因，病期に現れる症状の多寡，平均的な再燃の回数の間の高い相関性が，うつ病スペクトラム障害の生物学的要因の持つ役割を示唆している（ケスラー P. ら，1996）。うつ病患者の親族には，かなりの頻度で精神疾患を持つ人がいることが指摘されている。

　遺伝ないし家族負因が，うつ病の発症要因として大きな役割を負っている。初めて《うつ病遺伝子》の存在が言及されたのは，1980年代末であり，それは第11染色体上にあるとされた。この遺伝子は双極性障害に関与していることがわかったが，さらにその後，うつ病の遺伝子コンポーネントと他の複数の精神疾患の遺伝子コンポーネントとが同一のものであることが，あきらかにされた。それは逆に，うつ病への脆弱性は何種類かの遺伝子が関与しているのではないか，という印象を与えることになった。遺伝学者はまた，うつ病になりやすい傾向のある人には，X性染色体と第4染色体に遺伝子変異が認められることを示した。

　うつ病の発症リスクには，双極性障害の有無があきらかに遺伝性に関与している。直系親族が双極性障害を持っていた場合，発症リスクはそうでない場合に比べ15倍高いことがわかった。親族に双極性障害の患者がいる場合，重症うつ病エピソードの発症率はそうでない場合より6倍高い。

　単極性のうつ病患者は，家族に，双極性障害であれ，単極性であれ，うつ病罹患歴のある人がいる場合に，より頻繁に認められる。

　近い親族に重症うつ病エピソードを持つ人がいると，他の近い親族の人

に双極性障害またはうつ病エピソードが発症する確率はおよそ2倍である。

父親か母親のどちらかが双極性障害を持つ場合、その子どもの25％にうつ病スペクトラム障害のどれかが出現する。両親ともに双極性障害に罹患している場合は、子どもにうつ病が発症する確率は75％に達する。一卵性の双生児をみると、一方がうつ病であった場合、もう一方の人には75％の確率でうつ病が発症する。双生児は同じ環境で育てられるとする限り、この事実は、うつ病の発症が必ずしも遺伝によるものではないということも意味している。

うつ病に対する遺伝的な脆弱性を持つ人たちには、ニューロンのグルココルチコイドレセプターの機能に欠陥があることに興味が集まっている（モデル C. ら、1997）。言い方を変えれば、ストレスに特に鋭敏な脳神経細胞に欠陥があることが指摘されている。

性

多くの学者の見方では、性別はうつ病の発症に影響はなく、発症の生物学的リスクでもない。女性のうつ病患者のほうが多いが、それは大多数の場合で、社会的条件が主要な要因となっている。

心理学的要因

生物学的にうつ病に脆弱性のある精神構造を持つ人には、養育過程や周囲の社会的環境の中で、心理的防衛をうまく働かすことができないような個性^{リーチノスチ}が形成されている。

フロイトの見解では、うつ病は自分自身に対し攻撃性を向ける結果、起こってくる。つまり精神分析家の考えによると、自責感や呵責といったうつ病の症状は、他者への怒りを自分の意識下におしこめることに由来する。精神分析の理論によると、うつ病になりやすい傾向は、意識下のレベ

ルで，両親からの愛情の欠如を確信しているところから生まれている。

　フロイト（1926）は，うつ病への脆弱性は思春期以前に準備されると推定した。臨床的にも，11歳までに母親を亡くすということが，それ以後の頻回のうつ病エピソードの発現を高い確率で示唆するひとつの指標となることが示された（アンゴルト A., 1988）。信頼に足る規模で，患者は，うつ病エピソードが発現する前6カ月の間に心的外傷（主に近親者の喪失）を受けている（デヴィッドソン M., 1963）。しかしながら，それが気分障害の病因として果たしている役割は，十分あきらかになっているとはいえない（ボリソヴァ O. A., 1989）。

　また，気分障害の病因について，病前性格の持つ役割もはっきりとはしていない。ある種のタイプの人たち——感情的に安定しない人，不安感の強い人（センシティブな人），ヒステリー傾向のある人——は，強迫的，あるいはスキゾイドタイプ，パラノイックな人などよりもうつ病になりやすい（アヌフリエフ A. K., 1978；ブルデール D., スチュアート D., トゥヴェイ D., 1992）。だが，恐らくうつ病の諸症状は，病前性格，障害の程度およびうつ病の病理学的分類に直接関係している（シニーツィン B. H., 1976）。

　うつ病に脆弱性のある人は，自信がなく，自分の殻に閉じこもりがちであることは，これまでも指摘されてきた。また，自己批判的で，近しい周囲の人たちからの支えや援助に頼りがちであり，感情表出が大きく，さらに人生を悲観的に見ており，様々なストレス状況への対応能力が弱い傾向がある。

　特にうつ病に陥りやすい性格傾向として，3つのタイプをあげることができる。ひとつは《執着気質》であり，勤勉さ，正確さ，過剰な良心などを特徴とする。ひとつは《メランコリータイプ》であり，秩序への熱意，柔軟性のなさ，杓子定規，自己への要求の高さ，任された仕事への善意と良心にあふれた対応などを認める。もうひとつは《ヒポサイミアタイプ》，これは気分の沈滞や不安になりやすい傾向，他人への共感性や自信感覚の

低さ，自己の劣等感覚などが特徴的である。

うつ病に陥りやすい心性を形成する心理的要因によくみられるものは，完璧であることへの意志であり，高い要求を掲げ，それに達しないと自己批判を行うというパターンである。

うつ病に対して脆弱性のある人にとって最も重要なことは，正義であり，それゆえ不当な罰が下されたりすると，うつ病発症の誘因になりうる。

人生の意味を果てしなく探し続け，結局見出し得ないといったこと，金銭に執着し，それだけしか満足するすべがないという病的態度，他人の支えをいつも入用としていること，期待したことを必ず実現しようとする姿勢，外的要因から発生し，本人とは無関係に生じていることを自分の問題として説明するくせに，リラックスできないこと，頑固さ，自己愛と傲慢，援助を求めることに困難を感じること，神秘的なことや宗教への傾倒なども，うつ病を発症しやすい性格傾向である。

うつ病になりやすい人には，失感情症――自分の感情や，他人との交流に困難を感じていることをうまく言葉に表現できないこと――が特徴的な性格の人がいるのは間違いない。このことは特に，アドバイスを受けることを必要としたり，近しい人と問題を共有するべきときにあきらかになる。うつ病スペクトラム障害は，その人が多くの時間や注意を共有している人たちや，自ずから期待される感情的な反応をもらえるはずの人たちから，十分な支えを受け取ることができないと思いこんでいる人に，より発症しやすい。

境界性人格障害（DSM-IV）の人の半分以下に，うつ病もしくは双極性障害が合併していることに注意するべきである。

社会的要因

うつ病の体験というものは《ヒト－環境》，すなわち社会的要因の影響

を無視できないシステムの事象の現れとして捉えられるべきものである（コイン J., 1976；マカロー J., 1984, 1986）。

うつ病を誘発する社会的要因として，都市化現象，急性また慢性のストレス，平均寿命の延長，移民の増加などがある（ヴェリチシェフ Д. Ю., 2000）。

うつ病発症の経験的なモデルは，そこに何より，慢性的なストレス（家族内あるいは職場などでの葛藤状況）の存在と，うまく心理的な防衛を利用してストレスを切り抜けられない問題があることを示唆している。

生体にとって何より有害なのは，慢性的ストレスであり，また，それよりは影響は小さいが，若いときに経験した急性のストレスである。この時期には人は自立していくことが要求されるし，それまでの決まった生活を変えていかなければならない。さらには，限られた時間内に目標に到達する必要があるからである。特に両親の保護的な態度が強い場合には，自立的な心性の形成が弱く，それが《有害なもの》として加わることになる。また，両親からの間断ない非難，うまくいかなかった場合に批判されがちなこと，繰り返される侮辱的言動，最終的に注文をつけられることなどが，若者を救いようのない気持ちにさせ，うつ病発症のリスクを高める。

いつもうまくいかないという感じや，繰り返されるストレス状況は，しばしば歪んだ心理的なあり方や，また不幸が起こるのかという思い込みによって条件づけられている。ある問題をうまく処理できないと，人は自信を失い，好ましくない外的な事象に対して救いようのない感覚や，傷つきやすさを感じるようになる。また，それに対抗しようとしても無駄だという気持ちにもなる。うまくいかない状況があって，それを自分の能力やコントロール感覚のなさに原因があると考えるとすると，うつ病発症のリスクが高まる。

人は長期間，慢性的なストレスにさらされると，深い心理的トラウマを抱くことになることがあり，さらにこの長いストレス状況がうつ病エピソードの顕現の土壌となるのはほぼ間違いなく，このような体験のある人

のうつ病の発症がより高率となる。両親のどちらかを幼少時に失うこと，離婚，カタストロフィや戦争の体験，失業，その他の様々な，生きていくうえでの長引く困難などがうつ病スペクトラム障害への脆弱性を形成し，発症の誘因となる。ストレス状況が繰り返される場合，それはうつ病スペクトラム障害の発症への脆弱性を一段と強める。逆に，心理的トラウマとなる要因の影響がない場合や，恵まれた出来事が背景にあるとき，肯定的な状況下にあるときは，発病することは相当に稀である。

　好ましくない家庭環境，誤った，もしくは歪んだ養育がうつ病発症の土壌となりうる。醜聞や言い争い，相互の侮蔑などをともなった頻繁な夫婦間のもめ事は，養育環境上うつ病発症の素地といえる。また，身体的暴力，あまりに厳格な養育のあり方，両親のどちらか，あるいは両方が精神病に罹患していること（これは本質的に子どもにとって慢性的なストレス状況である）は，思春期のうつ病の発症リスクを高める。家庭内でもめ事が繰り返されると，子どもたちは自ずからその中に巻き込まれてしまう。そのような子どもは否定的な記憶や心的外傷体験に捉われてしまい，成長してからでも，それらが感情的な傷つきやすさや，どんな場面をも一方的にネガティヴに解釈してしまう性向を形作ってしまう（ラゲルハイム B.，2004）。周囲の感情的な動きから距離を置くことができないため，子どもたちの中にそれらは刻印として残り，後年になっても消え去ることがない。

　不幸な幼少年期はうつ病の早期の発症を促すことになり，18 〜 20 歳までに現れることもある。そのような事態は，喜びのない幼少年期が性的成熟期を困難なものにさせたり，生体の神経やホルモンシステムに反映されることによって条件づけられるであろう。

　うつ病スペクトラム障害は，特にストレス状況下にある場合，更年期に容易に現れうる。この時期は，特に夫婦の支え合いの環境が必要な時期であるといえるが，例えば離婚した場合には支えがなくなり，うつ病発症のリスクが高まる。

うつ病発症にストレスが大きな役割を果たしていることは，あきらかではある。しかし，なぜ初回のエピソードが発症するのに，後のエピソードより大きなストレスが要るのか，またなぜ双極性障害の場合には，外的要因はうつ状態に陥るのにさほど大きな影響を持たないのか，という点については依然あきらかではない。遷延化したうつ病では，そうなるのに何が基本的に作用しているのかを確定するのは相当に困難である。つまり，ストレス状況がそうさせているのか，その状態に陥る前の抑うつ気分がやはり問題なのか，ということである。

発火感覚刺激の仮説によると，通常，長期化したストレス状況後に生じる遷延化した最初のうつ病エピソードは，脳の特定領域，特に辺縁系に，明白で固定した神経生物学的な変化を残し，そのためにそれ以後のさほど意味もない，あるいは自然にあるストレスにさえ反復するうつ病エピソードを生起させてしまうように生体組織を鋭敏化させる。こうして，最初のストレス状況とさほど変わらなくても，その後の反復するうつ病エピソードが，はるかに起こりやすくなる。双極性障害の場合は，反復するうつ病エピソードは，躁うつのフェーズのタイプによって異なってくるであろう。

病　因

《…ペシミズムというものは，本質的になにか誘惑的で，
麻薬的なものだ，まるでたばこかモルヒネのように》

(チェーホフ A.П.《灯火》, 1888)

神経系

　P.ウィブロイの見解（1985）によると，うつ病は，生化学的なレベル，
また人生経験と行動のレベルの3つの大きな集合体が調和を失い，対立関
係に変化したものと定義することができ，その相互作用が起こっている解
剖学的な位置，ないし領域は中脳である。

　神経系に起こる神経生物学的プロセスはうつ病患者の行動に影響する
し，逆にヒトの行動は神経生物学的プロセスに反映される。

　うつ病の発症は，脳幹の中間部分に病的な変化のプロセスが始まるのと
同時に起こると考えられている。中脳部分は，うつ病に常にともなってい
る心理的および生物学的プロセスの交差点である（アキスカル H., マッキ
ニー W., 1975）。この推定は，神経生理学，薬理学，内分泌学の研究結果
からも間接的に支持されている。それらは次のようなものである。成長ホ
ルモンの分泌に対し，α-2アゴニストであるクロニジンの効果が弱まるこ
と，REM睡眠潜時の短縮，サーカディアンリズムの障害，光療法による
メラトニン抑制の増強，コルチコトロピン遊離促進ホルモン（CRH）に
対する副腎皮質刺激ホルモン（ACTH）分泌反応の減弱，ACTHの日内
リズムの障害にともなった血中コルチゾールの高値（デキサメサゾン抑性

110

テストに対する非抑性), 甲状腺刺激ホルモン (TSH) 分泌に対する, 甲状腺刺激ホルモン放出ホルモン (TRH) 刺激効果の低下。

うつ病期に生じている, 感情面や生理現象の変化に関与している辺縁系の異常が, 特に興味を集めている。辺縁系はいくつかの機能を持つ器官を含んでおり, その中に視床下部がある。視床下部は食行動や, 睡眠, 性的行動, ストレス反応などに関与している中心的な構造領域であり, 下垂体をコントロールしている。下垂体は, それぞれ異なった内分泌腺で種々のホルモンの働きを制御する内分泌の《司令塔》システムである。下垂体以外にも辺縁系は海馬や扁桃体から構成されているが, これらはヒトの意欲や記憶に関与している複雑な構造体である。

遷延化したうつ病患者の脳を最新の神経形態学的, および神経画像処理技術で調べてみると, 側脳室の拡大が認められることがわかったが, これは恐らく, 海馬の変性ないし萎縮を意味している (ストール A. ら, 2000)。

脳細胞すなわちニューロンは, 細胞体とそこから出る一本の長い軸索から成り立っており, 前者からはより短い樹状突起が多数突出している。樹状突起は神経信号を受け取る。信号は細胞体に集積し, 軸索に流れ, さらに軸索末端や側枝に移行し, 再び次のニューロンの軸索突起に伝わっていく。

慢性的なストレス状況下にあると, 錐体細胞からの突起が萎縮することが示されているが, 脳幹部に近い部分 (海馬 CA3 領域) のニューロンの樹状突起も同様である。ある種の抗うつ薬 (例えばチアネプチン) を, ストレス状況に陥る前に投与しておくと, 神経細胞の異常を予防できる (ワタナベ Y. ら, 1992)。

よく知られているように, ニューロンは脳中枢神経系, 末梢神経系を構成する細胞であり, 脳では特定の機能活性を担っている。

研究者たちによると, 視床下部の諸核で, 神経細胞の量がうつ病患者では増えていることが見出されている。上述のように, 視床下部は神経およ

び内分泌システム機能の統合部位である。ここで，人の愛着や食欲といった基本的な欲望や睡眠覚醒リズムなどが形成されており，そして現在の知見では，まさにこの部位で，うつ病に関与している伝達物質が重要な役割を果たしている。それらは，ノルアドレナリン，ドパミン，セロトニンである。

内分泌系

　うつ病発症の生物学的要因に関し，ホルモン——内分泌腺から放出される化学的活性のある物質——の変化が起こっていることが確認されている。ホルモンが生体の諸組織の機能をコントロールしていることはよく知られているし，その中にストレスに対する反応も含まれている。しかしながら，うつ病発症について，どちらが先なのか，という問いにまだ明確な解答は得られてない。内分泌系のホルモン放出の異常が先なのか，気分の異常な動揺が先なのかという点である。

　うつ病期には，最低２つの内分泌系の系統ないしシステムの異常が現れる。ひとつは視床下部－下垂体－副腎系であり，ひとつは視床下部－下垂体－甲状腺系である。うつ病では，ホルモン量を生体内に適正に保つように働く，内分泌系のフィードバック機能が障害されていると考えられている。うつ病症状が現れている患者では，視床下部がホルモンの血中濃度と無関係に，絶え間なく下垂体を刺激している。

　うつ病の際には，栄養学的にも組織の劣化がみられるが，それらも内分泌異常によって説明できるかもしれない。例えば脱毛，爪のもろさ，皮膚の硬化，白髪が急に増えることなど。また，うつ病での高血糖は十分に典型的な現象と言える。

　うつ病期には視床下部に生じる２種類の基本的な機能異常が指摘されている。一方は，視床下部の神経細胞が，副腎皮質ホルモンの分泌を促進する物質を活発に放出することであり，他方は，副腎皮質の，下垂体からの

ACTH に対する感受性が高まることである。これはストレス下での副腎皮質の活性を一層強める。

下垂体

うつ病では，睡眠時に放出される成長ホルモンの異常が認められるが，ここからうつ病にともない起こってくる睡眠障害のメカニズムの一部が推測されうる。松果体（松果腺）ホルモンであるメラトニンの分泌異常も，季節性うつ病での，季節に応じた増悪をある程度説明できよう。メラトニン分泌のサーカディアンリズムの変化は，ほとんどのうつ病患者にみられる。

うつ病患者では，視床下部からの CRH に反応して ACTH の血中濃度が変わることがない（ホルスボア F. ら，1984）。その一方で CRH の脳脊髄液中の濃度は高まる（ネメロフ C. ら，1984）。様々な研究者たちが，視床下部の室傍核での CRH とバゾプレッシンニューロンの増量を示している（ラアアンドシェ－エル F. ら，1994）。

甲状腺

うつ病の発症に関与する内分泌腺のひとつとして甲状腺があり，甲状腺機能低下症が原因となりうることがわかっている。また，ヒトの脳は甲状腺ホルモンの低下に非常に敏感であることが知られている。潜在的な甲状腺機能低下が血中の TSH の上昇を招くことに注意すべきである。甲状腺機能低下症にともなったうつ状態は，中枢神経系の生物学的活性物質の濃度低下とも結びついている。チロキシンと抗うつ薬による治療の結果，甲状腺の活性化が認められ，難治性あるいは反復性うつ病の症状改善が生じうる。

うつ病期にプロチレリン（合成 TRH）刺激に対して反応が低下するとすれば，視床下部の機能異常を示唆する。逆に過剰に反応するとすれば，甲状腺機能低下を意味している。

副　腎

　ストレス状況に素早く反応する，副腎皮質ホルモンの一種であるコルチゾールの血中濃度が，うつ病患者では上昇していることが多くの研究からわかっている（ハイルブライヒ U. ら，1984）。さらに，副腎全体の容量も増大していることが見出された（ネメロフ C. ら，1984）。わが国の学者たちは，コルチゾール濃度の上昇は，特に不安が強い状態にあるとき顕著であることを指摘している。一方，多くの患者で，うつ病からの回復期には，その程度に応じてこのホルモンの血中濃度が下がる。また，うつ病では，コルチゾールの日内変動のリズムに異常がみられる（通常血中濃度は朝の時間帯から上昇し，午前零時頃から低下する）。コルチゾールの血中濃度の上昇は，神経伝達物質の低下をもたらすことも見出されているが，これはうつ病の発症に大きく関わっている。一方，コルチゾールはうつ病の重症度と長さによって低下していく。このために，うつ病期が長期にわたる場合，視床下部，下垂体，副腎がその機能活性の上昇を維持できず，萎縮していく可能性がある，という指摘がある。

　うつ病の診断法のひとつにデキサメサゾン抑制テストがある。糖質コルチコイド類似の合成ホルモンであるデキサメサゾンを少量被験者に投与すると，うつ状態にある人では副腎からのコルチゾールと下垂体からのACTH 分泌の抑制が起こらない（キャロル B. ら，1981）。

　ただ，うつ病患者のすべてにこの現象が認められるわけではない。しかし，回復期にその程度に応じたコルチゾール濃度の変化が生じているとすれば，デキサメサゾン抑制テストは正常化する。したがって，うつ病スペクトラム障害の患者に対し，このテストは繰り返し実施する必要がある。

　うつ病スペクトラム障害は，副腎の疾患であるイチェンコ−クッシング症候群やアジソン病などにもともなって認められる。

　うつ病期には，糖質コルチコイド神経細胞末端の糖質コルチコイドレセプターの機能低下（モデル S. ら，1997）と，コルチコステロイドレセプターの変化（フォン バルデレーベン U., ホルスベア F., 1989）が観察さ

114

れている。うつ病患者では，神経細胞末端の感受性の不均衡のためにストレスに対して適切な発応ができないのだという見解がある（コチェトコフ Я. A., 2004）。

コルチゾールの高濃度と，神経ステロイドホルモンであるデヒドロエピアンドロステロン（DHEA）の低濃度が，うつ病の予後不良の指標として想定されている。DHEA/ コルチゾールの比が，うつ病再燃時には変化するが，初回エピソードでは変化しない。この状況は，病期の長さにより，脳の諸部位で代謝能力が疲弊していくことを示唆している可能性がある（コチェトコフ Я. A. ら，2004）。

コルチゾール受容体の不均衡に関わっている遺伝的な要因とは別に，幼少期に経験された長期のストレス状況がうつ病の発症の誘因となることが考えられている。この時期に内分泌系組織を制御する中枢のメカニズム（視床下部－下垂体－副腎系システム）が形成されるのであり，諸器官の感受性が特に強くなっているからである。

ストレスホルモンすなわちコルチゾールの高濃度が，糖質コルチコイドレセプターの固定した減少につながり，将来のうつ病発症のリスクを高める要因となる。コルチゾール放出を高めるストレス状況としては，母親から保護的な養育を受けないことや，性的あるいは身体的暴力がある（コチェトコフ Я. A., 2004）。このように，レセプター仮説はうつ病発症の原因として，生物学的モデルと心理学的モデルを接近させている（ディナン T., 1994）。

内分泌系の機能の正常化は持続する寛解状態の指標となるかもしれないし，逆にそうならない場合には，うつ病の遷延化を示唆する指標となるかもしれない（コチェトコフ Я. A., 2004）。

性ホルモン

うつ病期には，性ホルモンの分泌リズムの異常，月経周期の変化，血圧や体温の不安定さが生じる（リンコウスキ P., ヴァン カウテル E., ケルホ

フス M., 1994）。血中のエストロゲンの急激な低下は，女性の神経内分泌の制御異常，そして精神面での不安定をもたらしうる，というのもエストロゲンは抗ドパミン効果を有しているからである。また，エストロゲン低下は後シナプスレセプターの感受性を高め，これが精神病性の障害の発現の契機になることもある。

神経化学的プロセス

うつ病の発症について，この40年ほどのあいだに多くの神経化学理論が提唱されたが，最も注目されてきたのは神経伝達物質——ニューロンの網の中で，神経細胞の興奮を別の細胞に伝える化学物質——である。現在30以上の神経伝達物質が知られている。その中でうつ病の発症に大きく関与していると考えられているのは，ノルアドレナリン，セロトニン，ドパミンの3種類である。

ノルアドレナリンは，視床下部とそれ以外の辺縁系の構造体で最も大きな活性を示す。その動態は通常，ストレス，身体的活動，情動，またある程度だが記憶のプロセスに対する反応などに関与している。セロトニンはセロトニンニューロン間を移動するが，特に不安と睡眠障害に関与しているニューロンで合成される。ドパミンは主にヒトの情動部分に関与する。

脳のニューロンは，神経システムとして特別な可塑性を有しており，それは遺伝的要因，性格傾向，過去にあったストレスフルな体験から影響を受ける。ニューロンから突き出る無数の突起と，それに接続する次の突起の間にはシナプスと呼ばれるごく狭い間隙があり，このすきまを通して神経信号が伝えられる。シナプス間の神経信号の伝達は神経伝達物質によって行われる。神経伝達物質が作動する前に，電気的信号が化学的シグナルに形態を変えなければならないのである。神経伝達物質は軸索内を行き来しており，シナプス間隙に放出されて次のニューロンに移行する。それぞれの神経伝達物質は独自の化学構造を持っており，特定のレセプター——

別のニューロンからのシグナルを感知する——に結合する（ひとつの神経伝達物質は何種類かのレセプターと結合することができる）。神経伝達物質は次のニューロンに情報を伝えると，レセプターから離れ，シナプス間隙に戻りそこで酵素（モノアミンオキシダーゼ）によって分解されるか，再び元のニューロンに取り込まれる（再取り込み）。

近年のうつ病の病因として，ノルアドレナリン系およびセロトニン系の後シナプスレセプターの可塑性ないし感受性が低下していることが大きく注目されている。

うつ病発症の生物学的理論として，このモノアミン仮説が現在最も有力である（マサロフ C. H., 2002）。この理論によると，うつ病は，生理活性のあるアミン類であるノルアドレナリン，セロトニン，ドパミンのうちいずれかひとつの欠乏によって生じる。この欠乏を是正してうつ病を治そうというのが現在の薬物治療の考え方である。その薬剤がすなわち抗うつ薬である。

セロトニン

1970 年代からうつ病の病因として，セロトニン仮説が唱えられるようになった（ラーピン И. П., オクセンクルーク Г. Ф., 1969；コッペン A. ら，1976）。この仮説によると，セロトニンは，生物学的に活性の強い物質（生理活性アミン）であり，気分の高揚（感情賦活効果）に関与し，また，突発的に起きる攻撃性（性的なものを含む），食欲や，《睡眠－覚醒》サイクル，痛みに対する感受性の制御などに働いている。

一連の臨床研究が行われ，うつ病患者の脳脊髄液中のセロトニンの最終代謝物である 5-HII（5- ヒドロキシインドール酢酸）の低下が指摘された（マーフィー D. ら，1978；グッドウィン F. ら，1978）。しかし，うつ病の重症度と 5-HII の低下の度合いが相関しなかった。それでも，三環形抗うつ薬のアミトリプチリンとイミプラミンで治療を行った後，大多数の患者で前者のほうが効果が高かったという違いはあったものの，うつ症状が

軽減した後には，患者の5-HII濃度は上昇していた（アシュロフト G.ら，1966；メンデルス J.ら，1975；マーフィー D.ら，1978）。

　多くの抗うつ薬，特にSSRIとMAOは5-HII濃度を上げる。それらは，再取り込み阻害のメカニズム，つまりシナプス間隙のセロトニンを増やすことで効果を現すのであろうと考えられている。

　うつ病の研究の経過の中で，希死念慮の強い患者と不安感の強い患者に，セロトニンの低下が顕著であることがあきらかにされた。

　セロトニン仮説に基づいて，うつ病の治療にトリプトファンと5-ヒドロキシトリプトファンの投与の試みがなされた。これは，食事中のトリプトファンが欠乏しているときに，うつ病の諸症状が増悪するという事実にも基づいていた（マーフィー D.ら，1972）。

　トリプトファンによる治療の結果は様々なものであった。あるケースでは，イミプラミンのような強い抗うつ薬に劣らないほどの高い効果をみせた（ミハレンコ И.Н.，1973；ヴァン プラアグ H.，1981）。トリプトファン摂取後，患者のうつ状態に特段の変化を認めなかったとする研究者（マーフィー D.ら，1974；ブラウン M.，1974）もいた。さらに，トリプトファン摂取後の効果は一定ではないことを強調する研究（ボビン Р.Я.，アクセノワ И.О.，1982）もあった。

　幾人かの研究者たちが，うつ病の原因としてのセロトニン仮説に疑問を抱かせる事実を提示した。例えば，うつ病期にセロトニン放出が低下する指標は確かにあるが，気分が高揚しているときも低下する。コッペン A.ら（1976）はうつ病期にも躁病期にも，セロトニン分泌の指標が低下することを見出した。そのうえ，抗うつ薬の治療により臨床症状が改善した期間でも，セロトニン代謝の指標は低下していることが指摘された（バワーズ M.，ラムバー G.，1974；ラーピン И.П.，1989）。

　このような研究結果の矛盾は，5-HII濃度が，セロトニンの末梢部位での代謝をより強く反映している可能性があることで説明される（ジス A.，グッドウィン F.，1982）。うつ病患者では，セロトニン代謝の異常が，あ

る特定の部位だけで生じているかもしれない。それは神経内分泌系因子に関わる部位である（クルーレ D., 1971；アスベルグ M., 1978；ガスパール M., 1970）。それにしても，うつ病の病因として，インドールアミンだけでなく他の神経伝達物質の関与は排除できなかった（ショー D. ら，1977；バニー W. ら，1970）。

セロトニン仮説を支持するデータとして，セロトニントランスポーター密度の低下がある。セロトニントランスポーターは前シナプス部の細胞膜にあり，セロトニン再取り込みを担う蛋白である。

研究者たちは，不安とうつが臨床的には重なって現れることが多いので，実質的には同じ神経生物学的変化が両者の基盤にあるのではないかと考えている。不安は，セロトニンに対する感受性を持つ脳システムの活性を高めているのではないか，と推測されている。不安が長引くと，このシステムの過剰な活性化が，セロトニンのみならず，ノルアドレナリンの低下をもたらし，ついにはうつ病の発症に至る。この発症モデルは，ストレスに起因した，コルチゾールやセロトニンの関与する不安－攻撃性うつ病の発症理論と同一のものとみることもできる。この理論によると，このような場合には不安－うつ複合状態に，攻撃性が加わることになる。

不安と攻撃性の高まった患者では，セロトニン感受性の脳神経細胞末端が最小限のレベルでしか機能しない。通常の環境下なら，このシステムの弱さは補償される。しかし，ストレス状況下では，その弱さがさらに，不安と攻撃性のコントロール能力の低下となって表出してくる。不安－攻撃性うつ病の徴候を持つ人が，心的外傷を受けるような状況に陥ると，緊張感と不快感が増強し，内分泌系器官（視床下部－下垂体－副腎系）の活動が活性化され，ストレスホルモンであるコルチゾールの分泌が増大する。それとともにセロトニン感受性の神経システム線維への負荷が，コルチゾールの影響下で，健常者よりも強く，また，早く生じてくる。その結果，患者は不安と攻撃性をコントロールする能力を失う。不安と攻撃性の増大は気分変動へとつながっていき，将来のうつ病発症を条件づけること

になる。

ある学者たちの見方によると，うつ病は自分に向けられた攻撃性と直接
結びついているという。うつ病患者では，攻撃性の指標は標準的な人より
はるかに上回っており，それは主に外に向けられたものであることがあき
らかになっている。上記のような論点を基に，不安と攻撃性とうつ病の相
互関係について，それは行動的に条件づけられた現象であるという結論が
なされた。このような相互関係の生物学的基礎を，自分自身に向けられた
攻撃性の強さの変化にも関与している，セロトニンの分解産物の濃度変化
に求めることができよう。

カテコールアミン類

20世紀中葉，J.シルトクラウト（1961）によって，うつ病の病因とし
ていわゆるカテコールアミン説が提唱された。これは，カテコールアミン
に感受性のある脳の制御システムの異常が，一連の重要な病因のひとつと
してうつ病発症に関わっている，というものである（プラアグ H., 1994；
アシュマリン И. П. ら，1999）。

現在では，脳細胞内のノルアドレナリンが，神経細胞末端にある前アド
レナリンレセプターによって制御されていることがわかっている。これら
のレセプターを刺激すると，ノルアドレナリンの放出が抑制され，シナプ
スにあるノルアドレナリンは減少し，神経伝達能力が低下する。逆に，こ
れらのレセプターを抗うつ薬で遮断すると，ノルアドレナリンの放出過程
が活性化される。

脳幹網様体の基礎研究から，ノルアドレナリン濃度の変化に作用する抗
うつ薬は，汎活性効果，つまりは精神賦活効果があることが示された。
様々な抗うつ薬が，覚醒水準を上げる。また感覚，思考，記憶，集中力と
いった面での改善効果もみせる。しかしながら，抗うつ薬が投与後，実質
的には速やかにノルアドレナリンレベルを上げるのに対し，臨床効果の発
現は相当に遅い。

J. シルトクラウト（1978）のカテコールアミン仮説によると，脳のある特定の部位での，ノルアドレナリンを主としたカテコールアミン濃度の低下が，うつ病——特に内因性うつ病——発症の条件のひとつである。うつ病期のノルアドレナリンシステムの機能活性は，尿中にあるノルアドレナリンの分解代謝物 MHPG（3-メトキシ-4-ヒドロキシフェニルグリコール）によって間接的に評価できると推定された。

一連の観察（シルトクラウト J., 1978；ベックマン H., グッドウィン F., 1980）を基に，MHPG レベルが多種の抗うつ薬の効果予測に役立つかもしれない，という提案がなされた。MHPG 濃度の低い患者ほど，イミプラミンとデシプラミンによる治療効果は高く，アミトリプチリンに対する反応はよくない可能性があるとされた。

この患者グループでは，第一義的に，ノルアドレナリンの代謝異常が生じていると考えられた。これに対し，MHPG が終日高いレベルにあるうつ病患者では，アミトリプチリンによる治療に対して反応がよかった。ただ，健常者では MHPG の日内変動が 4 回あり，これがうつ病患者にみられる変化をマスクしていることも示された（ホリスター L. ら，1978）。そのうえ，患者が臨床的には寛解状態にあるときでも，カテコールアミンの変化は正常化しないことがあきらかになった。さらに，重度のうつ状態のときでも，カテコールアミン濃度が正常限界内に留まりうることも指摘された（カズーロ C., サチェッティ E. ら，1982）。

J. コスタと E. シルヴァ（1980）によって得られたデータを基に，うつ病の病因として 2 つのバリエーションがあるという理論がうまれた。ひとつはノルアドレナリンの低下によるものであり，ある特定の抗うつ薬（デシプラミンもしくはイミプラミン）による治療反応が大きい。もうひとつはセロトニンの低下によるものであり，他の抗うつ薬（アミトリプチリンなど）に反応がよい。つまり抗うつ薬は，ノルアドレナリンとセロトニンの両方の神経伝達を改善することで，治療効果を表すということが推論されるようになった（ヘフリー W., 1985）。

近年の脳生理分野での研究では，ノルアドレナリンに対して感受性のある脳システムは，セロトニンに対して感受性のある脳システムにも，症状として現れるほどの影響を持っていることが示されている。ノルアドレナリン感受性の神経細胞群が，セロトニン作動性細胞群ニューロンの終末ニューロンに作用することで，セロトニン開放の速度を制御していることがあきらかにされた。セロトニン作動性細胞群の興奮性が高まると，神経末端からのセロトニン放出が増大する（ドベア T. ら，1994）。

ドパミン

　うつ病の病因となるもうひとつの生物学的物質として，ノルアドレナリンの前駆体であるドパミンがあり，その欠乏がうつ状態を引き起こしうる。ドパミンはヒトの活動性に関与していると考えられており，精神賦活作用もあり，そのためにある特定の行動をとらせる（マサロフ C. H.，2002）。この仮説の証拠として，ドパミンとノルアドレナリンの前駆体である L-DOPA に，うつ状態から活動的な状態へ変化させる能力があったという指摘がある（バニー W. ら，1970；ヴァン プラアグ H.，1977）。L-DOPA を投与すると，患者の活動性が高まることが十分に認められたのである。その中には，ボビン Р. Я. とアクセノワ И. О.（1982）の研究もある。彼らによると，L-DOPA の投与により，治療抵抗性のうつ病患者の 25％に活動性の改善がみられた。

　さらに，ドパミンを低下させる成分を含んだラウォルフィア（インドジャボク）製剤を服用すると，うつ状態になる。うつ病をともなった一連の神経身体疾患，例えばパーキンソン病などにも，ドパミンの低下が認められる。

エンドルフィンと他の神経伝達物質

　既述の神経伝達物質以外にも，うつ病では，エンドルフィン－神経ペプチド類の異常がみられる。これらは，ホルモンと神経伝達としての特徴を

同時に持つ，生物学的活性物質である。エンドルフィンは痛みに対する感受性を持ち，鎮痛作用を発揮する。うつ病，特に気分変調症に近い状態の患者によくみられる痛みに対する耐性の弱さは，エンドルフィン濃度の低下で説明できるかもしれない。

うつ病スペクトラム障害では，抑制性神経伝達物質であるガンマアミノ酪酸（GABA）を主とした神経システムに関与する，シナプスでの情報伝達の異常がみられる（GABA の低下がうつ病期に認められる）。GABA は血中に放出され，不安レベルを下げるように作用する。また，ドパミンやノルアドレナリンなどの神経伝達物質の放出をブロックすることで，神経信号の流れの制御に関わっている。GABA レベルが低下すると，（外受容性および内受容性）感覚情報作用と活動性の，亢進と制御を統合している神経細胞の相互作用が，整合性を失う。すると，精神的な活動に障害が生じ，それにともない神経学的症状と自律神経症状が現れる（エクルス J., 1971；グセリニコフ В. И., イズナーク А. Ф., 1983；グレゼール В. Д., 1985）。

うつ病では，生理活性のある物質の濃度変化は神経細胞間のみならず，ニューロン内でも生じている。これらの物質は神経細胞内でより小さな構成体に分解され，ニューロンの活性を高めているが，それはニューロンの中心である核に向かって作動している神経伝達物質のカスケード変化によっている。

神経生理学的プロセス

電気生理学的相関による研究では，《悲哀の強いうつ病》^{タスカリーヴァヤ}の患者では，副交感神経系の優位が電気生理学的指標に現れることが観察されている。副交感神経が過剰に優位の状態では，瞳孔の収縮，心血管系の活動性の低下，気管支の狭窄，腸壁の短縮などが生じ，さらに皮膚描画症を生じたり，汗が水っぽくなることがある。多くの学者たちの見解では，副交感神経優位は，《悲哀の強いうつ病》の場合，セロトニン作動性の構造体の活

病因　　　123

動優位が関係している。

　不安感の強いうつ病患者のグループでは，電気生理学的指標は逆を示す。機能的に明確には現れるほどではないが，交感神経優位となることが認められる。このタイプのうつ病では，セロトニンの低下（相当な程度）とノルアドレナリンの低下があり，また相互作用もバランスがとれていない。

　アパシーが中心のうつ病では，電気生理学的活動や，自律神経の様々な指標はほとんど健常者のものに近いが，全体に強度が弱まる（ミハイロヴァ E. C.，カメンスカヤ B. M.，1982；ミハイロヴァ E. C.，1984；プチンスカヤ Л. M.，クラスノフ B. M.，コルチンスカヤ E. И.，1988）。

　T. アイティルら（1994）は，脳の電気生理学的活動を脳波トポグラフィーで見る手法を用いて，脳波を定量化した。すると，うつ病には，3つのパターンがあることを見出した。重症のうつ病患者では，アルファ波の出現率が健常人より高かった。焦燥感をともなう気分低下を認める患者では，電気生理学的活動は一定のものではなかった。脳波上非定形パターンを示す者は，器質性の疾患を持つ感情障害の患者が多かった。

　E. ゲルゴーン，J. ルーフボロー（1966），П. В. シモノフ（1981），T. C. メリニコワ，A. И. ニキフォロフ（1992）らは，うつ病期での脳波の抑制欠如を指摘した。

　うつ病期における電気生理学的研究の多くで，大脳半球のバランスの異常が指摘されている（プチンスカヤ Л. M.，クラスノフ B. M.，コルチンスカヤ E. И.，1988；メリニコワ T. C.，ニキフォロフ A. И.，1992；メリニコワ T. C. ら，1992；イズナーク A. F. ら，1994）。H. H. ブラギナと T. A. ドブロハトーワ（1999）は，脳の特定領域の障害後に生じる症候について調べ，患者の右前額部に損傷がある場合，《悲哀の強いうつ病》が現れること，また睡眠障害や軽躁状態とうつ状態を繰り返すことがあることを指摘した。左半球の障害では，《不安うつ病》が観察され，夢を見ることが減るか，なくなるとした。

うつ病では，睡眠継続時間が短くなり，睡眠潜時の延長，入眠から最初のREM睡眠潜時の短縮，REM睡眠中の眼球運動回数の増加，睡眠の第4フェーズの短縮が認められる。

生物学的リズム

うつ病の病因としてよく言われるのが，自然な生物学リズム，いわゆる《サーカディアンリズム》，あるいは《概日リズム》の変化である。それは，《睡眠－覚醒》，体温リズム（24時間の中で変わり，午後には最も高くなり，睡眠中に最も低くなる），血圧，ホルモン分泌などに現れる。このことは，すでに脳幹網様体の形成期に病的な核があることを示唆しているかもしれない（海馬とともに，一連の構造体が辺縁系を構成する）。

睡眠時間の全体的な短縮，睡眠徐波の出現の相当な低下（ヴェール T.，1982；ベルーゴウ J. ら，1989；リンコウスキ P.，ヴァン カウテル E.，ケルホフス M.，1994；スエートレ E.）といった形で現れるうつ病での睡眠異常は，生理的機能の非同期化と解釈される（アショフ Ю.，1984）。

睡眠と覚醒リズムに関するモノアミン仮説（ジュヴェ M.，1961）によると，このような睡眠相との関連は，《速波》相をコントロールしているノルアドレナリン系は正常に保たれたまま，徐波相をコントロールしているセロトニン系の活性低下が生じていることを示しているという。バイオリズムの基礎となっている部位は，脳幹のセロトニン作動性の中核部位に強い関連性を持つ，視床下部前部の構造体にある。そうであれば，近年のこのような知見は特に重要である（ゲルゴーン E.，ルーフボロー J.，1966）。《睡眠－覚醒》サイクルの正常化が，うつ病の症状を改善することはよく知られている。社会的な一日周期の活動，例えば食事をきちんと定時にとることが，睡眠障害を改善させることは興味深い点であるし，強調したいことでもある。

臨　床

《精神科医の義務は，この世界に入っていくことに
ある。暗闇に目が慣れてくると，最初は見分けが
つかなかったものが，見えてくるのである》

（A. ケンピンスキー，1972）

気　分

　うつ病の症状の現れの複雑さ，多様さは多くの研究者の指摘するところ
である。何より，ヒポサイミア——気分の落ち込みを含む——には様々な
ニュアンスがある。たしかにそうではあるが，古典的な症状として，軽度
のうつ病の場合でさえもまずはこの落ち込んだ気分が認められ，それが診
断の根拠となる。

　現在では，うつ病の気分変化のスペクトラムの中に，次のような症候が
ありうるとされる。すなわち，不安，悲哀，無気力，焦燥感。さらに悲哀
の近隣の感情として，悲しさ，寂寥感，無気力に近いものとして怠惰や無
関心，不安に近いものとして興奮や心配がある。

　主たる感情表出の様式の複雑さや混合型の存在の可能性を認めるにして
も，不安，悲哀，無気力（うつ病の気分変化の３症状）の存在が，うつ病
の正しい治療のためには必須であるという見方がある。しかしながらうつ
病の症状のスペクトルは非常に広いことを忘れるべきでない。寂寥感，空
虚感，希望のなさ，絶望，救いのなさといった感覚がみられる。とめどな
い疑惑，自己価値観の低下，罪悪感，これらも典型的なうつ病の症状であ
る。嫌な，悲哀に満ちた感覚——ディスフォリアが現れるかもしれない。

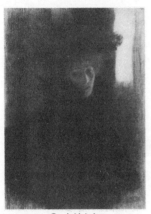
G. クリムト
帽子とショールに包まれた婦人

同時に怒り，いらいら感，悪意などもみられるが，これらは混合型の症状であるか，あるいは発病前にすでに存在した患者の性格傾向の発現である。

不安，悲哀，無気力は通常，お互いに強く関わり合ったものである。しかし，あるときにはどれかひとつが優勢になる。他の症候，例えば身体の異常感，考え方や物事を受け取る感覚の変化の程度なども，うつ病の症状としてどれが主に現れてきているかという違いにすぎない。ただ，悲哀と無気力は，うつ病の制止症状として現れてくるもののひとつであり，その本質を最もよく反映しているといえる。

悲哀も極期になると，患者は泣くことさえできなくなることもある。この状態では，世界に生命はなく，死せるものとなる。

不快気分 (アンヘドニア)

うつ病の症状のうち，重要なもののひとつが不快気分(アンヘドニア)であり，これは興味関心の消失とか満足感を味わえないといった形で現れてくる。かつてはそれなりに感じられた人生の喜びが，今や全く無意味で，現実感がなく，面白くもないものとなる。

重度になると，どんな感覚も起こってこない《精神病的感覚喪失(アネステジア)》と呼ばれる状態に陥る。すなわち，《世界は色彩を失う》。激しい苦悩があるのに，泣くことさえできなくなる（回復の程度により，再び涙が戻ってくる）。また，ちょっとしたネガティヴなことに対して《度を越えた過敏》になってしまうことを繰り返していると，稀ではあるが，《精神病的感覚喪失》がやはり現れる。

うつ病に罹患しているときは、人生の様々な出来事に興味が薄れ、主体性がなくなり、困難なことと闘おうという姿勢が弱まる。不快気分が現れているときには、身体的、社会的、また、知的ないし倫理的事柄にも影響する（ステパノフ И. Л., 2004）。

不快気分の重症度評価には、《身体的、社会的不快気分》（カツァニス J. ら，1992）のスケールが提唱されている。

うつ病の古典的症状として、欲望の消失、著明な意志発現の低下がある。何かをやろうという姿勢が消失する。生き生きした態度の衰退、活動性の低下、体力低下が出現し、倦怠感を愚痴っぽく口にする。倦怠感は、病院に行くことを妨げる程度にまで強くなることがある。重度の状態では、完全な受動的態度、また動くこともしないという状態も起こりうる。

行動および外見

うつ病になると、人の行動は変わってしまう。一方で一人きりになろうとし、他人を避けようとする。もう一方で、周囲の人からの共感と支えを求める。つまり、孤独を求めると同時にそれを恐れる。あるいは、内面を隠して人を遠ざけるが、わかってくれる人がいれば短時間会うだけでも安堵する。ただ、患者を娯楽に誘い込もうとしても、それはまずうまくいかないし、逆効果になることも稀でない。ペシミズムを増悪させ、一層気分を暗くさせる。転地したり、新しい薬を投与したり、また新しい医師の治療が短期間の改善をもたらすことがあるが、大抵すぐに失望と焦燥感、症状のあともどりに終わる。

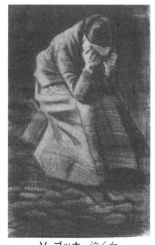

V. ゴッホ　泣く女

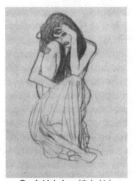

G. クリムト　縮んだ女

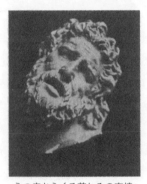

うつ病からくる苦しみの表情
D. ブローニ　男の顔

　うつ状態にあるときは，多くの場合動作が遅くなり，行動範囲も狭まり，精神運動制止が観察される。患者は同じところで，あるいはベッド上でじっとしているだろう。動作が極端に少なくなると，《うつ病性昏迷》と呼ばれる状態にまでなりうる。稀ではあるがメランコリーの状態では，特に若者と高齢者で精神運動興奮をみることがある。そのときには，患者は居場所がない様子でいらいらとうろつきまわり，手を揉み絞り，うめき声をあげたりする。

　うつ病の患者は服装に無関心になり，自分の外見に注意を払わなくなる。肩が落ち，特徴的な暗い顔つきとなる。すなわち，外側 1/3 のあたりからの眉毛の折れめ（ベラグートの折れめ），下がった口角，うつむいたまま——これらはすべてうつ病患者特有のものである。

認知障害

　うつ病では，感覚過程の遅れ，感覚の鮮明さの鈍麻，新しい情報の理解の困難，注意力の狭まりと低下，整理することの困難，放心などがみられる。ときにものの見方の歪み，あるいはそのくもりが現れる。

　うつ状態では，知的能力の鈍化，知識欲や好奇心の消失がみられ，さら

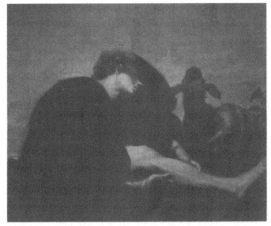

J. フュースリー　一人ぼっちの夜明け

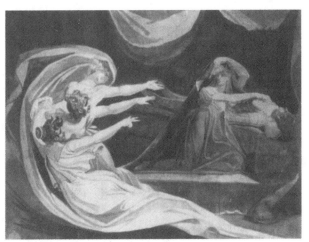

J. フュースリー　良心に苦しむグリムヒルデ

に想像力や探究心，ウィットがなくなり，新しい思考など湧かず（《思考の貧困》），決断力が鈍る。知的活動を行おうとしても，すぐさま疲労感におそわれる。

　思考は柔軟さをなくし，単調となり，進まなくなる。連想する能力も落

ちる。色々な出来事がすでに決まっていることのように思え，同じ訴えを繰り返す。紋切り型の疑念がまとわりつき，淀んだ時間の中で思考は同じところを堂々巡りする。考えが固定してしまい，そこから抜け出ることができないさまは，強迫的な状態にも似てくる。

うつ病患者は，これまでの人生の良くなかったことばかりに目が向き，また，身体の不調感にとらわれることも特徴的である。自分の否定的な面や悪い思い出に支配され，そこから抜け出ることが困難になる。

患者は，自分の状態が周りの人にはわかりっこないと信じこんでおり，誰にも助けてもらうことはできない——現在も将来も，そしてその力もないのだと思い込んでいる。さらに，周囲の人が見せる誠実さや真摯な態度に対してある種の警戒心，不信感，疑念といったものを抱くことがある。こうなると，患者にとっては現在も未来も，またときには過去も暗闇に覆われ，希望のない《暗黒の思考》の世界に陥ることになる。

うつ病患者は，今の苦しみが過去のあやまちによるものであり，それゆえ自分が悪いのであり，罰を受けているのだとよく考える。この過去のあやまちと罪悪探しは，終わりのない自己非難につながるが，人によっては宗教にはしることもある。

心身の不調感，道徳的に堕落しているという感覚の中で，間断なく自分を責め続ける。会話はたいてい貧困となり，遅くなる。質問にすぐには返答せず，長い沈黙がある。

自分の状態を十分に認識できず，そのため病状は極めて悪く，どんな治療も無駄だと信じ込んでしまう。

うつ病研究の分野の権威の一人である A. ベックは，うつ病思考の理論を唱え，いくつかのその構成要素を抽出している。それらは，《否定的思考の充満》（例えば，わたしは家長としてなっていない），《行きすぎた想定》（人はすべての人から愛されたときにのみ，幸福になりうる）などの，うつ病の患者に典型的な一連の《思考の歪み》である。

うつ病は記憶面にも影響する。新しいことを覚えたり，身につけるこ

と，また現実に起こっていることを記憶に留めることが難しくなる。注意力が弱まり，やっと理解した情報も，長く記憶に留め置くことができない。物忘れがみられ，集中力低下が現れる。かなりの条件付きではあるが，患者の血中コルチゾール濃度が高ければ高いほど，海馬の容量は小さく，より強く記憶力低下が現れるのだと推測されている。高いコルチゾール濃度は，本来は，長期記憶から引き出される情報の再生を高めるために現れてくる。

　記憶の再生，保持に変化が起こる。患者はかつてあった出来事や状況を薄暗いニュアンスで思い出し，またそれらが何か良くないドラマのような，悲劇的な方向に発展すると感じる。

　それ以外の認知機能については特段の異常を認めない。それらは言語，見当識，視覚，聴覚などである。

　《実存的な袋小路》が，これまでの人生の歩みにまで及び，もう出口がない，人生には意味がない（《これ以上生きていても無意味だ》，《何の役にもならない》）という思いとして表面化してくる。子ども時代の，どんなことも楽しく，幸せだったあの瞬間瞬間が，今や痛みと寂寥感をともなって思い出されてくる。

　うつ病が重度になると，患者は悲嘆にくれ，自分の居場所がないように感じる。落ち着きなく身体の向きを変え，呻き，泣き，手をもみしだき，あるいは自傷行為にはしり，手元にあるものを壊したりする。こうなると，自殺の危険性が高まる。同様のリスクは，自分が悪いと思い込んでしまうとき，また自立心が消失するときに高まる。

　うつ病患者が自分の状態をどのように見るかは，人によりかなり差がある。目に見える原因がないのに，経過が長引くため，病気だと感じる人もいる。一方で，病気とは考えず，意志の弱さ，受身的なところ，優柔不断のためだとして，ただただ自分を責めてしまう人もいる。この場合には患者は症状が，心理的な原因で説明できるものであるか，もしくは身体疾患か，神経疾患があるのだと考え，うつ病に罹患していることを理解しよう

としない。また，否認してしまうこともよくある。しかし，最も多くみられるのは，自分の状態を病的と認識しつつ，病気と自己責任の奇妙な混合物として捉える事態である。すなわち《愚かにも病気になった，つまらないことを気にして病気になってしまった》，《病院に行くべきでなかった》，《あの薬を飲むべきでなかった》，《自制できたはずなのに，間に合わなかった》などと考える。病気になった原因を，過去の出来事や，発症の契機となったかもしれないすべてのことを探り出そうとする，《考古学的発掘》に似た態度が特徴的にみられる。

自　殺

うつ病の極期には，どうにもならない状況，自己保存本能の崩壊，耐えがたい心的苦悩のために，死にたいという考えが起こってくる。この自殺願望は，うつ病の重症度の目安でもある。

気分障害圏の患者の15％が自殺する。発病後4〜5年の間が最も多い。

患者が自殺願望を持つときには，自罰感情が激しく高まっており，自分の心配事を他人に代わってもらおうなどとは思いもよらないし，《みんなのお荷物になってはいけない》と考える。この状態は一時的なものだとか，治った人の経験とかを言って聞かせても無駄であり，自分のかつての良い経験さえ今の袋小路の準備段階だったに相違ないと考える。ほとんどの患者に，自分の存在は無意味であるという妄信が湧き起こってくる。

衝動的な自殺の危険性もあることに，注意を払う必要がある。重度のうつ病でなくとも，周囲の環境への感覚の変化，

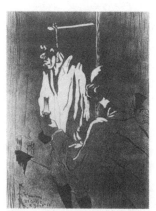

A. トゥルーズ＝ロートレック
首を吊った男

性格変化がある場合は要注意であり，また行動制止のような重度の兆候など見られない場合でも，自殺がありうる。自殺の衝動性が，ときには色彩や音，感覚の過敏さとして現れることがある。すなわち，《すべてがまばゆくて鋭い感じで，すべてがなにか歪んだ形に見える》とか。逆に起こっていることが，《すりガラスを通して》いるように鈍く感じられることもある。

　うつ病の極期には，自分の命を奪う力さえないほど弱っていることがあり，そこを過ぎて上向いてくるか，服薬して活動性が高まってきたときに自殺を試みる可能性がある。患者によってはすでに自殺の計画を作り上げており，そのような時期には自分も一時的に回復したように感じ，周囲にもそのような印象を与えるにもかかわらず，実は実行のリスクが高いのである。

　特に自殺リスクの高い年齢は，16 〜 25 歳と 55 〜 70 歳の間である。後者に関してはさらに，独り者であること，身体疾患をかかえていること，また親族に自殺既遂者がいることがハイリスクの要因である。気分障害の患者の自殺リスクの高まる時期としては，月経前症候群のある人の月経前，また，患者にとって何か悲劇的なことが起きた記念的な日などがある。多くの研究で，自殺リスクが高い人に，脊髄液中の主要なセロトニン代謝物——5-ヒドロキシインドール酢酸の低値が指摘されている。自殺者の剖検で，脳組織中のヒドロコーチゾンとノルアドレナリン濃度の高値が見出されている（ロペス J., 1997）。

　気分障害の患者が自殺に最もよく用いる薬物は，三環系抗うつ薬とリチウムである。アルコールを飲用しての実行は非常に多い。

　臨床的には，希死念慮を疑った場合，希望のなさを感じ，自殺しようと考えることがあるか，を問診に含め，具体的な兆候があるか（遺書の有無，金銭的な整理をつける，実行のための道具を探す）を見落とさないことである。

自律神経症状

　うつ状態にあるときには，さまざまな自律神経の失調症状がみられる。発汗，血圧の動揺，口渇，腹部不快など。

　うつ病では，一日の生体リズムが乱れることがよくあり，そのためある一定の時間帯に症状が強まる。

　性的な側面にも影響が現れる。性欲が落ち，勃起は弱まり，オーガズムの感覚は鈍くなる。女性では月経周期が不順となり，無月経となることもある。

　消化器系の問題として，食思低下，稀に増大（非定型うつ病）がある。この場合大抵は特定の物を摂取する。患者の味覚は低下し，《草を食べている》ように感じる。食料を買いに行こうとか，料理しようとか，食べようという気持ちが起こらず，食べ物のことを考えるだけで嘔気が起こることもある。しばしば頑固な便秘になり，腹部の膨満感（鼓腸）が現れ，痛みも感じる。顕著に体重が落ちてくるが，逆に必死に食べ，元に戻そうとすることもある。うつ病患者が他の身体疾患を持っている場合には，食行動の変化がそれらを悪化させることがある（潰瘍，高血圧，糖尿病など）。

　心血管系統では，動悸やリズム不整が出現することがある。うつ病患者の四肢は冷たく，血色が良くないことが多く，脈は微弱で，脈拍数も不安定である。

　呼吸器系でも，空気が足りないような感覚，息が十分できないような感じが現れることがあり，呼吸が実際遅くなることがよくある。

　身体のいろいろな部位に痛みが現れることは，むしろ典型的な症状である。頭痛（頭重感），関節痛，腰痛など。同時に痛みに対する感受性の変化もよくみられ，痛みの感覚の域値が低下する。

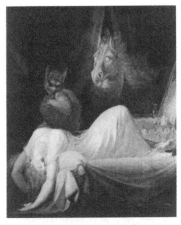 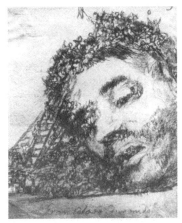

J. フュースリー　悪夢　　　　　　　　F. ゴヤ　眠る巨人

睡眠障害

　うつ病の80%の患者に，睡眠障害（不眠）が認められる。不眠の現れ方は様々である。眠った感じがしない，寝つけない，浅眠，不安や恐怖感がつきまとい，悪夢をよく見るなど。

　うつ病患者は，入眠後夢を見る段階に入るのが健常者よりかなり早く，このことは，うつ病の生物学的性質を示唆しているかもしれない。うつ病患者では，REM睡眠潜時が短縮する。通常それは90分ほどである（年齢に応じ，70〜110分までの幅がある）。潜時の短縮がうつ病診断に応用できるようになるには，アルコール摂取していない患者，何らかの化学物質や薬物を摂取していない患者からさらに情報を集める必要がある。睡眠に関しては，夜間睡眠前半のREM睡眠の増加，眼球運動の密度の増大，デルタ波睡眠期の短縮，中途覚醒や早朝覚醒など認められるが，その特性がより正確に理解されれば，うつ病診断により大きな価値を持つことになろう。

　うつ病患者の夢は，一晩の眠りの前半に多く現れる。患者の症状とし

て，睡眠後の休息感のなさがしばしば認められ，また昼寝ができないこと，また稀に日中よく眠る（過眠）という現象も知られている。

　うつ病では急に眼が覚めてしまう中途覚醒，また３時か４時ごろに目が覚めてしまう早朝覚醒が典型的には認められる。この《最終段階の不眠》は，睡眠の最終の第４段階の異常による（重度のうつの場合，第３，第４段階が完全に欠如することもある）ものであり，さらにこれは双極性障害の再燃の兆候であることも稀でない。よく知られているように，夢を見ているときの眠りと最終段階の深い眠りは，生体の生命活動に特に意味を持つ。

　うつ病に罹患中の睡眠サイクルは，通常の一日のリズムより遅れがちになる。季節性感情障害の患者では，冬季に特に眠気が顕著となる。

うつ病の混合状態

　А. Б. スムレヴィッチの見解（2001）では，うつ病を２種類に分類分けするモデルによると，精神病理的表出が陽性と陰性の特徴を持ったグループにまとめることができる。どの症状が優勢で，どの症状がそうでないかによって典型的うつ病と非典型的うつ病に分けられる。典型的うつ病では，通常理由のない厭世気分，意欲低下，抑うつ気分などをともなったメランコリーとして現れる。これに対しどちらか一極に収斂できない病理的な気分変化が，同時に生じることがある。この場合の臨床像は，うつ病の症状に，ひとつあるいはいくつかの躁症状が認められるか，またはその逆の要素を含む場合である。例えば興奮に混じったうつ症状，躁状態に混じった運動制止といった病像である。

　うつ病の混合状態とは，患者の気質が，精神病理的異常が基本的に双極性障害である感情障害の病相と合致しない形で観察される場合である（例えば軽躁気質を背景にしたうつ病の症状表出は，易刺激的で焦燥感をともなううつ病となりうる）（ベック A., 1967；ハロウ M. ら，1986；アキ

スカル H., 1992)。うつ病における攻撃性や敵対心は，不安感と病前性格（疑い深さ，硬直的，易刺激性，ヒステリー性格，示威的）に相関関係がある（バックマン A.B., 2003）。

非定型うつ病は，D.クライン（1969）のデータによると，低く見積もってもうつ病全体の40％以上はあるといい，多くの場合，比較的短期間の頻回のエピソードを繰り返し，通常思春期から青年期に発症する。回避性あるいはヒステリー的，依存的な人格傾向がしばしば認められ，感情面での脆弱性，不安感，対人関係での過敏性といった特徴をしばしば併せ持つ（ニーレンベルグ A., 2000）。分類困難な形態が，非定型うつ病の範疇の中にしばしば認められる。これは精神病理的に十分に診断基準を満たさないいくつかの症候群のことであり，うつ病の基本的，特徴的な症状（ヒポサイミア，精神運動制止，自責感など）があまり目立たず，一部は全く欠いている（《サブシンドロームうつ病》）ものである（ジュニアー R.ら，2000）。さらに，気分障害が従の症状である場合もあり，また，主たる臨床像が精神病理的に気分障害の域を超えるものと考えられる症候群は，その限りにおいて非定型うつ病とはみなされないことも多い。

A. Б. スムレヴィッチのデータ（2002）によれば，非定型うつ病は数種の変型に分けることができるという。グループ A のうつ病は，気分障害としての症状（無気力，衰弱，感覚喪失，離人感，虚脱，身体感覚の違和感）の変種のものにより形成される。グループ B1 の中には，気分障害の症候群に必ず認められる症状（不安，ヒポコンドリー，《自虐》）のいずれかが突出したもの，B2 には，精神病理的には気分障害とはみなされない症状表出（強迫症状もしくは妄想をともなったうつ病，ヒステリー性うつ病）（ブロイチガム B.ら，1999）があるものが含まれる。うつ病の混合状態でみられる愁訴は，落ち込んだ感覚，胸部の耐えがたい圧迫感，頭重感，食思不振である。訴えは大げさなことが多い。例えば大きな声，わざとらしい表情やジェスチャーなど。思考制止とは逆に，あふれでることがあり（《思考の飛翔》をともなったうつ病），多弁，不安やいらいら感を

ともなった多動がみられる。焦燥感の噴出，稀には激越をともなうディスフォリアが優勢にみられる。周囲の人にいろいろな要求をしたり敵対心を表すことも多い。このカテゴリーに入る患者が自責感を強く持ったり，自立感覚を失った場合，自殺の試みが起こりうる（カトン B. ら，1986）。

《うつ病の混合状態》の症状には以下のものが含まれる。易刺激性や興奮をともなったディスフォリア，精神運動不安をともなったいらいら感，極度の疲労感，パニック発作をともなった周期的に起こる恐怖感，主観的には苦痛に感じる性的興奮，頑固な不眠，ヒステリー様の表出，まとわりつく希死念慮，衝動性（アキスカル H., 1992）。

複雑なうつ病性の症候群

K. シュナイダーによると（1932），うつ状態では，必ずみられる症状と散発的に現れる症状に分けることができ，後者には神経症性および精神病的な病理性の強い症状の発現と，何らかの過剰評価に基づくものや妄想様の状態を含めるべきであるとしている。A. Б. スムレヴィッチら（1970）は，そのような散発的な症状はうつ病の辺縁に位置するものであるが，その変化のしやすさ，力動的特徴により，うつ病性の症候群の精神病理的構造に重要な特異性を与えると論じている（ヴォイツェフ B. Ф., 1984）。

低下した気分は，次のようなより複雑な症候群の一部でありうることに注意すべきである。すなわち，うつ−パラノイド型，うつ−心気型（スネジネフスキー A.B., 1970），ヒステリー型（ジムロフ B. A., 2002），離人および非現実感型（ルコムスキー И. И., 1968），神経衰弱性うつ病，セネストパチーうつ病（チガーノフ A.C., 1974）。

低下した気分は，より複雑な精神病性の疾患の一部として現れることがあり，この場合，強迫症状やヒステリックな行動をともなった，病的異常体験の固定が認められる。

複雑なうつ病性の症候群には，うつ病−妄想症候群と，パラノイド−

うつ病症候群が含まれる。後者には抑うつ気分の中に病的罪悪感, 独特の意味づけ, 脚色, 非難, 追跡, 何かからの影響, 日常生活の喪失感, また被害感や被毒妄想, 制止妄想（拒絶妄想）, 虚無, 永遠の罪業感覚（コタール症候群）（チガーノフ A.C., 1974), さらに精神病性自動症（ブハノフスキー A.O.ら, 2000) がみられる。

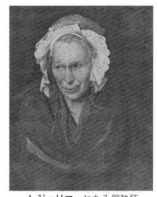

J.ジェリコ　ねたみ偏執狂

醜形恐怖を持つうつ病は, 身体的形状を妄想的に過剰に重要視する病態である。これはカンディンスキー・クレランボー症候群の枠内の幻覚, ないし偽幻覚やカタトニー, さらに夢幻様の意識障害と関連があるかもしれない（ジムロフ B.A., 2002)。

複雑なうつ病性の症候群にはこのように, 精神病性の病理のあるうつ病の形態(フォルム)があり, うつ病全体の15%を占める。妄想性のうつ病にともなう症状には, 上にも述べたように多様なものがある。すなわち, 罪業（罪深さや犯罪) 妄想, 多くはないが, 心気妄想, 身体欠陥妄想, 脚色, 非難, 喪失, 追跡, 被毒妄想, 何かからの影響, 虚無, 永遠の罪業など重なったもの（コタールの妄想）など。非難するような幻聴もありうるし, 稀には自分が死と苦難の舞台上に立っているような幻視もある。

うつ病の経過

うつ病はたいてい, ゆっくり, 気付かれないうちに進行する。それは本人にとっても, 非常に近しい人にとっても同様である。初期にはそれは焦燥感や, よくある不快な感覚として感じられるだけかもしれない。この段階では, 患者にとってそれらを言葉に表すことが難しい。患者の性格がうつ病の初期症状と似ていることが稀ではなく, それゆえ, 多くのうつ病の

兆候を自分の性格特性として片づけてしまうのである。また，自分の苦しみの源を自力で，自分に心理的にわかる形で見つけようともがき，落ち込んだ状態や迫害を受けているような感覚の原因を何とか説明しようとする。その後うつ病に苦しむ人は，自分が病気であるということを感じるようになるが，それが何の病気なのかはわからない。この段階に来ると，通常，うつ病はもう患者をしっかり捕まえており，耐えがたいほどの苦痛を引き起こしている。こうなると，ようやく医師に助けを求めて，医療機関を訪れる人が現れる。

うつ病の継続期間は，診断基準の重要な要素である。通常，うつ病性疾患は最低2週間は続き，大うつ病のエピソードは2年以下ではない。うつ病エピソードは，治療をしないと，大多数の患者で6〜9カ月続き，25%ほどの人が，症状はさらに継続する。

ある種の特定のうつ病性疾患を，うつ病スペクトラムの中の短期障害に含めることができる。例えば，出産後10日から数カ月までの産後うつ病や，5%の頻度でみられる月経前のうつ状態（出血前1〜2週間の抑うつ気分や焦燥感）。

いくつかの研究によると，臨床的に認められたうつ病の1/3は慢性化し，残りの患者のうち70%の人にうつ病の再発エピソードがある。《大うつ病エピソード》から慢性うつ病への移行が，男性の10%，女性の20%の患者にみられる。慢性化した双極性障害が，人口の1%にみられる。単極性のうつ病からの不完全な寛解の場合，自律神経症状，睡眠障害，心気症状の固定，焦燥感，不機嫌，対人関係の問題などが特に残る。

うつ病は再発性が高く，また，重症化，慢性化のリスクの高い疾患である。複数の疫学調査によると，人口の3〜5%の人が2年以上のうつ状態を経験し，12.5%の人は5年を超える。精神科医のもとで，慢性化した状態で治療を受けている患者は26〜30%に及ぶ。うつ病が再発する患者は，初発が20歳以下であることが多い。

わが国の研究者のデータでは，5人に1人の患者がおよそ2年間の治療

臨　床　　　　　　　141

を要する。抗うつ薬の服用開始までにうつ病エピソードが通常，1年は続いている。現在の治療を行えば，うつ病エピソードは平均4〜6カ月でおさまる。しかしながら，病気の進行度合いによっては症状再燃傾向が強まり，5〜6回の再燃があり，その間の寛解期は6〜9カ月くらいとなる。それ以降は症状の再燃は稀になり，平均的には一生で7〜9回のうつ病エピソードを経験する。

　うつ病はゆっくり現れてくる病気であり，それは数週間にわたることが多い。かつては，病期が数週間から1年までの《急性メランコリー》および，それ以上の，数年は続く《慢性メランコリー》（症状は通常，多少なりとも弱い）と，《周期的メランコリー》に分類されていた。

うつ病の年齢的な側面

　うつ病の症状発現は年齢的な要素が関わっており，年代によって異なる現れ方をする。20世紀中葉までは，うつ病は小児期と，パドロストク[訳注]には起こらないと考えられていた。しかし，その後は全く様変わりした。現在では，うつ病は母親からの適切な養育を受けていなければ，幼児にも起こりうると考えている学者たちがいる。アメリカの研究者たちは，12歳までの子どもの2％がうつ病に罹患していると考えている。パドロストクの男子では8％，女子では10％までこの数字は上がる。さらに13〜19歳までをとると，罹患率は16％にまで達する。シェーファーD.（1996）らによると，小児期の4.9％がうつ病性疾患に罹患している。小児期のうつ病での症状の特徴は，行動面，活動性の変化，重苦しい気分，焦燥感の現れ，怒りっぽさ，ぼんやり，自閉，遊びや学業への興味の低下などである。学業の不振や発育の鈍化が，うつ病の隠れた兆候でありうることが広く認められている。小児の場合，何か具合の悪い感覚，弱っ

訳注）通常12〜16歳の年代を指す。

た感じ，疲れやすさ，身体のいろいろな部所の痛みなどの訴えにも現れて
くる。自分が愚かで，人より遅れており，能なしだと考えてしまうときに
は，自分を責めることが稀でない。また，小児のうつ病が，焦燥感と攻撃
性の混合物として出現することも，むしろ典型的といえる症候である。

　青年期では，患者はふうがわりで，いらいらしており，衝動的でもあ
る。また自分の外見に欠点ばかりを見出すことがしばしばであり，敗北者
であるとか無能と考え，自分を自分自身にも，近親者にも無益な存在と思
う。自閉的な態度や一人になろうとすることが，青年期のうつ病の兆候で
あることに注意すべきである。しばしば，人生の意味のはてしない探求，
自分が選んだ職業への幻滅，金銭への病的無関心，かつては楽しんだ事柄
から満足を得られないことなどが認められる。

　中年期ではうつ病の古典的症状が現れるが，不満たらたらの態度や怒り
が出現することもある。初老期では，身体の不調感を訴えることがしばし
ばみられるようになる。

　老年期のうつ病を年齢につきものの，避けることのできない《あたり
まえの》結果だと片づけてはいけない。老年期のうつ病の症候は複雑であ
り，40％のケースが医師によっても見逃されている。

　初老期のうつ状態を精神病理学的視点から見ると，まず身体的愁訴があ
り，それにヒポコンドリー，恐怖症，不安，さらにディスフォリアと認知
障害が加わる。ぼんやりした様子や制止症状は，健忘と見当識障害にとも
なうものである可能性がある。初老期にうつ病エピソードを経験した後，
比較的よく気分変調症が現れるが，これを特定の気分障害とみなすことも
できる。老年期のうつ病では，次のような症候が特徴的である。将来への
悲観的な見方，良い出来事をそうと感じ取れないこと，成功は外的要因の
せいにし，失敗は自分が未だに自立していないためだと考えることなど。
精神病性のうつ病の場合には，妄想的な罪業感，自責感が前面に現れうる。

　治療効果に関しては，最近の研究結果によれば，初老期うつ病も老年期
うつ病も若い人のそれとほぼ変わらない。ただし，高齢になる過程で生じ

る身体的要因，脳の器質的変性，心血管系器官の変化，また心理社会的状況がうつ病の展開に大きく関わる。

　自立能力を失うことへの恐怖，社会的なサポートの欠如，孤独，社会からの隔絶，影響力や尊敬を失うこと，居住地や従来の慣れ親しんだ社会的関係の変化などが，初老期のうつ病を発症させる素地として立ち現れる。特に発症のリスクを高めるのは，重大な心理的なトラウマである。それらは配偶者の死，住居の変更，経済的な破綻などである。

　初老期と老年期患者の精神療法で特に重要なのは，支持的精神療法であり，勇気を与えていく姿勢である。

仮面うつ病

　隠されたうつ病，すなわち様々な身体症状に形を変えて現れ，うつ病が見えなくなる傾向が，現代のうつ病のもっとも大きな特徴のひとつである。特に感情の告白や表現に対し寛容でない文化の中では，うつ病が身体化して現れることが特徴的である（カドレット R., 1980）。

　医学文献のデータからすると，すべてのうつ病圏内の疾患の 30 〜 80%がこの隠されたうつ病の変化型に入ることになる。同時にうつ病と神経症的な状態との合併，いわゆる身体化障害との合併がしばしばみられることに注意を払うべきである。このような合併症を持っているケースでは，軽いうつ病エピソードでは40%の患者に，中等度では46%に，重度では14%にみられる。

　同時に仮面うつ病を一疾患単位として分離することは，病気の範囲を広げることとも言える。仮面うつ病は，睡眠障害をともなったうつ状態や，生理的側面を持つ行動障害（アノレクシア，ブリミア，性的障害）をともなったうつ状態を含む。

　うつ病がマスクされている状態は，通常それは失感情症，すなわち，自分の感情や感覚をきちんと表出できない状態と結びついている。消化器系

疾患と呼吸器系の障害を訴える場合は，ことに失感情症の程度が強い。患者はこの場合，うつ病性の障害を意識することができず，自分の感情を正確に同定することができない。そうすると，ときに患者は，自分は何か珍しい，悪い病気にかかっているのだと信じ込み，（医師の能力を疑いながら）精神科領域以外の多くの病院にかかり，あれこれと検査を要求する。熱心に医師巡りをするうち，特に朝方に目立つ悲しさやうつ気分，どうでもいい感じ，周囲から疎外された感覚といった気分の日内変動の傾向がはっきりし，それらが自分の身体的感覚の上に固定してしまうということが起こる。

　実際には，多くあるうつ病の仮面の諸相，患者の性格特性，発症につながる諸要素の役割などはあまりはっきりしていない。また，いわゆる身体性うつ病領域，すなわちうつ状態は完全にマスクされてしまい，内部臓器障害だけに置き換わってしまう問題についても，よくわかっていない。うつ病の仮面症状としてよくみられるものに，身体の色々な部分のはっきりしない痛み，脆弱感，不眠，食思不振，心血管系の障害などがある。

　ほとんどの患者に，倦怠感，興味関心の低下，満足感を得られないことなどを認める。隠されたうつ病患者の84％に，主観的な倦怠感が強まる。

　患者は不快感をともなった，この迫害されたような気分を，内臓疾患に結び付けようとする。さらに，臨床的には，落ち込んだ気分に基づいた身体の機能的障害とともに，自律神経症状が現れてくる。ところがやはり，自律神経症状に隠された気分変化は，さほど表面には出ないので，相応の検査をした後でないと診断できない。仮面うつ病で，主観的に最も重症であるかのように訴えられる臓器は，胃と腸である。

　隠されたうつ病の患者の性格特性という点では，これらの人々は，内臓からくる機能障害を，何らかのはっきりした原因に求めようとする傾向がある。特にこの傾向は消化器系の疾患を持つ人に特徴的である。

　《仮面》うつ病の臨床で最もよくみられる訴えは，しつこい痛みであり，50％の患者にある。うつ病の仮面として現れる慢性的な痛みは，身体

のどこにでも出現する。その中でもよく医師がぶつかるのは，頭痛，背部痛，心臓付近および腹部の痛み，それに関節痛である。関節痛は，種々の痛みの症候群として現れ，この場合通常少なくとも2カ所の痛みを認める。わが国の学者たちのデータでは，このようなケースでのうつ病の罹患は80％にのぼる。アメリカの研究者たちによると，うつ病の変型としての痛みを訴える患者は，少なくとも内臓，身体を含めて最低4カ所を訴える。

分　類

　かつての，うつ病を特徴づける諸症状のうちの3大症状——気分の低下，思考の停滞，行動の制止——とは異なり，現在の分類体系（ICD-10とDSM-Ⅳ）の診断基準は，精神医学，神経医学，治療，および心理学に関わる，相当に幅広い症候群を含んでいる。

　現在，反応性ないし心因性のうつ病を内因性のうつ病と対置して考えることは推奨されていない，というのも《内因性うつ病》という用語は，長い歴史を持っているにもかかわらず，相当に矛盾を持ったものだからである。この用語は通常，何らかの構造的な基礎の下に発症するうつ状態を想定しているが，それを立証しうる器質的な病因や，強い心理的ストレスとの相関が明確ではない。時折，《内因性うつ病》という理解は，記述的な意味で用いられている。それらはいわゆる生命活動に関わる気分の低下，外的刺激に対する感受性の欠如，気分の日内変動の傾向，制止症状，睡眠障害（通常は早朝覚醒），エネルギーの欠如といった症状に特徴づけられる現れ方をする。生命活動に関わるうつ病にはまた，身体的な，特定の部位（よくあるのは胸部）での苦痛が特徴的である。現在では，精神分析の用語である《抑うつ神経症》（性格的なうつ病）は，十分な正確さを持たないために使用されない。この概念は精神分析の基本的立場とは関係のない，多くの意味を持っている。《抑うつ神経症》という診断（F34.1）は，内因性うつ病の症候がなく，ストレスの強い出来事ないし状況と因果関係

があるか，もしくは人格障害がある場合になされてきた。しかし，臨床上これらの基準を全部満たす例を見つけることは，困難であるといえるだろう。

　疾病の国際分類（ICD-10）は，うつ病の色々な変化型を記載している。最も頻繁にみられるのはうつ病エピソード（大うつ病）であり，双極性障害のうつ状態は比較的稀である。

　うつ病性スペクトラムの中核をなすものは，うつ病エピソード（F32）の概念，すなわち，うつ病の症候として現れてくる障害（病的状態）である。

　うつ病エピソード（抑うつ反応，心因性うつ病，反応性うつ病エピソードも同じ）は，症状の多彩さと重さによって，軽度，中等度，重度に分けることができる。軽度の場合，特に一日の中で気分変動があるときには，単なる重苦しい気分と見分けるのが困難である。中等度の段階では，現れてきている諸症状が，患者に普段通りの活動を続けさせることをもう許さない。重度になると（臨床的に明確に表出されたうつ病），気分に一致した，もしくは一致しない精神病症状の有無で，さらに下位分類されうる。精神病性の症候を認める患者は15％ほどあり，それは妄想と幻覚である。

　うつ状態が，気分および活動性の障害の2回以上のエピソードで特徴づけられる，双極性障害（F31）（かつての躁うつ病）の現れの一部であることがある。この場合，症状としては，気分の昂揚，何か特別な喜びの感覚，自信，さらに活発さ，焦燥感などが前面に出る（これらの現れ方は患者の性格にもより，躁うつの特殊型とみることもできる）。また，いいかげんな行動をともない，無責任な売買などの原因となることがある（金銭の無駄使い，不必要な契約をする，クレジットでいろいろな物を購入する，性的逸脱など）。これとは別に，気分の落ち込みと活動性の上昇が，うつ病の典型的なバリエーションを思い起こさせる場合がある。

　双極性障害の範疇でかなり稀な病型として，ラピッドサイクラー（DSM-IV分類では，1年に4回以上の病相の交代があるもの），ディスフォリア

をともなう躁病（《不機嫌な躁病》），混合状態（うつ病と躁病の絡み合った状態）がある。ラピッドサイクラーは，慢性的な甲状腺機能低下による可能性があることに注意すべきである。研究者によっては，双極性障害と気分循環性障害は同じものとみなしている。

双極性障害より頻繁にみられるのは，反復性うつ病（F33）であり，これはうつ病エピソード（抑うつ反応，心因性うつ病，反応性うつ病，季節性うつ病性障害）を繰り返すものである。この反復性うつ病の重症型は，以前の躁－うつ精神病（メランコリー）のうつタイプに対応するものである。

うつ病の分類の中には，さらに，慢性的な，もしくは持続的な気分の変調が特徴的な2つの疾患がある。ひとつは気分変調症であり，ひとつは気分循環性障害である。

気分変調症（F34.1）は数年は続く，慢性的な抑うつ気分に特徴的づけられるものであるが，病状エピソードの現れもしくは期間が反復性うつ病の診断基準を満たさない。

気分循環性障害は通常15～25歳に発症し，より長期にわたる《ソフトな》双極性障害の形態であり，断続的に軽い躁と軽いうつを繰り返す。病期は短く（数日），不定期に出現する。

うつ病スペクトラムの中には，他の気分の動揺を特徴とするもの（気分障害混合型エピソード），適応障害（短期うつ病性反応，遷延性うつ病性反応，抑うつ不安混合性反応），また，小児期から思春期のうつ病性の行為障害（F92.0）が含まれる。かつて神経症性うつ病の範疇で考えられていた多くの病的状態は，ICD-10の分類では神経症性障害の項目の中に置かれている。わが国の研究者の意見によれば，このような傾向は神経症性のうつ病研究の幅を狭めているかもしれない。

わが国でのうつ病スペクトラム障害の体系は，伝統的に疾患の分類（疾病分類学）に基づいていた。これは古典的な，病因と臨床症状からみた二分法に拠っていた。すなわち，内因性（内在性）か心因性（外在性）

か，である。内因性のものには通常，統合失調症に付随したうつ病，循環性（双極性）うつ病，周期性（反復性，単極性）うつ病，退却型うつ病があり，心因性のものには神経症性，反応性，神経衰弱性（消耗型，疲弊型）うつ病がある。内因性と心因性の間にあるうつ状態——初期には心理反応的要素が強く，その後遷延化し内因性とみなされていくもの——は，いわゆる反応内因性気分変調症という位置づけであった。同様に，外因性－器質性要因，なかんずく器質性疾患（循環器疾患，老人性の疾患，外傷後，てんかんなど）を含んだもの，症候性うつ病（感染性，中毒性，内臓疾患から引き起こされたものなど）が，身体起因性うつ病として分離された。

　わが国の精神科医たちは，うつ病の膨大な変化型を指摘してきた。すなわち，無感覚うつ病もしくは精神病性感覚喪失，病的無感覚の兆候をともなった《無関心うつ病》，罪業妄想をともなったうつ病，運動興奮と発語促迫をともなった不安うつ病，無動性もしくは制止うつ病，ディスフォリアをともなったうつ病もしくは《陰うつ・気難しいうつ病》，倦怠感とヒステリー症状が顕著な涙もろいうつ病，アイロニーうつ病（《笑いうつ病》には，自分の状態に対しての深い絶望と，人生の根底からの無意味感に対するアイロニーと嘲笑が特徴的である），無気力うつ病，非現実感および離人感（深い内面での性格変化の感覚，外界が幻影に感じられるような体験）をともなったうつ病，様々な強迫的状態をともなった神経衰弱性うつ病，様々な痛みと間断ない愁訴をともなったヒポコンドリーうつ病といったもの。筆者は，かつて臨床的特性から，うつ病の様々な症候群を単純型（メランコリー型，不安型，無気力型）の範疇に属するものと，複雑型（妄想をともなううつ病）の範疇に属するものに二分した。

　うつ状態はさらに，様々な精神疾患に認められる（併存，並行，もしくは結合うつ病）。

　すなわち，神経症状態（特に遷延化する特徴がある），ストレス関連障害（反応性，心因性うつ病），躁うつ病，統合失調症，退行期精神病，て

んかん，症候性および中毒性精神病，さらに脳器質性の疾患（脳血管性障害を含む），アルコール依存症，麻薬中毒（チガーノフ A.C., 1974）にともなうもの。

うつ病性障害を持つ患者の多くが最低ひとつの，別の精神疾患を抱えている。それゆえ，うつ病の疾病分類学的独立性に関しては多くの議論があるが，症候群レベルでは，より正確に特徴づけられてきており，現代の精神疾患分類の要請には応えうるものである。

双極性障害

双極性障害（F31）は，従来は躁-うつ精神病（クレペリン E., 1921）の用語で知られたものである。1960 年代に《双極性》という用語が導入された。アメリカの診断分類 DSM-Ⅳによると，この診断を下すには，病歴からみて最低 1 週間以上の躁状態エピソードの存在が必要である。現在，双極性障害の概念は，その様々な変化型だけではなく，気分循環性障害，軽躁病も包含している。

この精神障害は多くの点で体質的な特性によって決定づけられており，慢性的な疾患である。同時に寛解期も相当に持続することがあり，年余に渡ることもある（発症は青年期であることが多く，通常うつ病相から始まる）。

周期的に起こるうつ病性障害（反復性うつ病）は循環性がある。幾人かの研究者によれば，うつ病エピソードを発症した者のうちの 10 〜 20％がその後双極性障害に移行する。別の研究者の調査では，最初のうつ病エピソードから 2 回目のエピソードまでの期間は，75 〜 80％の患者で 4 〜 6 カ月である。反復性うつ病から双極性タイプ（うつ病相から躁病相への周期性のある変化）への移行は 5 〜 25％に認められる。このケースの半分は最初のうつ病エピソードの後で起こり，残りは 2 〜 4 回のうつ病エピソードの後に起こる。最初に双極性障害エピソードと認めた後は，通常 5 年ほど寛解し，その後は毎年再燃する可能性がある。

双極性障害のうつ状態では，性格特性（循環気質傾向）との関連，パドロストクから青年期の発病（うつ病相から始まることが多い），産後うつ病の発症，症状の度重なる再燃が特徴的である。また，双極性障害では精神病性エピソード，過剰な眠気，重度の無動性うつなども特徴的である。残念ながら，診断が遅れがちとなるため，治療の開始が遅くなることが多い。

反復性うつ病

反復性（ラテン語の recuro—後退する，戻るの意），もしくは再帰性（繰り返し）うつ病性障害（F33）は，気分高揚や多動エピソードのみられない，うつ病相の反復エピソードを特徴とする。従来は躁－うつ精神病（メランコリー）のうつタイプという用語が用いられたものに相当する。

反復性うつ病の発症はどの年代でもありうるが，通常は20歳以降である。治療なしで数カ月から数年を経ることもあり，治療を受けて症状が2, 3カ月はおさまることもあるが，6〜9カ月ほどの間，支持的治療を中断しただけでも（それはしばしば起こる）うつ病が再燃しうる。

反復性うつ病の中に，いわゆる季節性うつ病を含める研究者もいる。これは，うつ病エピソードが1年のある時期に起こってくる病態である。しかし，季節性うつ病は時期というより，日照時間の多い日数の多寡にかかっているという見方もある。

気分変調症
ディスチミア

臨床上，うつ病のバリエーションとして，症状は弱いが持続的なタイプ——気分変調症——がある。これは，不機嫌な気分，近しい人たちからも離れたい感覚，間断ない不満感および焦燥感などを特徴とし，性格特性にも反映され，かなりの生活上の困難さも引き起こす疾患である（チガーノフ A.C., 1974）。気分変調症は，様々な病的感覚と疲労感をもたらすが，

どのような病的感覚が優勢かにより病型が分けられる。

　気分変調症の気分の落ち込みの持続期間は2年以上とされ，2カ月以上続く無症状の時期があってはならない。典型的には，陰うつな気分，《永遠の》焦燥感と不安感がある。ほとんどの人生の出来事は否定的に捉えられ，あれこれと体調の不良感を訴え，周囲の人々を非難がましく見る。患者によっては気分が良好なときもあるが，それは数日あるいは数週間しか続かない。患者は陰うつな思考に傾く。眠れないと訴え，気分が悪いとよくいうが，最低の日常生活の要請は何とかこなす。

　気分変調症あるいは《小うつ病》[訳注]は，慢性的に経過するうつ病性の障害である。この病理は大うつ病より頻度は高いが，患者として表面化するのは稀である。先進諸国でさえ，大多数の人が，発病後およそ10年を経てから専門家に援助を求める。

　気分変調症は，一般的に治療抵抗性であることはよく知られているが，それは患者の性格傾向と強い関連があるためであることは恐らく間違いない。25％に上る人が治療に反応しない。さらに気分変調症は，他の精神疾患と合併していることが稀でなく認められる。それらは神経症性障害，人格障害，小児の精神疾患（例えば注意欠如・多動性障害，精神発達遅滞）などである。

　気分変調症は例えば，多発性硬化症，過敏性大腸炎，AIDS，甲状腺機能低下症などの慢性的な神経疾患や身体疾患と合併しうる。特に初老期の身体疾患を抱えた患者には，気分変調症の出現頻度は顕著である。初老期の気分変調症の患者が，身体症状を訴えることはよく知られた現象である。慢性的な痛みもしくは腫瘍性の疾患が背景にある患者には，気分変調症が容易に出現する。アルコールあるいは麻薬乱用の人に，やはり気分変

訳注）気分変調症イコール小うつ病ではない。大うつ病エピソードに対して，その診断基準を満たさない様々なうつ病の亜型がある。それらをまとめて《小うつ病》と呼ぶことがあるが，そのような意味において，気分変調症は小うつ病のひとつといえる（著者からの回答による）。

調症を発症することが稀でない。また，反復性うつ病あるいは統合失調症の寛解期に現れることもある。一度罹患したうつ病エピソード後の結果として形成されることもある。

今日では，気分変調症は遺伝負因の強い疾患と考えられている。というのも患者の親族には，感情障害の病理を持つ人があきらかに多いからである。

現在では多くの精神科医が，かつては事実上神経症性うつ病と記載されていた広範囲の病態を，気分変調症（《抑うつ神経症》，《小うつ病》）の枠の中で捉えている。が，依然伝統的な視点も残っている。すなわち，神経症性うつ病は，心因性の疾患であり，生命活動に触れるニュアンスや将来への展望を持てないというところまでには至らない《鈍い悲哀》を特徴とし，たしかに遷延化した落ち込んだ気分はあるが，本当の精神運動制止をともなう気分の動揺はなく，不眠も不安感に起因したものである，という理解である（ラコシナ Н. Д., 1974）。

臨床心理学では，《気分変調症》という用語は，高度に神経症的で内向的な人にみられる気分障害，および強迫的な状態にある一群を指すのに時折用いられる。

早発性（21歳まで）と遅発性（45歳以降）とに分けられる，原発性の気分変調症と，神経症性障害をともなった二次的な気分変調症とに分類することもできる（アキスカル Н., 1983）。子どもの気分変調症（発症は通常小児期かパドロールトク期）は，将来より明確な精神疾患に容易に移行する。気分変調症の兆候を持つ子どものおよそ50％は，双極性障害もしくは中等度のうつ病エピソードを発病する。

気分循環性障害

気分循環性障害は，明瞭ではない気分の動揺の現れである。10年間でこの疾患は，神経衰弱やヒステリーを《吸収》した（オシポフ В. П., 1931）。気分循環性障害を詳細に研究したのはカンナビフ Ю. Б. である

（1914）。

　気分循環性障害は数日という短期間のサイクルを特徴とし，制止をともなううつ状態が活動性の上昇，昂揚気分，焦燥感，睡眠欲求の減少などにとって代わる。気分循環性障害により強く双極性障害の傾向を帯びた患者は，抗うつ薬服用後，気分変化が容易に起こりうる。

神経症性障害にみられるうつ病

　うつ病は神経症性障害に比較的よく合併する疾患であり，特に不安（恐怖症性，発作性，もしくは全般性）障害，強迫性障害，および心的外傷後ストレス障害（PTSD）にしばしば合併する。

　《不安》という用語は複雑な，様々な障害を指し示す集合的な意味を持っており，臨床的にも心理学的にも種々に分類されるし，逆に色々な治療法の効果によっても分類されうることに注意すべきである。

　不安状態とうつ病の関係は相当に複雑であり，どちらが主の病態なのか判断することが困難なことは稀でない。しかしながらこの判断は，治療戦略に実質的な影響を与える。

　不安はうつ病の構成要素であるとする研究者もいるし，独立疾患ではあるが，しばしばうつ病と合併すると主張する研究者もいる。不安－うつ病障害を構成するものである，と著述している人もいる。

　神経症性うつ病の特性を認める数々の論考があるが，それらとともに，その複雑性を認証するデータもある。E. C. ミハイロヴァら（1994）は，うつ病に対する電気痙攣療法（ECT）の治療効果を研究し，一連の症状に対する効果はばらつきがあること，それは内因性でも反応性のうつ病でも同様に認められたことを示した。

　不安の現れとしては，伝統的に以下のようなものが指摘される。すなわち，緊張で張りつめた予期不安，脅かされる感覚，繰り返される不安な考え，焦燥感，集中力困難，回避的な行動，徘徊的な活動性の亢進の兆候および自律神経失調症状など。性格特性から見た不安反応のメカニズム

は，自立した感覚の欠如にあり，神経症性障害形成の連鎖の鍵のひとつである。不安レベルが非常に高いと，安定した諸関係構造を保てないために行動が硬直化，不活性化し，精神身体機能の活動性の低下が起こり，極度に不活発な状態が生じる。このことはすなわち，うつ病の治療反応が効果的，かつ最大限に現れることの妨げとなる。柔軟な感覚と適応能力を制限してしまう，不安メカニズムと結びついた硬直性が，患者に出現してしまうのである。

　神経内分泌疾患に由来したうつ病患者の77％に不安障害が認められ，そのうちの26％の人にパニックアタック様の状態が生じる。これは，自律神経症状と胸苦しい感覚，稀には周囲の環境の感覚変容をともなった突発性のものである。このような発作様の状態にあるときには，一連の不安症状は通常，極度の恐怖感と，アタックの予期不安を含んでいる。この特別の，隔絶された恐怖，《心臓にのしかかる不安》は，特に夜間の急な覚醒，どうしようもない心配の感覚として現れることが多い。発作様の状態が現れない患者の43％の人には，全般性の不安障害の症状がみられる。それらは，間断ない内的緊張，親しい人の運命に対する，不安感で一杯の危惧，ヒポコンドリー症状の悪化，患者とは直接関係のない人の不幸な情報に対する反応などである。

　多くの研究者が，不安の亢進を，最も普遍的かつ基本的な反応の様式とみなす考えを提唱してきた。現在も，精神身体的また神経科学的反応下の不安の現出は，第一義的には，事実上非特異的なストレス反応と同質のものと考えられている。不安の出現は，多様なレベルでの個人個人の反応特性を表しているものだ，という議論が存在する。不安はしばしば倦怠感や興味の喪失とつながる。

　より複雑な精神疾患の形成にも，不安の持つ役割は小さくない。さらに，このような場合の不安の出現の仕方は，実在の，もしくは外部からの偽の脅威がその発現にともない，不安がある一定の色彩を帯びてしまうと，ますます複雑なものとなる。

不安障害（パニックアタックおよび恐怖症を含む）は，40％以上のケースでうつ病を合併する。不安障害があきらかな場合でも，もしうつ病エピソードの症状が認められれば，診断はうつ病となる。うつ病は特にまた，アゴラフォビア——閉鎖空間へのぬぐい難い恐怖，および社会恐怖——群衆の前でのぬぐい難い恐怖，と合併する。

強迫性障害は，明瞭に現れる，あるぬぐい去り難い状態である。例えば，つきまとう様々な考え，概念，体験，行動である。強迫性障害の症状は，うつ病の症状と重なるものがある。それらは罪業感，自己評価の低さ，自信のなさ，睡眠障害，また，一連の自律神経症状である。大多数の精神科医の見方によると，この状態をうまくとり扱っていくには，両方の疾患に対し，同時に治療的配慮を払う必要がある。

現在のところ，結論的にいうと，うつ病性障害のスペクトラム（内因性，心因性，症候性）の鑑別診断基準は十分とはいえず，さらに特化した（臨床‐精神病理学的，臨床‐心理学的，臨床‐生物学的）研究が待たれる。

《内因性》と《心因性》の相対性と定義の曖昧さにもかかわらず，長く内因性と心因性のうつ病が分けられてきた。しかしながらそのような厳密な分類が良い結果を生むことはないことが，多くみられてきた。この分類の難点が，例えば内因反応性気分変調症といった，中間的な病型を生みだした。

心因性うつ病

反応性（心因性）うつ病は，幅広いスペクトルを持った概念であり，その発症には心理社会的ストレスの影響が関わる。

事件（《運命の一撃》）がしばしば心理的トラウマの様相を帯び，精神病性の疾患の枠組外で，抑うつ的な反応を引き起こす。これらは短期間の出来事であったにしても，その体験が特に自らの存在意義に関わるものであれば，その人の人格に深刻に影響することになる。それらはまず何より，

取り返しのつかない喪失――肉親の死，離婚，破局，愛する人との離別である。

　さらに反応性うつ病の発症要因となりうるものとして，職務上の葛藤，物質的困難（経済的いきづまり，破産など）がある。また，短期間の状況であっても，人生の土台を突然損なわさせるようなもの（失業，従来の生活スタイルの激変，逮捕など）は，反応性うつ病を引き起こしうる。

　心因性うつ病は，必死の思いで耐えてきた過去に似たような状況に対し，身構えている人にも起こりうる。

　継続している，トラウマとなりうる状態（社会的な人間関係にまつわる葛藤，家庭内での不和，性的葛藤）もまた，反応性うつ病を引き起こしやすい。たとえ弱いトラウマ的状況でも，長く続けば，心理的緊張や絶え間なく必要とされる自己抑制（家庭内であれ，職場であれ），強く感じられる責任感などのために，反応性うつ病を誘発する。

　心因性うつ病の発症の最大のストレス要因として通常認められるものが，配偶者の背信，配偶者の精神疾患への罹患，また，配偶者との離別と死である。パートナーの死後現れるうつ病は，女性より男性に多い。これは恐らく，女性のほうが男性より，周囲の人たちと自分の体験を共有できる能力があるためであろう。うつ病は子どもの死や，家からいなくなることによっても起こりうる。長引く裁判や調査下にある状況も，うつ病の形成に関わるかもしれない。

　反応性うつ病の重要な特徴として，心理的トラウマとなった事象にばかり意識が集中し，それが心象の中心に居座る，ということがある。このような心理的トラウマとその状況的な影響とともに，心因性うつ病の形成に意味を持ついくつかの他の要因がある。それらは，体格的な要因，遺伝負因，年齢，文化的特性，付随した精神疾患，内臓疾患などである。

　診断基準に基づき，うつ病性反応は短期（1カ月以内）のものと遷延化した（1～2カ月から2年まで）ものに分けられる。

　重度のうつ病性反応は，何より，その個人に相当の意味を持つ突然の

心理的トラウマとなる不幸な出来事と，直接結びついている。重度のうつ
病は一時的な興奮性のショック反応（不安，無目的な徘徊もしくは運動制
止，心因性健忘）に引き続いて起こり，ヒステリー症状と結びつくことが
あるかもしれない。興奮性の障害が極度に達すると，深い絶望，恐怖，希
死念慮，睡眠障害，食思不振が患者を支配する。このような状態は多くは
短期間で終わるので，医師の視野に入ってくるのは，自傷行為あるいは自
殺未遂が行われたときだけである。

　遷延化したうつ病反応が，長く続くストレス状況によって引き起こされ
ることが，しばしばある。また，ストレス状況があまり変わらない場合
は，回復も遅れる。ときには，強い心的体験がうつ病を上回るほどの何か
になることがある。このようなときには，慢性化したうつ病の遷延状態を
しのぐ激しさで症状が現れる。

　遷延化した反応性のうつ病の臨床症状としては，落ち込んだ気分，希望
のなさ，失望，涙もろさ，不眠などが特徴的である。急性のうつ病反応の
状態像より多様な現れ方をする。落ち込んだ気分，涙もろさ，将来への暗
い，ペシミスティックな見方とともに，神経衰弱的な様相も呈し，自律神
経症状や心気的訴えも目立つ。

　うつ病性反応は，きっかけとなった不幸な出来事ばかりに意識が集中す
るという特徴がみられる。そのことが，現在の状況の主題となる。患者は
重苦しい記憶に飲み込まれている。自分の意思とは別のところで，患者
は，その出来事の予防手段をとらなかった，近しい人の適切な援助を求め
なかった，受難を和らげるできるだけのことをしなかった，うまく扱えな
かった，といった考えに捉われてしまう。

　うつ病が相当に遷延化し，すり減ってきたほどの状態になったとしても
も，内在化された症状の塊が消え去ることは勿論ない。ちょっと思い出し
ただけでも，気分の落ち込みが再び強まることが十分にあるし，あまり出
来事と関係のない連想さえ，絶望感を再発させる。日中には諸事に紛れて
うまく逃れたとしても，夜になると悪夢となって長く嫌な出来事が現れて

くる。

多くの場合，ストレスの減少とともに，うつ病の症状は消えていき，特に痕跡を残さない。しかしかなりのケースで，精神病理的に内因性の素因を形成する傾向も観察される。このような心因性うつ病は，段々と内因性うつ病の様相を帯びてくる。

心因性うつ病と反復性うつ病の鑑別診断の過程では，遺伝負因，心理的トラウマ状態を反映する体験，トラウマを持った後のうつ病の発症，また特に，慢性的な身体疾患が背景にあるかなどに注意が注がれる。心因性うつ病の発病は普通，トラウマの性質と患者の感受性にかかっており，発病した場合のうつ病的思考は，起こった不幸な出来事に結びついている。これらの思考は，うつ病が遷延化し，減衰してきたときでさえ残存することが多い。従来，反応性うつ病の場合は，沈んだ気分は夕方にかけて悪化するとされてきた（ただし，内因性のものでは日内変動がより典型的に認められるが，心因性のものではより少ない）。心因性うつ病の病期にあるときには，自己価値観の低下とは関係なく，大多数の患者で病識が保たれていることに注意を払うべきである。患者と話していると，衰弱と疲労のために面談の終わりごろになると話し方も遅くなるが，精神運動性の反応は侵されていない。心因性うつ病では，症候が生命活動に関わるほどの様相を呈しないことが特徴的であり，罪悪感は自分ではなく周囲に向けられることが多く，自殺企図は典型的とはいえない。もし起こったとすれば，多くの場合，うつ病の病的な論理的思考の帰結に由来している。明確な意図をもって質問すると，患者は自殺の決意を隠さないし，詳細に語ることもある。涙は心因性うつ病につきものであり，精神療法に対し諸症状は特別の感受性を示す。

悲嘆と哀愁

悲嘆は，多大な心理的，身体的反応を含んだ，ある強い感情の状態である。哀愁は悲嘆の一側面であり，一定の時間の枠内，かつ一連の行動内で

悲嘆の心理的現れ(フェノメノン)として、麻痺および解離の感覚、喪失感、悲しみ、怒り、罪悪感、アパシー、不安がある。頭にこびりついて離れない観念、あきらかな認知機能の低下、退行なども起こりうる。自律神経症状もしばしば認められる。消化器系の障害、心血管系、呼吸器系、筋肉神経系の異常など。多くの研究者が、悲嘆と心血管系の病理（動脈硬化、心筋梗塞、脳卒中など）、また腫瘍性の病変、免疫力の低下との相関関係を指摘している。それぞれの人がそれぞれの感覚で、悲嘆を背景にして生じた身体的不調を感じとる。

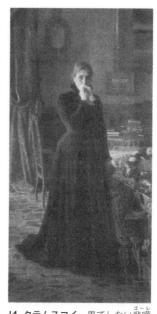

И.クラムスコイ 果てしない悲嘆(ゴーレ)

　悲嘆にくれている状態においては、人は特にうつ病に親和性がある。配偶者の死後1年の間に、30～50％の人が重度のうつ病エピソードと類似の状態に陥ることが指摘されている。アメリカのDSM-Ⅲでは、鑑別診断の目的で、《複雑でない喪失感》（DSM-Ⅳでは《喪失感》という理解にとって代わった）という用語が導入された。ただしこれは、独立した精神疾患とはみなされていない。

　《大うつ病》（重度うつ病エピソード）の場合は、次のような特徴を持って現れる。死に自分が関わっているという罪悪感、その感覚に飲み込まれていること、人生の意味の喪失感、精神運動機能の停滞、長引く身体症状（シュフテル S., ジソーク S., 2002）。

　不眠と食思不振は特徴的である。悲嘆を経験した者は、その重苦しい記憶が思い出される恐れのある社会的な接触を避けようとする。

　悲嘆の感覚が続く期間は、様々である。通常、愛する人の死からくる重

たい喪失感は，一定の段階を経て軽快する（《喪の仕事》）。最初の段階では，起こった出来事を認めることを拒否し，傍目から見ると感情が奪われてしまったように映る。その後，起こったことに同意するが，普通この時期に心身症的な不調，不眠，衰弱感，食思不振，ぼんやりした感覚，罪悪感あるいは絶望感が現れる。以前は楽しめたことも面白くなく，人との交わりを避けようとし，過ぎ去ったことばかりを考え，嘆く。が，ゆっくりと喪失感と和解するようになり，それとともにこの複雑な状況を《受け入れ》，再び人生への興味がよみがえる。

　喪失感によるうつ気分の一般的な現れと，独立した精神疾患としてのうつ病エピソードとの鑑別診断が重要な意味を持つ。鑑別点で重要なのはうつ状態の期間であり，《喪失感のうつ病》では通常短期間（2カ月以下）であり，うつ病エピソードでは相当に長いものとなる（6〜9カ月）。また，後者では，症状には独自の流れが認められる。メランコリーまたは精神病の兆候があり，病歴の中に通常，自我違和的な慢性，周期性，もしくは反復性の症状が存在する。また，うつ病になると，悲嘆を長引かせ，重度にさせる。

アルコール依存症とうつ病

　問題飲酒のある人とうつ病には，特異的な相関がある。アルコール性うつ病は，アルコール飲料を乱用する人に広く認められる精神障害である。同時に，アルコール性うつ病と渇酒症をメタアルコール精神病に入れ込むかは，論争がつきものであった。渇酒症は別にして，うつ病の性状は，慢性アルコール中毒の長さと中毒症状の現れ方にかかっている。アルコール性うつ病の通常の病期は2週間から1カ月である。うつ病の期間の長短は，患者の性格や身体的特徴に影響を及ぼす。

　典型的なアルコール性うつ病（アルコール性メランコリー）では，アルコールから直接生じたものであれ，飲酒状況に関わる心因性のものであれ，落ち込んだ気分が特徴的である。気分障害は，離脱症候群にもみられ

る。同時にアルコール性うつ病は，アルコール精神病の軽快期に現れることがあることが知られている。アルコール性うつ病につきものの症候としてディスフォリア，涙もろさ，不安，ヒポコンドリーがある。

　女性のほうが男性よりアルコール性うつ病にかかりやすいが，酔った状態での自殺は男性が多い。そのうえ，アルコール性うつ病に罹患していたとしても，男性は女性より，医療機関に行かない（カチャーエフ A. K.，イヴァネッツ H. H.，シュムスキー H. Г.，1983）。

　もともと感情面でのパーソナリティに問題がある人であれば，飲酒にはしりやすく，それが気分障害をもたらし，さらにアルコール依存をつくりあげる。

　精神分析の視点からすると，落ち込んだ気分を背景にしたアルコール摂取は，うつ病の発病リスクを高めるかもしれず，特にそれは《自我コントロール》の脆弱化に関与し，自殺企図へと至らしめる可能性がある。

　一般的見解に反し，反復性うつ病がアルコール依存症の誘因になることは稀である。それよりはむしろ軽躁状態（特に催眠剤乱用による），もしくは気分循環性障害の人が陥りやすい。

うつ病と人格障害

　成人の人格障害は，うつ病性反応の出現，気分の周期的動揺，うつ病エピソードの形成によい土壌となる。よく知られているように，神経症性障害と人格障害の両者の特性に注目した《小精神病》[訳注]の領域は，精神障害の分類によるものではなく，神経症性障害と人格障害を結びつけることによって生じた概念であり，両者をはっきり分かつことはできない。人格障害がある場合，ある出来事に対する感情的な反応は不釣り合いに大きく，感情表出は過剰となる。

訳注）ロシアでは，伝統的に統合失調症のような《大精神病》に対し，神経症と人格障害の性質を含んだ病態を《小精神病》と呼んでいる。

周囲の人に頼り，執着をみせる傾向のある依存性人格障害の人に，うつ病は比較的多く発症する。

摂食障害とうつ病

食行動と嗜好の障害（ブリミアとアノレクシア）は主に，パドローストクの女の子から，思春期，若い女性に好発する。摂食障害の長い経過の中で，うつ病が70％の患者に起こりうる（ただし，低栄養がうつ病の原因のひとつになっているケースもある）。食行動の異常とうつ病エピソードが生じている時期とには，ほとんど同様のホルモンおよび神経生物学的変化が認められる。

ブリミアとアノレクシア（これらは同一疾患の別の側面であり，ひとつの症候群であるという見方もある）は通常，前者では体重の増加（ただし減少することもあり，一定しない），食思の増大，後者では，その減少と食事後の不愉快な気分を和らげるために嘔吐する，といった形で現れる。

重症の場合には，ホルモン異常が著明となり，月経が止まることがある。食行動の異常にともなう罪悪感は特徴的で，それがこの疾患とうつ病との併存を推測させる。さらに，ある種の抗うつ薬（フルオキセチン）は，治療に十分に有効でありうることがあきらかになっている。ブリミア（アノレクシア）の下に隠れてうつ病が生じている，という見解も存在する。

統合失調症とうつ病[訳注]

統合失調症の患者のうつ病は比較的高頻度にみられ，60％程度の患者に現われる（マーチンら，1985）。しかし双極性障害でのうつ状態は，統合

訳注）原著のДЕПРЕССИЯを，ここでは「うつ病」というより「抑うつ」あるいは「うつ状態」と訳したほうがぴったりするかもしれない。しかし，そのまま同じく「うつ病」としている。

失調症の症候があったとしても，診断としては統合失調症のほうに疑問符がつくだろう。統合失調症の場合，うつ病の病期は普通，統合失調症全体の長さに比べると相対的に長くはない。

統合失調症の急性期では，25～50％の患者にうつ病症状を認めることができる。単純型の統合失調症では，これは普通に観察される。この場合，うつ症状の中では心気症状が目立つ。

多くの場合，精神病急性エピソードが終息するときにうつ気分が意識され，寛解期に最も顕著なものとなる。これは25％の患者にみられ，それは何より病気になったことへの反応，またスティグマ，生活の質の低下に関係している（ナイツ A., ヒルシュ S., 1981）。

急性期後に統合失調症患者に生じる，現実へのネガティヴな態度が詳細に文献に記載されているが，これは何よりこの時期に，患者の前途には普通でない世界が広がっており，《地上に戻る》ことは不可能だ，と感じられるからである（ケンピンスキー A., 2002）。

発病急性期の入院の際にも，心理反応性のうつ病が合併していることが，多くの統合失調症の患者にみられる。この場合は，うつ病は患者の性格に条件づけられる。ただし，うつ病症状は統合失調症のプロセスの一部であり，その病理への性格的な反応ではなく，独立した疾患でもないという見解も否定されてはいない。

統合失調症を背景にしたうつ病には，独特の，言葉では表現できないような，《始まりも，終わりもないような陰うつな空虚感》がある（ケンピンスキー A., 2002）。また，無気力と活動性の低下が，顕著である。

統合失調症にうつ病が合併した場合，患者の予後は通常不良とみられる。恐らく一級症状が陰性症状によってマスクされなければ，また二級症状が思考や記憶の障害によってマスクされなければ，統合失調症に合併するうつ病はより多く見出されるだろう。統合失調症に合併するうつ病は普通，短ければ数週間，長ければ年余にわたることがあり，増悪，寛解を繰り返す。

統合失調症とうつ病の関係については多くのことが論じられている。治療に用いられる神経遮断薬（ネイロレプチク）が，うつ病（《寡動性うつ病》）や，自殺さえ引き起こしうるという議論がある。特に，デポ剤を用いて統合失調症を治療した場合，その過程でうつ状態となりやすいことが指摘されてきた。症状としては，軽度の運動制止，エネルギー低下，感情鈍麻，眠気などがある（ド アーラコン R., カーニー M., 1969)。神経遮断薬による治療を背景にして生じる錐体外路症状，自発性の低下，無気力を，それらがうつ病が合併しているためなのか，本来の統合失調症の残遺症状なのか見分けるのが難しいことがある。ただ，抗コリン作用のある薬物で錐体外路症状の治療を治療すると，うつ症状の軽減に役立つ。

　精神分析の立場（M. クライン）からすると，成人の統合失調症の発症は，防衛メカニズムを破壊することになり，この破壊を減ずるようなことが起こると，患者はうつ病期へと退行しうる。臨床的には，統合失調症急性期後のうつ病には，悲哀の訴えをともなった制止症状，無感情，他者との交流意欲の低下，自殺念慮の表出がみられる。

　左右の大脳半球の関係の分析から，どちらの半球かの構造形成が，将来出現しうる精神病の形を決めることが示された。左半球優位の場合，左側に機能障害が生じると統合失調症を発症し，右半球に異常が生じるとうつ病の発症の契機となる。

　健康な人の脳には合理的な非対称性が観察されており，左半球で発生するシグナルが誘発する影響を右半球が制御している。左半球の言語機能が強度であれば，患者はより抑うつ的に感じる。左半球の機能抑性が，脳梁を介した信号（インパルス）の伝達異常という形で対応して，右半球の組織損傷が強まる。統合失調症の患者には，心理学的検査で左半球優位の非対称性が認められ，急性の精神病が背景にあるうつ病では，右半球の欠陥がより高頻度に認められることを研究者たちが示した。まとめると，統合失調症にともなううつ病は，2つのメカニズムで生じている可能性がある。すなわち，原発性のもの（右半球）か，もしくは左半球に基礎的欠陥が生じ，二次的

に反応的な抑圧を右半球に起こさせているかである。

統合失調症患者の自殺は非常に多い。約10%の患者が自殺をとげるとみられており，そのリスクファクターは青年期，男性，残遺症状の存在，過去におけるうつ病エピソードがあること，社会的孤立などである。また，急性期を脱した直後の患者にも，自殺の危険性が高いことに注意を払わなければならない。

一般診療科におけるうつ病

近年，うつ病は精神科でみられる疾病だ，という通念が見直されてきている。この問題は，一般診療科でも，重要な問題のひとつになっている（ヴェルトグラドヴァ O. П., 1997）。海外でも，わが国の文献でも，身体疾患の背後にあるうつ病性の障害の診断と治療に，相当な注目が集まっている。

医療機関を訪れる患者の中に，うつ症状をみせる患者群が相当にいる。ところが，このような患者は，自分がうつ病に罹患しているとは疑いもせず，いろいろな愁訴を医師に投げかけるだけである。そのため，その病態の評価を困難にさせている（ヴェルトグラドヴァ O. П., 1997）。M. レンドン（1991）は，ニューヨークの市立病院の患者を調査し，65% の人にうつ病の症候があること，そのうち30%は軽度，24% は中等度，10% は重度であることを示した。

他の論者の意見でも，医療機関にかかる全患者のうち，およそ10% がうつ病と記録されているという（カトン W., サリヴァン M., 1990；ユースタン T., サルトリウス N., 1995；バーコウ R., フレッチャー E., 1997）。一般診療科でうつ状態とされる患者の比率が顕著に上がっている。一般身体科でうつ病と記録されている患者は1973 年には7%だったのが，1982 年には17% にのぼっている（キールホルツ P., 1982）。

1990 年までには，海外の先進諸国（スイス，スペイン，アメリカ，オー

ストラリア，日本）で，身体科の病院（スタチオナール）に精神科の専門治療を求めて来院する人のうち，うつ病が 20 ～ 29% まで認められた（ラスキン P., 1985；パウザー H. ら，1987；アルーアンサン E. ら，1990；ハットン T. ら，1990；バルトロ L. ら，1996）。

O. П. ヴェルトグラドヴァ（1997）によると，地域総合病院（ポリクリニカ）を訪れる 68% の患者に，不安－うつ病性の障害が認められる。わが国の学者による一連の研究では，身体科の病院（スタチオナール）でのうつ病患者は 22 ～ 33% にのぼる（シュマノヴァ Л. M., バカロヴァ E. A., 1998）。モスクワの治療区域の患者調査結果によれば，13.4% の人に典型的なうつ病がみられ，そのうちの 15% は双極性障害うつ状態，64.1% は明瞭なうつ病エピソードであった（オストログラゾヴァ B. Г., リシナ M. A., 1990）。

初老期から老年期の人で総合病院を受診する患者のうち，17.4% がうつ病とみられる（ゾズーリャ T. B., 1998）。モスクワのある地域総合病院の精神科患者を調査したところ，うつ病性障害の割合は 38.2% であり，そのうち軽症エピソードの人は 28.1%，中等度は 18.9%，重度は 9.2% であった。残りのうちの 10.1% の患者は気分循環性障害の範疇の慢性うつ状態と考えられた（シュマノヴァ Л. M., バカロヴァ E. A., 1998）。当該地区での治療を求めて地域総合病院に向かう患者を臨床疫学的に調査した結果，A. Б. スムレヴィッチら（1999）は，21.5% の人にうつ病性障害が認められることを見出した。モスクワのある複数の主要診療科を備えた病院（ポリニッツァ）の患者の臨床疫学的調査では，20.5% の患者がうつ病に罹患している。外来部門とは異なり，ここで最も多くみられたのは心因性うつ病である（うつ病のすべての亜型を含めたうちの 59.3%）。うつ病性障害の一部は《身体疾患性うつ病（ゲンナヤ）》（45%）とされ，反応性うつ病は 14.3% であることがあきらかになった。

H. A. コルネトーヴィーの調査結果（1999）によると，一般科医師のもとに訪れる患者 30 人のうち，2 ～ 3 人が《大》うつ病にかかっており，7 ～ 8 人には何らかのうつ病症状がみられる。彼の見解によれば，総合病院

に定期的に通院している患者の 10% はうつ病に罹患しており，身体的訴えで病院に通院している患者の 24 ～ 46% がうつ病スペクトラム障害のどこかに位置する。さらに，65 歳以上の人の 3 ～ 4% はうつ病に罹患しており，老人施設では，15 ～ 25% にのぼると指摘している。

うつ病は様々な内臓疾患，有毒物の摂取，治療薬剤の服用などによって起こりうる。このようなケースでは通常，不安と焦燥感をともなうのが特徴的である。種々の慢性の身体疾患でうつ病がしばしば認められること，また，重度の経過をたどる場合にそれは稀でなく生じることが，広く認識されるようになってきている。

一般診療科の医師は，患者に向き合うときには，この数カ月間で気分の落ち込み，興味や関心の喪失，かつては満足をもたらしてくれた物事や活動が今はそうではなくなっていないか，といった点に特に注意を払いながら，問診をする必要があることを忘れてはならない。

循環器疾患とうつ病

心血管系の病気にうつ病が合併している場合には，死亡率が上がる。虚血性心疾患，なかでも心筋梗塞ではうつ病の合併が多い。

海外での研究では，心筋梗塞の急性期では 42% の患者がうつ病を合併している，というものもあり，その中では相対的に若い患者が多い。これらの患者を追跡調査したところ，急性期にうつ症状を示した人には，2 年経過後も，一連のうつ病性の自律神経症状と精神病理的症状を確認することができた。最もよくみられた症状としては，不安レベルの高まり，怒りっぽさ，朝の気分低下，睡眠障害，主観的なエネルギー消失感，性的欲求の低下であった（ダヴィッドソン J., ターンブル C., 1998）。

А. Б. スムレヴィッチ（2001）のデータでは，心筋梗塞と診断された 39% の患者に，《身体疾患性うつ病》がみられた。

慢性的循環不全を認める患者の 17%，慢性的な虚血性心疾患の患者の 7% に気分の低下，人生への絶え間ない不満足感と焦燥感（気分変調症）

が認められた。

また，H. A. コルネトーヴィー（1999）により，虚血性心疾患と反応性うつ病の相関関係，なかんずく，後者が心血管系の病変を難治化させ，死亡率も高めることがあきらかにされた。

心血管系の疾患のある患者の治療に抗うつ薬を用いることは，原疾患の予後にポジティヴな影響を与えることが，一連の研究により示されている。

血管性うつ病の発症には，心血管系の疾病の遺伝負因が特徴的である。また，その背景には著しい身体的衰弱の経過がある。さらに，血管性うつ病を発症する患者の性格特性に，不安で心配性の傾向があるが，それが発症にともないますます増大する。血管性うつ病がはっきりと現れてくるのは，通常，心理的もしくは身体的な負荷の体験後である。いくつかの症状は夕方にかけて顕著に悪化し，夜間中途覚醒が頻繁に認められる。うつ病を発症する背景にある心理的傾向として，神経衰弱，ヒポコンドリー，不安－抑うつ，さらに認知障害も認める。心血管系のシステムに由来して，うつ病の症状が独自の形で《またたく》ことが稀でない。

神経疾患とうつ病

C. カークと M. ソーンダースのデータでは，神経内科クリニックの外来患者の17％にうつ病スペクトラム障害の患者が認められる（1997）。

どんな疾患からの痛みであっても，医師は潜在的なうつ病の症状のある可能性，もしくはその《マスク》の現れである可能性があることに，注意を払うべきである。特に慢性化して経過している疼痛性の症候群とうつ病の合併が，高頻度にみられることは広く認識されている（マレー G.，1997）。これは恐らく，両者の病理の共通性，なかんずくセロトニン系の異常に基づくものであろう。C. H. マサロフの見解によると，慢性疼痛症候群（疾病の通常の治癒期間後，3カ月以上続く痛み）は，50 ～ 60％の割合でうつ病と合併している。慢性疼痛は急性のものとは異なり，知覚の変化が基礎にあり，すなわちそれは心理的な障害と関連がある。長く

続く痛みは抗うつ薬処方のひとつの指標である（ヴァズネンスカヤ H. Г., 2002），なぜならその治療効果が75％に認められる（フラー R., 1995）からである。

А. Б. スムレヴィッチら（2001）の見解では，胸椎と頸椎の骨軟化炎は，内因性うつ病（気分循環性障害）と合併することがあり，それぞれ27％と18％である。

脳血管循環不全の後遺症を背景にした血管性うつ病は8％の患者に，また神経循環無力症性脳症の患者の6％にも同様のうつ病が記載されている。脳出血後の患者の60％にうつ病が生じる。脳卒中後のうつ病は，特に前頭葉の病変および左半球の限局的な病変が生じた場合に顕著である。

うつ病を合併する神経疾患は多い。パーキンソン病（65％の患者に合併する），てんかん，ファラ症候群，偏頭痛，多発性硬化症，ナルコレプシー，水頭症，中枢神経系の腫瘍，進行麻痺，ウィルソン病，視床下部の種々の病変，脳外傷，側頭葉起源の複雑部分発作，睡眠時無呼吸など。ある一連の研究者たちの見解では，神経疾患に合併する多くのうつ病性障害は心因性に起因する。例えば多発性硬化症では，このような視点が一般的に了解されている。

うつ病と認知症（アルツハイマー病を含む）の関係，また両者の鑑別診断は興味深い問題である，というのも症状の現れ方が似ていることがあるからである。

神経疾患が背景にあるうつ状態の特徴は，病状が単調に進行していくことと，アパシーが徐々に目立ってくることである。また，脳の器質的異常を背景にしたうつ病は，典型的には，いわゆる心理器質性症候群として現れる。それらは強い倦怠感，消耗しやすさ，記憶と注意力の障害，不定愁訴，多くの自律神経症状（発汗，動悸，頭痛，胃腸障害）である。

消化器系疾患とうつ病

胃と腸の疾患に付随して，うつ症状が高頻度にみられる。その中でも，

胃と腸のいわゆる機能障害にともなううつ状態が最も多い。過敏性大腸症候群では，生涯でのうつ病罹患率は70%に達する。急性腹膜炎の患者では，40%の患者にうつ病を認める。

複数の研究者のデータによると，身体疾患の背後に，うつ病圏内の疾患が15%潜んでおり，腸の機能異常にも大きく関与しているのは間違いない。機能性消化不良，胆嚢機能不全などでも，同時にうつ病と診断されていることが相当にある。慢性的な結腸の炎症では，45%の患者にうつ病がある，という統計学的調査があり，同様に慢性胃炎には10%，胆石には5%という調査がある。さらに他の消化器系統の病変でもうつ病性障害を合併することが比較的高い。例えば，クローン病や潰瘍性大腸炎でそうしたことが認められる。

結腸の慢性的な炎症のある患者の43%が内因性うつ病，また慢性胃炎の患者の12%，胆石症の患者の7%が内因性うつ病を合併していることが指摘されている。

腫瘍とうつ病

膵臓癌（膵頭部癌）患者の33%に，《身体疾患性うつ病》を認める。直腸癌の患者の25%に，気分変調症を合併する。胃と腸の腫瘍性疾患の患者に，うつ病にみられる無力感，自己価値観の低下といった症候がみられることは，むしろ典型的といえる。前頭葉部の腫瘍，播種性癌腫症にうつ症状が著明に認められる。

耳鼻咽喉科領域の癌患者の33%に，気分変調症がみられる（スムレヴィッチA. Б.ら，2001）。

内分泌疾患，腎疾患とうつ病

一連の内分泌系の疾患がうつ病を合併しうる。これらは副腎ホルモンの異常（クッシング症候群，アジソン病），高アルドステロン血症などの副腎の疾患，婦人科疾患（月経不順，産後のうつ病圏内の障害），甲状腺疾

患（機能亢進および低下），副甲状腺障害，下垂体機能低下症，その他の内分泌器官の疾患を含む。

尿毒症をともなった腎疾患の患者に，比較的多くうつ病がみられる。

感染症とうつ病

感染症の症状として，うつ病が現れることがある。それらは，結核（33％の患者に），AIDS，伝染性単核症（特にパドローストクに），インフルエンザ（特に潜伏期に），ウイルス性および細菌性肺炎（高齢者により多く），膠原病[訳注]（リウマチ，全身性エリテマトーデス），動脈炎[訳注]（側頭動脈炎，シェーグレン動脈炎），などである。第3期梅毒やウイルス性肝炎でも症候性のうつ病が起こりうる。

栄養面由来のうつ病

ビタミン摂取不足（ビタミンB_1，B_6，B_{12}，C，葉酸）から，うつ病性の症状が起こる。また，ペラグラ，悪性貧血からも起こりうる。

薬剤起因性のうつ病

多くの薬剤がうつ病を誘発しうる。薬剤起因性のうつ病は，次のような薬剤の長期服用で起こりうる。消炎鎮痛剤（インドメタシン，フェナセチン，イブプロフェン，シメチジン），抗生物質（アンピシリン，シクロセリン，ストレプトマイシン，テトラサイクリン），抗真菌薬（グリセオフルビン，フラドニン，メトロニダゾール），降圧剤（ベータブロッカー－アナプリリン，アテノロール，アルファメチルドーパ，クロフェリン，レセルピン，ノボカイナミド），抗癌剤（アザチオプリン，ビンクリスチン，ビンブラスチン，ブレオマイシン），神経疾患および精神疾患に用い

訳注）膠原病や動脈炎は，自己免疫疾患であるが，ロシアではクリプトコッカス感染症説を主張する研究者たちがいるとのことである（著者よりの回答）。

られる薬剤（ブロモクリプチン，ミダンタン，バクロフェン，ジフェニン，フェノチアジン，バルビタール，ベンゾジアゼピン），ホルモン製剤（コルチコステロイド，プレドニゾロン），避妊製剤その他（ディアカルプ，テトゥラム，精神刺激薬^(プシホスチムリョートル)，抗コリン性殺虫剤）。

身体疾患と神経疾患にともなう心因性うつ病

　何らかの身体疾患および神経疾患のある患者で，その疾患の症状的特性を含み，患者の心理的，社会的，性格的また生物学的な一連の要因によって条件づけられて生じるうつ病性反応もまた，心因性うつ病と考えることができる。

　一般診療科で認められる，このような心因性タイプのうつ病の頻度は相当に高い。うつ病性反応を引き起こす心理的，社会的影響の中でも，最も重要な役割を果たすのは自分の病気に対する態度——身体的苦痛に対する高度に主観的な認識である。それは病気に対しての短期の反応と，遷延化した反応とに分けることができる。

　短期の反応は，何より入院（見知らぬ環境に入る恐怖感や近親者との別れ）という心理外傷的なものに関係しており，最初は軽く落ち込んだ気分として現れる。その後自分の健康状態への不安へ移行し，さらに最悪なことが起こるのでは，助からないのではないか，この病気の前には自分は無力である，といった感情に結びついていく。この短期性の反応は，特に治療することなく終結することが多く，病気の症状の消失，また活動能力の回復の程度に並行して消失していく。遷延化した反応（6～12 カ月を超えることもある）は，長引く病状（主観的に感じる繰り返される症状，長引く治療にともなう頻回の入院，それに付随した様々な治療と副作用，労働能力の消失，生活の質の低下）からくる心理的負担に関連している。遷延化したうつ病性反応が形成される《土壌》となるのは，自分の身体への過剰なこだわりを持つ性格，あれこれ細かいことを気にして不安に陥りがちとなること，ヒステリー反応を起こしやすい傾向などがある。А. Б. ス

臨 床　　　173

ムレヴィッチ（2002）の見解では，うつ状態を遷延化させやすくする要因
として，精神病性の疾患（統合失調症，中枢神経系の器質的異常によるも
のなど）もあるし，また身体疾患とは関係しない，反応性の心理状態もあ
る。

　遷延化したうつ病は，よりはっきりとした気分の障害として現れる。そ
れらの臨床像は，何よりヒポコンドリー性のうつ病に類似しており，身体
疾患への強迫的な観念をともなう色々な不安感と，これまでなされてきた
治療的介入への様々な記憶を含んでいる。同様に，内臓疾患にともなった
身体不全感への過敏さが観察される。患者は，自分のこのどうしようもな
い状態が親族や治療者側を困惑させ，自分はやっかいものになってしまっ
ているのだ，と自責的になる。

　遷延化したうつ病は，生命に関わる重大な疾患，もしくは身体機能の
廃絶のおそれのある患者により多くみられる。心筋梗塞や腫瘍性病変（肺
癌，膵臓癌），膠原病，また結核初期の患者の1/3以上にこのようなうつ
病が出現する。

　一方，身体疾患が慢性化している患者の神経症性のうつ状態が，神経
症的な性格に変移していくことが稀ではなく，その場合，大抵ヒポコンド
リー的，また抑うつ的タイプとなる。神経症化した結果の性格変化が生じ
た場合には，身体疾患が治癒した後もそれは残存する。身体疾患を持った
心理的抑うつ状態は，基本的には病気の体験由来の不安－抑うつ気分の一
タイプである。これは，抑うつ気分などに彩られたある一定の《内面的病
像》の形成を促進させる。それはすなわち，感覚と意識の病的変化ととも
に，病気になったということの社会的な側面からの受け取られ方とも結び
ついた複合体であり感情的な体験である。

産後うつ病

　産後うつ病の臨床像を診ていると，これは《大うつ病性障害》の亜型の
ひとつではないか，さらにこれは数カ月，あるいは数年にさえわたる疾患

ではないかと思わせる。産後うつ病は 15% の女性にみられ，特に過去に
うつ病エピソードを思わせる状態のあった女性に多い。

産後うつ病の患者は，その大多数が不幸な結婚をした者であるか，望ま
ない妊娠であった様子のある者である。

産後うつ病の発症には，産後のエストロゲンの低下とプロゲステロンが
特別な役割を果たしており，それゆえ妊娠後期に相当量のエストラジオー
ルもしくはプロゲステロンを服用していた女性は，このような治療を受け
なかった女性に比べてうつ病になりやすい。

稀ではあるが，産後うつ病が幻覚妄想をともなった産後精神病に移行す
ることがある。

診　断

うつ病治療の効果は，症状が早くに顕在化し，それに対して，より正確
な評価がなされ，より適切なタイミングに治療開始がなされれば，より高
まる（クラスノフ B. H., 2000；コルネトフ H. A., 2000）。

うつ病の患者のおよそ半分は精神科に治療に行くことがなく，また身
体的な症状だけ訴えるがゆえに 80% が一般診療科で治療されており，そ
れゆえうつ病の診断はやっかいな問題となる（オストログラゾヴァ B. Г.,
1988）。T. ユースタンと N. サルトリウスのデータ（1995）によれば，治
療を求めてきた患者の半数以上で，うつ病は診断がなされていなかった
か，医学的立場からすると身体疾患に比し重要ではない，とみなされてい
た。一般診療科の医師は不安 - うつ病性障害の患者の 50 ～ 70% を診断で
きず，したがって治療もできない。正しい診断がなされていたのはわずか
0.5 ～ 4.5% にすぎない（フリーリング P., 1985；ラオ B., 1985；アンデル
セン S., ハートン B., 1989）。

多くの外来を訪れるうつ病患者が，診断もされず治療も受けていない。
ただし，通常はそれらの患者のうつ病エピソードは比較的軽く，普段の活

動を制限するほどのものではない。

　ある論文では，第一線の医療関係機関で働く専門医師の間で，うつ病性障害に関する診断と治療に関しての知識レベルが十分でないことが，指摘されている（ドロビニーナ H. Ю. ら，2000；コルネトフ H. A. ら，2000；パトホムートニコフ B. M., ルトコフスカヤ H. B., 2000）。うつ病は患者の生活の質に影響を及ぼすが，一般臨床ではさほど重要視されないし，実質的に人の活動に関わるものとして語られることがない。重度になっていないか，身体的もしくは自律神経症状を含む状態（身体化うつ病，仮面うつ病）になっていなければ，患者が，精神科や神経内科に向かうことはなく，通常の総合病院を訪れることはむしろ普通のことである（ヴェルトグラドヴァ O. П., 1977）。

　しかしながら多くの研究者が，発病がはっきりしてくる以前の段階で，つまりうつ病の分類学的形態となる以前に詳細な診断と治療的接近を行うことの重要性を示唆している（グルシコフスカヤ T. E., 2000；ミネンコフ B. A. ら，2000）。

　ICD-10 によると，うつ病エピソードの診断上最も重要な症状は，気分の落ち込みもしくは悲しい気分，および興味と満足感の喪失である。それらに加えて次のようなものがある。不眠，罪業感，自己価値観の低下，倦怠感，活動性の低下，集中力の低下，焦燥感，思考と発語の制止，食思不振，希死念慮ならびに企図，性的関心の低下など。

　アメリカの疾患分類の DSM-Ⅳ によると，通常の悲しみと精神疾患としてのうつ病を分ける基準は，抑うつ気分の長さ（ほぼ一日中続く），満足感の消失と興味の低下である。うつ病の存在は，その３つのうちのひとつが２週間以上続き，日常生活でやらないといけないことにまで支障をきたしているときに疑われる。うつ病の診断は，それに加えて以下の他の症候のうち４つ以上が認められるときに下される。著明な体重の減少あるいは増加，食思の低下あるいは増大，不眠あるいは眠気，動作の遅延あるいは急速化，衰弱感ないしすぐに疲れてしまうこと，自己価値観の低下あるい

は同時にある罪悪感，集中できない（注意力を喚起できない）こと，決断力の低下，思考力の低下，および死や自殺について頻回に考えること。

　うつ病の診断にはまた，患者の心理的力動の観察が有用である。患者は自分にまとわりつくみじめな考えや人生と闘おうともするが，やはりもう未来はないのだという感覚に捉われる。希望のなさ，自分は役立たずという思いが患者から去ることがない。同じく，何もうまくいっていないし，将来もうまくいくはずがないという確信が患者から消えない。意志の欠如や救いようがないという感覚，人と交われない，といったこともうつ病の重要な症候である。

　うつ病の診断の過程の中で，症状と罹病期間の評価，および心理的力動と対人関係の特性を正確に診ることが重要である。

うつ病評価尺度（シュカラ）と質問表

　うつ病性スペクトラム障害の早期診断の目的で，多くの評価尺度（シュカラ）が開発されているが，それらは診断だけではなく，重症度の判断と治療経過の管理にも役立つ（ヴァーロヴァ M. M.，ジュマーエヴァ O. B.，2000）。

　繁用されるのは以下のものである。ハミルトン不安スケールおよびハミルトンうつ病評価尺度（ハミルトン M.，1959；ベヴス И. А.，1999），ベック質問表（ベック A. T. ら，1961），ラスキンスケール，うつ病症状質問表（IDS），ベフテレフ名称神経学研究所うつ病スケール（クドリャショフ A. Ф.，1992），不安とうつジグモンド入院スケール（ジグモンド A.，スネイス R.，1983；ウェイド D.，1992），ニュー－カストロフスキー内因性うつ病と反応性うつ病評価スケール（NEDRS）（カーニー M.，ガーサイド R.，1965）。

　また，うつ病に併存する疾患の評価として，ツングの不安自己評価尺度（ツング W.，1965），スピルバーガー不安スケール（スピルバーガー C. ら，1970），コヴィ不安スケール（コヴィ L. ら，1979），テーラー不安表出の性格特性スケール（テーラー J.，1953）などがある。

うつ病スペクトラム障害の診断と重症度評価，また治療の薬理学的研究に最もよく用いられるのはハミルトンスケールである。

ハミルトンスケールは，他の精神疾患を合併したうつ病の研究にも利用されてきた。例えば S. モリッツら（2004）は，強迫性障害の患者の中のうつ状態の評価をこのスケールで行った。ハミルトンスケールを援用して，予後を調べる試みもなされている。

ハミルトンスケールは精神科のみでなく，他科でも有用なことが示されている。

K. ワイズナーら（2004）の研究では，産科領域で，病歴上うつ病エピソードを経験したことのある女性が，出産後 1 年でうつ病を発症するリスクを，ハミルトンスケールを用いて評価している。

K. エヴァンズら（2004）は，ハミルトンスケールを用い，第一義的に健康な人々から抽出した集団の中のうつ状態の程度と，一般人口でのうつ病の罹患率の相関を調べた。その結果，うつ病の罹患率とハミルトンスケールの指標にポジティヴな相関を認めた。

E. ブラウンら（2004）は，うつ病を同スケールで評価し，コルチコステロイド治療を行った場合，うつ病スペクトラム障害を引き起こしうることを論じた。

D. アドソンら（2004）は，SSRI の効果をハミルトンスケールで評価した。R. リディアードら（1999）は，《大うつ病》をサートラリンで治療した場合の評価をハミルトンスケールで行った。M. フックスら（2004）は，強迫性障害に合併した気分障害に対するエイコサペンタエン酸の効果を調べた。ヴェンラファキシンを，うつ病治療と，再発予防に用いた研究では，ハミルトンスケールの指標と再発リスクに相関があることが示された（シモン J. ら，2004）。

M. バウアーら（2004）は，患者の自分の感情面の状態に対するコントロール方法の効果を調べた。自己コントロールの結果とハミルトンスケールの指標に，高い相関関係（－ 0.683）が見出された。

トルコではハミルトンスケールを用いて，アルコール依存症患者にみられる感情障害の程度が調べられた（ミルサール H., カルオンクー A., ペクタス O., 2004）。

イタリアの研究者たちは，一般診療科において，ハミルトンスケールを他の診断スケールと組み合わせて用いると，うつ病の鑑別診断にゴールドスタンダードとしての有用性があると記載している（バレストリエリ M., 2004）。G. チャパゲインら（2003）は，心筋梗塞の患者に合併したうつ病をハミルトンスケールを用いて評価した。その結果，うつの諸症状の45～57%が身体状態と関係があり，36～44%が心理的異常と関係した。

M. フォートナー，K. ブラウン，I. ヴァリア（1999）は，うつ病の高齢者の生活の質をハミルトンスケールによって調査し，記載した。

モントゴメリー－アスベルグスケール（モントゴメリー S., アスベルグ M., 1979）は，うつ病の治療効果に対する鋭敏度に特に優れており，この面については一連の論者が，ハミルトンスケールに勝るとしている。

ベック質問表は，うつ病の重症度の診断に長く使われており，自己評価法として繁用されている（サーヒン N. ら，2003）。ベック質問表は，精神科の専門施設に治療を求めて訪れたうつ病患者の臨床的観察と，その記述に基づいて考案されたものであった。現在のベック質問表は，5分ほどで回答することができ，重症度評価も極めて簡単なため，患者による自己評価の尺度として最もよく用いられている。

わが国の研究者の見解でも，ベック質問表はうつ病症状の存在をあきらかにするとともに，重症度の判断にも役立つ（タラブリーナ H. B., 2001）。

ベック質問表の重症度は，うつ病ではない（<10），軽度（10-14），中等度（15-22），重度（23+）である。一方この質問表は，患者の現状のモニタリングには有用だが，治療中の診断ツールとしては勧められていない。しかし T. ジョイナーら（2003）は，臨床的記載に比較すると，ベック質問表のほうが，うつ病の診断のゴールドスタンダードといえる，と指摘している。また，他のうつ病診断のために提案されているスケールの信頼度

を評価するゴールドスタンダードともなりうる（ヴォラタフ C., 2003）。

　ベック質問表は，うつ病症状の存在をあきらかにし，重症度の判断にも役立つだけでなく，自殺のリスクも評価できることに注目すべきである。重症度の評価を基に，うつ病患者の希死念慮の程度を推定するのに利用することが勧められている。というのも，希死念慮の程度とスケールの指標の間に正の相関が認められているからである（ノーレッシュ N ら，2003）。

　M. メンデスらの仕事（2003）の中に，ベック質問表が，神経学領域における多発性硬化症患者のうつ病診断に，有用であることが記載されている。P. ラジウィロウィッツら（2003）は，脳器質性の疾患に起因する症候性のうつ病診断にベック質問表を用いた。また，ベック質問表は，うつ病と，神経学的病理に起因する記憶機能低下との鑑別診断にも使われている（ローゼンスタイン L., 2003）。P. デーヴィスら（2003）は，偏頭痛の患者を調査し，治療が進展するにつれ，ベック質問表によるうつ病の程度が負の相関を示すことをあきらかにした。

　R. バウラー（2003）は，PTSD の患者の診断にベック質問表を用いた経験を記述している。R. ニクソン，R. ブライアント（2003）も PTSD 患者のうつ症状の重症度評価に用いたベック質問表の有用性を論じており，また J. クレスら（2003）は治療効果の評価に利用している。

　M. ヴァンデプット，A. デ・ウェールド（2003）は，睡眠障害のある917 人の患者にベック質問表を用いた。50% 以上の患者にうつ病が認められ，そのうち 3.5% は重度であった。彼らは，睡眠障害のある患者には，ルーチンにベック質問表を用いる利点がある，と結論づけている。

　一般診療科でもベック質問表の有用性が一連の仕事の中で記載されており（タニ R. ら，2003），心筋梗塞の患者の重症度評価にも用いられる（キセイン D. ら，2003）。F. シヴァスら研究者たちは，関節リウマチの患者に行った，ベック質問表によるうつ病の症候と生活の質質問スケールに相関があることを示した。さらにベック質問表は，伝統的に糖尿病にともなっ

たうつ症状の重症度評価に用いられる（レオナルドソン G. ら，2003；コ
ジマ M. ら，2003；ロイド C. ら，2003；フリードマン S. ら，2003）。

　カルスト M. ら（2003）は，アルコール依存症の治療効果の評価にベッ
ク質問表の利用を勧めている。

　ベック質問表は疫学調査の際にも用いられる。E. マツウラら（2003）
は，日本の労働者のうつ病の評価にベック質問表を用いた。この研究で
は，うつ病の程度と失感情症_{アレクシチミア}との間にポジティヴな相関があり，他方，社
会的な支えの大きさとの間にネガティヴな相関があることが見出された。

　ジョゼフ J. ら（2003）は，腎臓または膵臓の移植を行った患者の生活
の質の評価基準として，ベック質問表を使った。身体疾患のある患者に対
するこの検査結果の解釈には問題があるという指摘もあるが，慢性的な腎
疾患を抱えた患者のうつ症状のひとつの測定手段にはなるだろう。症状と
してよくあるのは，疲れやすさ，睡眠障害，食思不振，便秘である。

　D. サイラヴらの仕事（2003）によると，ベック質問表を用いて，交通
事故後 1 年半を経た再発予測をし，それが有用であることが記載されてい
る。

　抗うつ薬によるうつ病治療の評価に，ベック質問表を用いることがある
（アヴィラ A. ら，2000）。J. マルコリーノ，E. ラコポーニ（2003）は，
精神力動的治療の効果の評価にベックを用いた経験を記載している。この
研究では，ベックスケールのうつ病指標とうつ病の臨床的重症度に，正の
相関関係があることが示された。

　うつ病は様々な方法で評価することができる。大きくは，患者による主
観的評価と専門家による評価がある。自己評価によるスケールは，第三者
によるものに比べると結果のばらつきが大きいことを，多くの学者が指摘
している。さらにまた，女性はうつ病の感覚的症状に高い点数を与えがち
であり，男性は身体的訴えを強調しがちであるといわれている。臨床ス
ケールを用いる精神科医は，抗うつ薬治療の効果を評価することができる
だろうし，用いる精神療法の結果を判定することもできるだろう。多くの

精神科医は，うつ病患者の生活の質とうつ病の臨床スケールとの間に，相関関係があることを示唆している。交通事故に巻き込まれた人の中で，どのくらいの人がうつ病になるかを予測する目的で臨床スケールを使い，有益であるとした記載がある。

　うつ病患者の状態の評価のために，今後も総合的な臨床スケールが用いられるだろうが，これは，他の患者の状態と比較しつつ，重症度を判定できることにも有用性がある（評価は《正常，病気ではない》から，《最重度の患者》までの幅がある）。

検査機器を用いた診断

　検査機器を用いたうつ病の診断法に興味が集まっている。CT は解像度の低さと，頭蓋骨から受けるアーチファクトのために，有効性は限定的である。いくつかの研究では，うつ病患者の脳室の拡大が見出された。しかし，これは精神病患者に，より頻繁に認められる変化である。脳室の拡大は，うつ病患者の尿中のコルチゾール濃度の長期間にわたる高値としばしば関連が認められていることに，注意を払うべきである。MRI で双極性障害の患者と初老期の患者を調べると，《高信号》の領域が，脳室周囲の白質に認められた。同様の現象が，うつ状態にある初老期の人たちの左前頭葉白質，および左被殻領域に限局して認められた。

　SPECT——現在はガンマ・トモグラフィー——はうつ病の診断の検査法としてはあまり有意義なものとは考えられていない（ガンマ・トモグラフィーは，180°方向に出るガンマ線を測定してコンピューター処理する手法がとられる）。とはいうものの，通常うつ病の治療終了後認められる血流の減少を報告した研究が散見される。また，血流の変化が，前頭葉，側頭葉，また尾状核にも見出されている。

　脳の電気生理学的活動の変化の性状を，うつ病の補助的診断マーカーとして用いることができる。特に初老期の患者の認知機能障害の評価と鑑別

182

診断に，脳波が有用である。とりわけ睡眠中の脳の電気生理学的活動が多くの情報をもたらす。うつ病期では，自律神経系の機能評価が重要である。そのために，皮膚−ガルバニック誘発電位の研究，一定のストレスに晒された後の皮膚−ガルバニック反応消失速度の記録，インターバルカルディオメーターの利用などが試みられている。難治性うつ病もしくは非定型うつ病患者の研究には，検査機器を用いることが必要であることは，強調されるべきである。

鑑別診断

うつ病スペクトラム障害の鑑別診断は，かなりやっかいな問題を含む。うつ病概念の変化の問題があるし，国際基準の改変との関連から，研究者自身の立場が何度も検討されてきたという経緯があるからである。

うつ病の疾病分類学的な症状の特異性について多くの確証はあるが，逆に多様性を示すデータも多い。例えば E. C. ミハイロフら（1994）は，うつ病の症状に対する電気痙攣療法の効果の鋭敏度を研究し，症状の現れと効果が十分には一致しないこと，これは内因性うつ病，反応性うつ病に同様に認められることを指摘した。

多様な臨床像を含むうつ病スペクトラム障害を鑑別する診断基準は，まだ十分確立されてないことを指摘せざるを得ず，その意味で特異的な，いっそうの臨床−精神病理学的，臨床−心理学的，臨床−生物学的研究がまたれる。

《内因性》と《心因性》の概念が相対的なものにすぎないことは確かだが，これまでのところ，予後と治療戦略の観点からは有用ではある。しかし両者の鑑別の複雑さもよく知られているところであり，それゆえ《反応性内因性気分変調症》といった中間型も導入されてきた。

反復性うつ病のバリエーションの枠内でのうつ病と，統合失調感情障害ないし統合失調症に随伴したうつ病との鑑別もまた，難しい問題である。この鑑別診断の重要性が強調されるべきである，というのもこの鑑別で治

療（例えばリチウムを用いるか，非定型抗精神病薬を用いるか）と，予後の予測が決まるからである。鑑別診断は，家族歴，臨床症状，臨床検査，病歴の特徴などに基づいて行われる。うつ病の評価は他の疾患の存在を念頭において，綿密に行わなければならない。それらはアルコール精神病，廃用症候群，脳の神経障害などである。上記の疾患を除外したうえでないと，統合失調感情障害の診断を下すべきでない。

　気分障害には，ある一定の病前性格（気分変調症や気分循環性障害に向かう傾向，不安への陥りやすさなど）が認められる。さらに，比較的急性の始まり，実生活上から呼び起こされる感情の破綻や思考の停滞があっても，その内容は論理性を持ち，首尾一貫していること，気分とは矛盾はしない精神病症状（妄想と幻覚），人格は保たれていること，経過中寛解状態が生じること，特定の睡眠障害などを指摘することができる。家族歴では，親族にアルコール依存症や気分障害を抱える人がいる可能性がある。統合失調症の病歴には，スキゾイドもしくはスキゾイドタイプの人格特性，緩徐な発症，寛解が通常みられないこと，硬直した，あるいは平板な感情，思考障害（連合弛緩），社会不適応が認められることが多い。

　表1に，うつ病スペクトラム障害の鑑別診断の基準（クリテリー）をまとめた。

　うつ病の鑑別診断として最も頻繁に問題となるのは，身体疾患を背景にした気分障害である。身体疾患と精神障害の時間的一致，身体疾患の重症度，身体疾患の治療によりうつ病の症候が消失することが鑑別診断の最も重要な基準である。

　うつ病は，麻薬類あるいはアルコール乱用によって引き起こされる気分障害から区別されなければならない。また，病状のやや強まった状態の注意欠陥障害と鑑別する必要がある。というのも，これはしばしば二次的なうつ状態を惹起するからであり，特に集中力低下や不安，不眠といった症状が現れるからである。反応性の適応障害の領域に入るものは，病期が短いことで，うつ病とは異なることが示唆される。

表1　心因性，内因性，血管性，初老期うつ病の鑑別診断

診断基準	心因性うつ病	内因性うつ病	血管性うつ病	初老期うつ病
1	2	3	4	5
遺伝性	なし	70〜80％に認める	血管性病理の遺伝性として認める	他の様々な精神疾患の遺伝性のほうがやや高い
発病の前提	ないことが多いが，ある特定の性格が先鋭化していることもある	気分変調症あるいは性格的な偏りがありうる	無気力症候群（アステニチェスキー）	不安になりやすい傾向
誘　因	心的外傷を起こす状況	心的外傷を起こす状況は30〜40％	心理的および／または身体的緊張	心的外傷を起こす状況がありうる
病　歴	心的外傷を起こす状況の体験	病歴に特記すべきものはないが，季節性の気分変動や心的外傷の体験が，通常発病初期にみられることがある	心血管系の病変	更年期障害の表れであることがある
病前性格	多様	気分変調症性，気分循環性，自己愛や依存的傾向	不安−心配性	多様
日内変動	あきらかではないか，もしくは夕方にかけて悪化する	朝方の気分不良感	夕方に増悪	夕方に増悪
うつ状態からの回復	より多くの回復を認める　心的外傷を受けた状況が悪化すると症状が再燃しうる	自然な再発，慢性化がありうる　循環性の精神病の経過をたどるとすれば，身体的要因や心的外傷が持つ影響力は弱まる	部分的回復がある　心血管系病変，慢性的な身体疾患，あるいは心的外傷の状況に並行して症状の増悪はありうる	部分的回復がある

臨　床　185

表1　心因性，内因性，血管性，初老期うつ病の鑑別診断（つづき）

診断基準	心因性うつ病	内因性うつ病	血管性うつ病	初老期うつ病
1	2	3	4	5
性格変化	神経症的傾向が現れることがある	依存性，不快気分の高まり	精神病理的な性質のものを含んだ性格の先鋭化	不安になりやすい性格の強まり
臨床像	不安－うつ症状が中心 外部環境に原因を求める 涙ぐんだり，泣くことがより多い 急性発症の初期2～3日はアネステジア無感覚に近い状態となることがある 症状の程度は心的外傷の重症度と患者の感受性の相関による 生命に関わるほどの症状の現れ方は特徴的とはいえない 精神運動性の反応は保たれる	悲哀－抑うつ，アパート無気力－抑うつ，不安－抑うつ症候群 自分に原因があると考える，自罰的 涙ぐんだり，泣くことは比較的少ない 離人感に似た感覚の，重度アネステジアの無感覚が起こりうる うつ病相期と心因となっている誘因の重さとの関係はない 生命に関わるほどの症状の現れ方が典型的である 精神運動性の反応は悪化する	虚弱－抑うつ症候，抑うつ－心気症候，不安－抑うつ症候 外部環境に原因を求めることが多いが，自分の弱さを責めることもある 気分の易変性，すぐに涙ぐむ傾向 心血管系の病変にともなった精神運動異常 不安－抑うつ症候，不安－心気症候	自責感，自己批判 涙ぐんだり，泣くことがある 不安をともなう興奮，妄想が起こりうる 身体的愁訴が比較的早く現れる 抑うつ気分が重度のアネステジア無感覚として現れることが特徴的 精神運動性の反応は悪化する
希死念慮	自殺企図は特によくみられるということはない 問診で希死念慮を隠さないことは多いし，詳しく話すこともある	希死念慮は十分に典型的といえる 希死念慮を隠すこともある	希死念慮は比較的稀 苦しさの表現を自殺のみせかけで表すことがある	希死念慮を隠すことは多い 既遂のリスクが高い

表1　心因性，内因性，血管性，初老期うつ病の鑑別診断（つづき）

診断基準	心因性うつ病	内因性うつ病	血管性うつ病	初老期うつ病
1	2	3	4	5
合併する症状	無気力症候群（アステニチェスキー）	身体症状，自律神経症状	心血管系の病状による症状　心気的，神経症的性質を含んだ訴え	更年期障害の症候
症状の増悪	心的外傷の重症度による	日内変動，季節性の変動あり	心血管系の病状の変化による	転居や周囲の環境変化による
注意と記憶の障害	無気力症候群（アステニチェスキー）の構造内では稀であり，あっても機能的な性質のものである　無気力（アステニア）と疲弊の結果，患者との面接では終わりに近づくにつれ会話のスピードが遅くなる	認知過程の遅れ，記憶の固定と再生機能の低下　想記の明瞭性の低下，ぼんやりしゃべり方が遅くなるが，面接の終わりに遅くなるのではなく連続的に遅い	心血管系の病状の補完の程度による	機能的なものであり，比較的稀　選択的な記憶の増進
強迫的な状態	心的外傷の記憶に何度も立ち戻ることがある	同じ思考に何度も立ち戻ることがある	しばしば起こる	周期的に起こることがある
病　　識	自己評価の低下にもかかわらず，病識は大多数の患者で保たれる	病識は低下し，精神的な病と認識しないことがある　発病の心理学的原因を探ろうとすることもある	周期的に消える	通常ない
連想実験	反応時間は長くなる	反応時間は相当に長くなる　連想能力が弱まる	反応時間は長くなる　反応が歪むことがある	不安と結びついた連想が主である

臨　床　　　　　187

表1　心因性，内因性，血管性，初老期うつ病の鑑別診断（つづき）

診断基準	心因性うつ病	内因性うつ病	血管性うつ病	初老期うつ病
1	2	3	4	5
心電図	通常頻脈	通常頻脈	左心室の肥大，心伝導系の異常，心虚血の兆候，不整脈	心筋の変化に由来した異常がありうる
治　療	精神療法は特に有効 安定剤（トランクヴィリザートル），作用の弱い神経遮断薬，抗うつ薬（SSRI）が有益である	抗うつ薬による治療で通常，数週間（2〜3週間）後にはうつ状態は相当に改善する 安定剤は効果は小さい 生物学的治療（ECT，光治療等）も有用 症状は周囲の状況からは独立したものではあるが，精神療法は不安と関連した症候に相対的な鋭敏性はある	向知性薬，心血管系異常からくる症状への対症的治療 抗うつ薬，安定剤は通常経過を悪化させる	抗うつ薬，神経遮断薬，生物学的治療（ECT），蛋白同化作用製剤（アナボリックプレパラート），安定剤は頻用されるが効果は小さい
経　過	単回エピソード	単回エピソード，双極性障害，反復性エピソード	単回エピソード	反復性エピソード
予　後	良好	再発がある	心血管系疾患の病状の程度による	良好なこともある

悲嘆や喪失感とうつ病を鑑別することは有意義である。それらは重苦しい気分が通常，うつ病より時間的に短い。

初老期と老年期のうつ病では，認知症に類似の症状がみられることが稀でないことに注意を払うべきである。うつ病は通常，認知症よりは速く進行するが，認知機能と気分の異常（罪業感，希望のなさ，相当な刺激があると一時的には改善する集中力低下）が認知症の症状に似ているケースもある。

無気力や傾眠傾向，衰弱感をともなった身体疾患は，うつ病の診断を難しくさせる。特に脳卒中後，パーキンソン病が背景にある患者，多発性硬化症からくるいわゆる二次性うつ病の病像などはかなり複雑である。脳卒中後のうつ病は，左前頭葉の皮質もしくは皮質下に病巣がある場合により多く現れる。

治 療

《人は幸福のためにつくられている，
　鳥が飛ぶためにつくられているように》

(コロレンコ B. Г.《パラドクス》，1894)

一般原則

　残念なことに，うつ病に苦しむ大部分の人が自分は病気にかかっている
とは思わず，したがって医療機関に向かうことが必要とは考えない。その
上，多くの患者は，自分を助けることは誰にもできない，と思っている。た
しかに病状が良くなったり，激しい症状が弱まったりすると，人は自分の状
態を自分で何とかできるのではないか，治療などなくても何とかやれるので
はないかと考えがちである。実際うつ病は自然寛解がありうる。しかしなが
らその場合，状態が安定するには相当の時間がかかるし，何より，より強い
症状をともなってうつ病が再発してくる。症状が増悪していく期間が患者を
消耗させ，最終的には専門家の援助を求めざるを得なくなる。

　うつ病の治療がうまくいくためには，生物学的治療，精神療法（心理学
的援助），患者の社会的状況の改善に向けた支援システムの3つがそろう
必要がある。

　うつ病の治療は相当に長期にわたることは，よく知られたことである。
治療はその強力さと期間の点で，気分障害の病理のパラメーター，すなわ
ちその重症度と構造に起因した臨床像に見合ったものでなければならない
（スムレヴィッチ A. Б., 2001；マサロフ C.Н., 2002）。

うつ病が遷延化した状態となると，自然治癒（自然寛解）は稀であり，13％以下と考えられている。その場合のうつ病期間は 2 ～ 4 年ほどにわたる（マッカロウ J., 2000）。

プラセボ治療の効果は相対的には高くはなく，通常すべての治験者のうち 10 ～ 15％を超えない（モントゴメリー S. ら，1994）。

うつ病治療の結果は，患者の臨床像の検討および治療が十分になされたものであったか，にかかっている。

短期うつ病エピソードが比較的治療によく反応するにしても，遷延化あるいは慢性化したうつ病に対しては，薬物治療も精神療法も成績が良くない（アキスカル H., 1973, 1980；ケラー M., 1990）。重度うつ病エピソードを反復している病歴のある患者は，治療抵抗性の人として登録されていた（ケラー M. ら，1982）。予後が良くない患者には，うつ病に長期に罹患しているのに，まっとうな治療を受けていない人たちがいることが指摘された（ケラー M. ら，1992）。慢性的な単極性のうつ病の治療成績を楽観的に考えることもできるだろうが，寛解期の生活の質を高める必要があることは強調されなければならない（マッカロウ J., 2000）。治療効果の良くないケースは，内臓疾患の併存（ファーマー R., ネルソン－グレイ R., 1990），なかんずく心血管系の疾患，また人格障害の合併（ペッパー C. ら，1995）によって説明できるかもしれない。他方，治療がうまくいかない場合は，患者側に問題があるというだけでなく，主治医の診断および治療戦略にも問題があるとみるべきである（ヘル D., 1994）。

生物学的治療

生物学的治療にはまず第一に，薬物治療がある。同時にうつ病スペクトラム障害の治療として次のようなものがある。電気痙攣療法，断眠療法，光照射療法，栄養療法，薬草を用いる治療，アフェレーシス療法，その他の患者の器官に影響を与える生物学的方法がある。

治　療　　191

うつ病の薬物治療の適用

1. 中等度から重度のうつ病
2. 希死念慮
3. 遷延化した，あるいは慢性化したうつ病
4. 精神病性のうつ病バリエーション（反復性，双極性障害，統合失調症その他）
5. 再燃を繰り返すうつ病
6. 十分な精神療法を受ける経済的余裕も時間もなく，また受けたとしても効果が認められない場合
7. 認知障害が認められる場合
8. 相当な自律神経症状
9. 虚弱性のうつ病 ^{アジナミチェスキー}
10. 身体疾患を背景にしたうつ病（疾病のある臓器あるいは機能のために禁忌にならないとき）

薬物療法

　わが国の著名なうつ病研究者である А. Б. スムレヴィッチの見解では（2004），主要な治療法は精神薬理作用を持つ薬物によるものである。

　最も頻用される薬物は抗うつ薬であるが，治療の過程で他の製剤も利用される。それらは神経遮断薬^{ネイロレプチク}，安定剤^{トランクヴィリザートル}（短期間），ビタミン，ホルモン製剤，抗酸化剤，リチウム塩，脳細胞の代謝促進製剤，免疫系に作用するものなどである。

　患者にあきらかな症状を認めるとき，希死念慮があるとき，遷延化あるいは慢性化したときには，薬物治療をまず行うべきである。また，精神病性の性格を帯びた場合，例えば双極性障害や統合失調症の増悪期のうつ状態に，精神薬理作用のある薬剤が用いられる。さらに精神療法が無効の場合，うつ病の再燃を繰り返す場合，経済的に困難のある患者，精神療法をフルにこなす時間的余裕のない患者にも薬物治療が適応となる。薬物治療

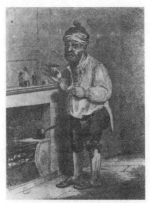

J. ギルレイ　苦い薬

は，様々な臓器やシステムに異常があり，自律神経症状（食思不振，不眠，記憶障害，様々な性質の痛みなど）が著明な場合，あるいはメインとなるうつ症状があきらかに身体疾患に由来しているとしても，好んで用いられる。また，患者の活動性の低下が顕著な場合や，日常生活のデューティも行えないような場合にも，やはり精神薬理作用のある製剤を用いることが望ましい。なお，次のことには注意しておかなければならない。うつ病に苦しむ患者のうち少なからずの人が薬物を服用することに抵抗を示し，その必要性を説得するのにかなりのエネルギーが割かれることが稀でないことである。

　こういったケースでは，合理的な治療を行うには，重症の感染症の際には抗生物質による治療に一定の必要性があること，あるいは糖尿病が悪化した場合には，薬物による適宜の血糖値の補正が重要であることを例えにして説明するのが適切だろう。

抗うつ薬

　うつ病の薬物治療で最も重要な役割を担っているのが抗うつ薬であり，これは患者の状態を全体的に改善させ，うつ病の症状を縮小させる。それらはすなわち，感情面での障害，行動面と認知面（記憶，注意力，思考）での異常，身体症状，自律神経症状である。抗うつ薬は不安，摂食障害，強迫的な状態，自律神経症状のクリーゼ，また痛みの感覚の閾値を上げるので，例えばリウマチなどの，様々な原因による痛みに効果を発揮することもできる。

　抗うつ薬の選択は，まずは患者の臨床像によって決められる。過去の

抗うつ薬の選択基準

1. 主要な精神症状を見極めながら，患者の臨床像に最良と思われるもの
2. 過去のうつ病エピソードの際に有効であった抗うつ薬
3. 患者の近親者において有効であった抗うつ薬
4. 副作用が最小であること，特定の副作用に対する耐性
5. 身体疾患に禁忌ではないこと
6. ホルモン検査の結果，神経病理学的，精神病理的，神経心理学的検査の結果
7. 経済面での合理性
8. セロトニン系およびノルアドレナリン系神経伝達物質に対するバランスのとれた効果
9. 患者の年齢
10. 他の薬物を服薬している患者では，負の薬物相互作用を起こさないこと

治療で有効だった抗うつ薬，もしくは患者家族の中で治療を受けて，有効だった薬物が第一選択となることを忘れるべきではない。患者の状態に十分に反応する薬物の選定が，ときに相当に長くかかり，平均的に2～3週間，投与量の調節には6～8週間までかかることは珍しくない。医師からも患者からも，期待される効果が現れるまでには忍耐が必要であるし，副作用が現れたときには，理にかなった対応が必要なことも同様である。しかし副作用は，通常治療開始後数日のうちに現れ，薬剤の種類を変えるか，副作用止めを処方すれば軽減される。

　臨床の現場でみられる抗うつ薬治療の根本的な問題は，あきらかなうつ症状に対し十分な量の投薬が行われていないことと，うつ病疑いもしくは症状の軽い患者にはごく少量の投与しかなされていないこと，にある（ボフナー F. ら，2000）。

　抗うつ薬の効果は通常2週間を経て現れるが，より明瞭な形では，6週

抗うつ薬治療の中止の原則

1. 副作用の出現，特に消化器系（嘔気，嘔吐，腹部膨満），循環器系（動悸，不整脈，起立性低血圧など），神経系（頭痛，震せん，発汗など），内分泌系（体重増加，生理不順など），性機能不全
2. 抗うつ薬の服用によって，生活の質が低下すること（長期にわたる服用の必要性，高価なこと，アルコール摂取による楽しみの完全な喪失など）
3. 治療効果が期待される期間に出現しないこと，中途半端な用量
4. 長期の服薬により，依存性が現れる危険性があること
5. 他の薬剤との負の相互作用（安定剤，神経遮断薬，心血管系の薬物など）
6. 一時的な改善しかみられないこと
7. 長期の維持療法や，再燃予防のための使用に関し，抗うつ薬の必要な使用期間についての情報がないこと
8. 起こりうる副作用に関し，患者が否定的に考えやすいこと（薬剤についての注意書き，他の患者や近親者の意見など）
9. うつ病に対して自力で闘うという独自の信念，うつ病を心理現象として見ること，精神療法の効果について正当な信心深さないし信頼を持っていること
10. 代替医療による治療法（非伝統的治療）を信奉していること

間以上かかることもある。

　うつ病患者の抗うつ薬の中断の主要な原因の 1/3 以上は，服薬初期に起こる副作用であり，それはその後のうつ病を難治化，慢性的化させるひとつの重要なファクターである。治療を中断させる副作用は，以下のようなものである。持続する嘔気，体重増加，動悸，眠気もしくは不眠，性的な問題，倦怠感，頭痛など。うつ病患者が，副作用が最も少ないという理由で抗うつ薬を服用することに同意することは，よくある。しかし，このようなやり方だけでは，普通良い結果は得られない。

治療がうまくいかないときには，医師は薬剤量を上げることができるが，この際，抗うつ薬治療で一番よくある誤りは，薬剤の投与量が十分でないこと，もしくは状態が改善したら早期に中止してしまうことにある。

　難治性のうつ病の場合，精神科医は抗うつ薬を変更するか，多剤併用するか，精神療法的介入を強化するか，あるいは他の生物学的治療，例えば電気痙攣療法を選ぶかもしれない。特に治療抵抗性の場合は，診断を再検討するか，合併している疾患のより積極的な治療が必要かもしれない。それらは心血管系の疾患であり，消化器系，内分泌系の疾患などである。抗うつ薬による治療過程において，妊娠中，肝・腎臓疾患のある患者，また心血管系への影響が考えられる患者には，特別の注意が必要である。また，それらの疾患の治療薬と抗うつ薬の薬物相互作用の恐れがありうることを銘記しておくことが必要である。うつ病治療で，恣意的な多種の薬剤投与の傾向があることが知られている。それらは特に鎮痛剤や，パニック発作に用いられる眠気をもよおすことのある安定剤である。それらの薬物は抗うつ薬と用いると，副作用が強く現れたり，薬物の効果を歪めたり，低下させたりする。

　抗うつ薬と一部のサプリメント，また薬草類との併用は適切ではないことが指摘されている。アルコールと一緒に服用すると，倦怠感を感じたり，抗うつ効果が弱まる。しかし稀に少量摂取するとすれば，それは許容範囲であるし，危険でもない。

　行われている治療に反応しない原因の 20 〜 30％は，患者の，隠れた治療過程への抵抗にある。それは，条件付きの《疾病利得》である。同様に治療抵抗性の原因には，症状の現れが人格障害に結びついたものであること，身体疾患が合併している場合，向精神薬への怖れ，何らかの理由（宗教的観点，健康な生活というものに対する自分なりの信念，抗うつ薬の長期服用による依存形成への誤解）による拒薬，勝手に薬の摂取量を調節すること，服薬時間を守らないこと，状態が改善すると自己判断で服薬を止めてしまうことなどがある。そして最後には，状態が重いために患者に絶

望感や無関心が起こってしまい，服薬を忘れてしまったり，薬剤への効果への信頼を失うという事態がある。

　患者が，向精神薬や抗うつ薬の服用に拒否的であることがあるが，その原因の一部は，巷間に流布する誤った神話にある。それらには次のようなものがある。抗うつ薬は，飲み始めると一生飲まないといけない。自力でうつ病の発現を抑えられないとすれば，それは自分が弱いからである。抗うつ薬は依存性がある。人の思考や記憶に悪影響がある，性格を変えてしまう，創造的な活動を阻害するといった根拠のない思い込みなど。これらに対し医師は，様々な病気で長期間の服薬が必要であること，抗うつ薬が性格を変えることはないこと，依存性のないこと，知的能力を低下させる作用はないこと，逆に精神的な健康を回復させることを患者に説明する必要がある。抗うつ薬による治療開始の前に，患者の身体疾患の有無をはっきりさせる必要がある。というのも，それらの治療に用いられる薬剤の中には，抗うつ薬との併用に問題のあるものがありうるからである。

　通常，患者が抗うつ薬を服用する際に関心を持つ問題としては，次のようなものがある。薬の名前，耐性，副作用，アレルギー反応を含む病気の悪化の可能性，禁忌，必要量，作用機序，正しい服薬の時間，食事内容で気をつけるもの，アルコール摂取の可否など。さらに患者は，他の薬物，特に睡眠剤と鎮痛剤との併用，薬物を一時的に中止する場合のうまいやり方，乗り物の運転の可否，特殊な仕事に従事することの可否，服薬期間，また薬物の血中濃度の測定法，治療効果の現れる確率，薬の作用が出始めるまでの期間，状態改善の最初の兆候はどんなものか，最終的にうつ病から回復するのに要する時間，といった事柄に関心を示すだろう。無論これらの問いに正確に答えうるのは，高い資質と十分な経験を持った医師に限られる。

　うつ病の再燃を防ぐためには，抗うつ薬の服用期間は，初めてのエピソードであればおよそ９カ月が必要であり，再発性のものであればおよそ２年である。うつ病にともなった幻覚や妄想が認められる場合には，抗う

治　療　　197

表2　化学構造による抗うつ薬の分類

化学構造	名　称
三環系	アミトリプチリン（トリプチゾール，アミトリプチリン），イミプラミン（メリプラミン），クロミプラミン（アナフラニール）
非定型三環系誘導体	チアネプチン（コアクシル）
四環系	ミアンセリン（レリヴォン），ミルタザピン（レメロン），マプロチリン（ルジオミール），ピルリンドル（ピラジドール）
二環系	サートラリン（ゾロフト），パロキセチン（パクシル），トラゾドン（トリッチコ），シタロプラム（チプラミル）
単環系	フルオキセチン（プロザック），フルボキサミン（フェヴァリン，フルヴォクス），ヴェンラファキシン（エフェクソール），ミルナシプラン（イクセル）
アデノジルーメチオニン誘導体	5-アデノジルメチオニン（ゲプトラル）
ベンザミド誘導体	モクロベミド（アウロリクス）
炭酸ヒドラジン誘導体	イゾカルボクサジル（マルプラン）
シクロプロピラミン誘導体	トラニルシプロミン（パルナート）
ヒドラジン誘導体	フェニルジン（ナルジール），ニアラミド（ニアミド），イプロニアジド（マルシリド）

つ薬の投与は臨床上不可欠である。

　現在の抗うつ薬は，通常その化学構造（表2）と，作用機序（表3）によって分類される（ハルケヴィッチ M. Ю., 1996；マシュコフスキー M. Д., 1997；プチンスキー S., 2000）。

　化学構造の違いによって，大部分の薬剤が分類される。すなわち，三環型抗うつ薬（アミトリプチリン，イミプラミン，クロミプラミン），非定型三環系誘導体（チアネプチン），四環系抗うつ薬（ミアンセリン，ミルタザピン，マプロチリン，ピルリンドル），二環系抗うつ薬（サートラリン，パロキセチン，トラゾドン，シタロプラム），単環系抗うつ薬（フルオキセチン，フルボキサミン，ヴェンラファキシン，ミルナシプラン），

表3 作用機序による抗うつ薬の分類

作用機序	名　称
選択的セロトニン再取り込み阻害（SSRI）	フルオキセチン（プロザック，ポルタール，プロフルザック），サートラリン（ゾロフト，スチムロトン），パロキセチン（パクシル，レクセチン），フルボキサミン（フェヴァリン），シタロプラム（チプラミル）
MAO阻害（MAOI）	ニアラミド（ヌレダール）
可逆的MAO-A阻害	ピラジドール，モクロベミド（アウロリクス）
選択的ノルアドレナリン再取り込み阻害	ミアンセリン（レリヴォン），マプロチリン（ルジオミール）
選択的セロトニン・ノルアドレナリン再取り込み阻害（SNRI）	ヴェンラファキシン（エフェクソール），ミルナシプラン（イクセル）
ノルアドレナリン・セロトニン作動性	ミルタザピン（レメロン）
選択的セロトニン再取り込み刺激	チアネプチン（コアクシル）
非選択的ノルアドレナリン・セロトニン阻害	アミトリプチリン，イミプラミン（メリプラミン），クロミプラミン（アナフラニール），ロクセピン（シネクヴァン），デイプラミン（ペチリール）

　アデノジル－メチオニン誘導体（5-アデノジル－メチオニン），ベンザミド誘導体（モクロベミド），炭酸ヒドラジン誘導体（イゾカルボヒドラジン），シクロプロピラミン誘導体（トラニルシプロミン），ヒドラジン誘導体（フェニルジン，ニアラミド，イプロニアジド）。

　抗うつ薬の薬理学的作用は，以下のメカニズムによって条件付けされる。ノルアドレナリン，セロトニン，ドパミンの再取り込みの阻害，ナトリウムチャンネル阻害作用，ムスカリン，アセチルコリン受容体のブロック，ヒスタミン（H1）受容体のブロック，α-1受容体のブロック，セロトニン-2（5-HT2）受容体のブロック，ドパミンD2受容体のブロック（カスパー S., モラー H., ムラー－スパーン F., 1997）。

治　療　　　　　　　199

　脳の神経細胞システムの活動的な機能を裏付けている向精神過程は，神経細胞間のメカニズムによりコントロールされるが，抗うつ薬はそこに作用する作用メカニズムから，以下のグループに分けられる。選択的セロトニン再取り込み阻害薬（フルオキセチン，サートラリン，パロキセチン，フルボキサミン，シタロプラム），MAO 阻害薬（ニアラミド），可逆的 MAO-A 阻害薬（ピラジドール，モクロベミド），選択的ノルアドレナリン再取り込み阻害薬（ミアンセリン，マプロチリン），選択的セロトニン・ノルアドレナリン再取り込み阻害薬（ヴェンラファキシン，ミルナシプラン），ノルアドレナリン・セロトニン作動性抗うつ薬（ミルタザピン），選択的セロトニン再取り込み刺激薬（チアネプチン）。今ではノルアドレナリン–ドパミン前駆体の代謝に選択的に影響する薬剤もある（ブプロピオン）。

　抗うつ薬の薬理学的作用の特徴は，うつ病の臨床症状にいろいろな形で作用する。神経末端でのノルアドレナリン再取り込みの阻害は，うつ病症状（精神運動制止，気分の落ち込み）の緩和をもたらすが，同時に副作用も起こる（震せん，頻脈，男性では性的機能の低下，降圧薬の作用低下）。セロトニンの再取り込みの阻害は他の症状（不快気分，再燃する抑うつ気分，不安）の緩和をもたらす。ドパミンの再取り込み阻害は，精神活動性の向上と，パーキンソン症状の緩和に役立つが，精神病症状の出現を招くかもしれない。ヒスタミン受容体の阻害は，アルコール，バルビタール，神経遮断薬，安定剤の効果を増強し，眠気や体重増加，低血圧をもたらす。ムスカリン受容体の阻害（抗コリン作用）は，視覚障害，口渇，頻脈，便秘，排尿困難，記憶障害などを引き起こしうる。幾種かのアドレナリン受容体の阻害は，アドレナリン阻害薬の降圧作用を強化し，起立性低血圧，めまい感，反復する頻脈を引き起こす。MAO-A（セロトニン，ノルアドレナリン，ドパミンのアミン代謝）阻害薬は精神刺激作用（精神運動賦活化，抑うつ気分の改善）を有する一方で，不安，不眠，頭痛，神経毒性，アミン類（アドレナリン）の交感神経作用を増強し，チラミンによ

る（《チーズ》）反応を起こしうる。MAO-B（フェニルエチラミン，ベンジルアミン，ドパミンのアミン代謝）阻害薬は，血液代謝異常，肝機能障害，抗パーキンソン作用，降圧作用を起こす。

　抗うつ薬は，うつ病の様々な症状，例えば悲哀，無気力，不安，焦燥感などに対し，等しく作用が現れるわけではない。それらのうつ症状に対する作用が，抗うつ薬の臨床上の分類の基礎になっている（ルーズ S.ら，1994）。

　次のように分類できよう。弱い不安抑制作用と中等度の精神連動興奮を抑える作用のある，アミトリプチリン，イミプラミン，クロミプラミン，モクロベミド，精神運動興奮にはさほど影響はなく，抗不安作用と安静効果のあるドクセピン（シネクヴァン），トリミプラミン（スルモンチール），それに，より新しい薬剤のフルボキサミン，パロキセチン，また鎮静作用や抗不安作用はあきらかには現れないが，精神運動抑制に対し効果があるデシプラミン（ペルトフラン），ノルトリプチリン（パメロール），プロトリプチリンなど。

　臨床では，抗うつ薬の選択はうつ病の臨床像の違いと，症候群の構造がその基礎となる。例えば，運動制止や知的集中力の低下には，メリプラミンがより有効であるし，不安に対してはアミトリプチリンの鎮静作用が役立つ（ヌーレル Ю. Ж.，ミハレンコ И. Н.，1973；アフルツキー Г. Я.，シニツキー В. И.，1986；ネドゥーヴァ А. А.，1988）。

　抗うつ薬の中でも特徴的な作用を併せ持つものとして，まず気分の改善と安定作用のあるもの（感情調整薬），次に動作の刺激，活性化作用のあるもの（感情活性薬），三番目に著明に気分を高揚させる効果を持つもの（感情賦活薬），がある。抗うつ−賦活作用薬の部類には，メリプラミン，ペチリン，ピラジドン，ツェフェドリン，ニアラミド，トランサミンが，抗うつ−鎮静作用薬には，アミトリプチリン，フトラチジン，アザフェン，ゲルフォナル，オクシリジンがある。

　基本的な抗うつ薬の作用は，中枢神経で神経伝達物質として働いている

モノアミン類，すなわちノルアドレナリンおよび（あるいは）セロトニンの再取り込み阻害によっている。ノルアドレナリンに対する再取り込み阻害が比較的強い薬剤が，セロトニンに作用するものより活動性スペクトルに効果を発揮するが，副作用も多い。このような抗うつ薬の例には，マプロチリン，メリプラミン，アミトリプチリン，クロミプラミン，フルオキセチンがある。

抗うつ薬は様々な形で，脳の異なった受容体に作用する。ドパミンの物質代謝には，メリプラミンのほうが，アミトリプチリンより相当に作用が大きい。

三環系抗うつ薬

最初の抗うつ薬は，化学的に三環系の構造を持っており（イミプラミン），20世紀50年代，統合失調症の治療薬の開発過程で偶然発見された。特にこの三環系抗うつ薬（TCA）は，1970～80年代に好んで用いられた。

TCA は，脳のニューロン間のノルアドレナリンとセロトニンの濃度を高め，情報伝達を容易にさせる。三環系抗うつ薬はこれらの神経伝達物質以外のシステムにも影響する（コリン系，ヒスタミン系，ムスカリン系など）。

三環系抗うつ薬の初期症状の適用は，かなり広範なものであった。それらは内因性，反応性，身体疾患に起因するうつ病，中枢神経系の器質的疾患にともなううつ病である。

うつ病期（増悪期）にTCAは用いられるが，慢性うつ病（気分変調症）の治療の試みとして長期投与が行われ，また単極性のうつ病の再燃予防としても用いられた（プジンスキー C., 2000）。

諸外国の研究者たちは，三環系抗うつ薬は自殺のリスクの高い患者，および他の抗うつ薬に反応しない重度のうつ病患者に第一義的な適応があると考えている。

内因性うつ病の初期段階でクロミプラミンかアミトリプチリンを用いた場合，65 ～ 80% の患者に症状の改善が認められ（トムソン T. ら，1986），D. マルロウらのデータ（2000）によるとそれは 60% である。

三環系抗うつ薬の効果は，すぐに現れることはなく（催眠効果を除く），数週間かかることが知られている。現在のところこの理由ははっきりしておらず，またどのようなケースにどのような抗うつ薬がより効果的かということも明確ではない。

抗うつ薬による治療で症状は徐々に改善するが，それは概ね次のような順序になる。すなわち，初期に不眠が改善し，続いて自律神経症状が軽快，さらに焦燥感や不安が去っていき，人生への興味と満足感を得る能力が現れてくる。最終的に悲哀感や寂寥感が消失する。

三環系抗うつ薬の一般的な作用は，ノルアドレナリンとセロトニンの再取り込みに対する阻害であり，同時に他の作用も有する。それらは抗コリン作用，抗ヒスタミン作用などである。

TCA の副作用

TCA による治療過程では，様々な副作用が生じうる。三環系抗うつ薬の副作用で，30% の人が治療継続できないが，より新しい世代の抗うつ薬ではそれは 15% になる。高齢者では，TCA は，意識障害やミオクローヌスを起こすことがある。

TCA による抗コリン作用でしばしばみられるものには，口渇，便秘，排尿困難，起立性低血圧，傾眠，倦怠感，また，より稀だが動悸やその他，意識障害がある。最もこれらを起こしやすい薬剤は，アミトリプチリンとクロミプラミンである。

抗ヒスタミン作用は，体重増加，傾眠，血圧低下（起立性低血圧もありうる）などとして現れる。

α- アドレナリン受容体への影響は，やはり低血圧や傾眠傾向に現れる。ノルアドレナリン再取り込みの抑制は，頻脈，筋痙攣，射精や勃起障

害といった性機能不全などを誘発する。

ドパミン再取り込みの抑制は，運動興奮，精神病性の症状の現れをもたらす。

セロトニン再取り込みの抑制は，食思不振，嘔気，消化不良，勃起と射精の障害，視力の低下（コンタクトレンズの使用の際には《目に砂が入った感じ》といわれる）として現れる。副作用の多くは時間とともに消退するが，場合によっては投与量を減らすか，薬剤を変更しなければならない。しかし，患者は例えば，糖分を含まないあめ玉をくわえるとか，ガムをかむといったアドバイスを受け，口渇を抑えることができる。

入院していない患者で，希死念慮を持つ患者には TCA を投与するのは勧められない。

TCA の心毒性はよく知られており，それは伝導系の障害として現れ，心収縮のリズムを速める。洞結節の機能障害も TCA の服用で起こり，徐脈となりうる。心電図で QT 延長が出現することがある。心室性頻脈が現れることもある。

これらの薬剤に過敏な患者は，皮疹，肝機能障害，血液への影響が起こりうる。また，既述したように，中枢神経への作用が筋痙攣として現れるかもしれない。

TCA による副作用のために，しばしば十分量を投与できず，その結果患者は中途半端な量しか投与されないままになる。J.マッコムらのデータ（1990）によれば，80％の患者が，効果が十分現れる量まで投与されていない。これは，急性期から，病状を慢性化させる危険性があるという（ボヴィン Р.Я.ら，1989）。

TCA を急に中止すると，恐怖感，不安，不眠，自律神経症状，筋肉痛，嘔気や嘔吐が起こりうる（ディルサヴァー C.ら，1987）。

第二世代抗うつ薬

第二世代の抗うつ薬には，ノミフェンジン，ヴィロクサチン，マプロチ

リンが含まれる。第二世代抗うつ薬の中には，ノルアドレナリン自己受容体に直接作用することで効果を現すミアンセリン（レリボン）がある。

❖ミアンセリン

ミアンセリン（レリボン）は四環系抗うつ薬に入るが，TCA に比べて抗コリン作用が弱い。その結果，心血管系に影響を与えることは稀である。一方で可逆的な好中球減少を起こしうる（月に1回の血液検査が必要）。ミアンセリンは夜間1回 30 ～ 60mg から始め，1 週間で 60 ～ 120mg まで増量できる。

選択的セロトニン再取り込み阻害薬

現在，外来でのうつ病治療に好んで用いられているのは，比較的新しい抗うつ薬である選択的セロトニン再取り込み阻害薬（SSRI）であり，セロトニンに選択的に働く（5-HT の再取り込みの選択的抑制）ために，三環系抗うつ薬より副作用が相当に小さいという利点を持つ。

SSRI には次のような薬剤がある。フルオキセチン（プロザック），フルボキサミン（フェヴァリン），サートラリン（ゾロフト，スチミュロトン，アセントラ），パロキセチン（パクシル，レクセチン），シプラミル（シタロプラム，チプラレクス）。

TCA とは異なり，セロトニン作動性抗うつ薬の特長は，セロトニン系代謝システムに選択的に働くことであり，もともとは実験室での研究から生まれた（ウォン D. ら，1974；フラー R. ら，1977）。SSRI による治療効果は 65％以上とされる（マルロウ D. ら，2000）。

これらの薬物と，活性代謝物はセロトニンレセプター親和性という共通点を持ち，前シナプス末端のセロトニン再取り込みを抑制することで，シナプス間のメディエーター濃度を上昇させ，すると今度はセロトニンの合成と循環を低下させるに至る（スターク P. ら，1985）。

SSRI は選択的ではあるが，特定のサブタイプのレセプターに作用す

治 療　　　　　　205

表 4　SSRI の抗うつ効果の比較

薬　剤	効果発現の強度
パロキセチン（ベクセチン，パクシル）	＋＋＋
フルボキサミン（フェヴァリン）	＋＋
サートラリン（スチムロトン，ゾロフト）	＋＋
シプラミル（チプラレクス，シタロプラム，ツェレクサ）	＋
フルオキセチン（プロザック，フルクサル）	＋

注：＋＋＋　高度　　＋＋　中等度　　＋　低度

るのではないので，治療効果を必ず高めるというわけではない。特に重
度のうつ病患者についてはそうである（アンダーソン I.，トメンソン B.，
1994；ブルース M.，プレスコーン S.，1995）。

　SSRI 製剤は，それぞれ全く異なる化学構造を持ったものを含んでお
り，薬物動態や投与量，副作用などお互いに異なっている。三環系抗うつ
薬に比べ 5-HT の再取り込みの選択性の強さが副作用を弱め，耐性を軽く
し，拒薬の頻度を減らす（アンダーソン I.，トメンソン T.，1994）。

　SSRI の抗うつ効果発現の強度を表 4 に示す。

　SSRI の比較的安全な特性（副作用発現の少なさ）と，それによる治療
の手軽さ（外来でもより容易に治療可能）は強調されるべきだろう。

　SSRI は毒性が小さく（中毒や過剰摂取による生命に関わるほどのリス
クは，事実上ゼロである），三環系抗うつ薬の使用が難しい患者（不整
脈，前立腺肥大による排尿困難，緑内障などのある人）にも投与が可能で
ある（マシュコフスキー М. Д.，1997）。

　しかし，中枢および末梢神経に副作用が起こることがあるという指摘に
は注意を払うべきである（バルデサリーニ R.，1989）。

　これらの薬剤は，うつ病治療の他の薬剤に比べ，高価な抗うつ薬であ
る。

　SSRI の多くの薬剤は，長期間かつある一定の量を維持して投与され
る。SSRI 製剤には何種類かあるが，その薬物動態は患者の年齢と身体

状態によって変わってくる。例えばフルボキサミンは，高齢者や肝疾患を持つ人で，半減期が幾分長くなる（ラグヘーバル M., ローズブーム H., 1988）し，サートラリンの半減期も年齢の影響を受ける（ウォリントン S., 1988）。フルオキセチンの効果には肝機能が相当に影響する（ベルグストロム M., レムベルグら，1988）。

臨床的な評価では，SSRI は三環系抗うつ薬同様，大部分のうつ症状に効果があることが認められている。その中には不安，不眠，精神運動制止，焦燥感などが含まれる（レヴィン S. ら，1987，ダンロップ S. ら，1990；クラグホーン J., 1992；キエフ A., 1992）。

SSRI のよい適応としては，不安や心配の程度が強度ではなく，しかし中等度から重度のうつ病（シンプルなタイプ）の患者である（ピュインスキ S. ら，1994；ピュインスキ S., 1996）。さらに SSRI は，反応的な激情を表したり，衝動的になる人格障害の患者の治療にも有効である可能性がある。

ある医学文献では，これらの抗うつ薬の作用は活力低下に感受性が強いことが強調されている（ラアクマン G. ら，1988）。

一連の研究の中で，症候群を構成するもののうち，悲哀が特に顕著な患者は SSRI に対する反応がよい（レイムエル F. ら，1990；チグノール G. ら，1992；マサロフ C. H., カリーニン B. B., 1994）。

SSRI に認められる抗うつ作用以外の効果を表 5 に示す。

SSRI は耐性に優れているので，高齢者に対しての使用もさほど問題とならない。

同時に SSRI の持つ抗不安作用を多くの研究者が指摘している（アミン M. ら，1989；キエフ A., 1992；ボビン P. Я. ら，1995；イヴァノフ M. B. ら，1995）。しかし，わが国の文献では，SSRI による治療の初期段階では効果が小さく，ときに不安の強い患者では不安を高めることさえあるという指摘もみられた（カリーニン B. B., コスチュコーワ E. Г., 1994；ロプーホフ И. Г. ら，1994；マサロフ C. H. ら，1994）。

治　療　　207

表5　SSRIに認められる抗うつ作用以外の効果の比較

薬　剤	治療効果
フルオキセチン（プロザック，フルクサール）	精神運動興奮的作用
フルボキサミン（フェヴァリン）	鎮静作用，抗不安作用
サートラリン（スチムロトン，ゾロフト，アセントラ）	抗不安作用，恐怖に対する作用，自律神経安定作用
シプラミル（チプラレクス，シタロプラム）	抗不安作用
パロキセチン（ペクセチン，パクシル）	抗不安作用，鎮静作用

　近年，SSRIと三環系抗うつ薬の比較研究が行われている。大多数の研究者は新しい抗うつ薬と以前のものとを比べて，効果に大差はないと指摘している（ゲルリ J.ら，1983；ショー D.ら，1986；ハレ A.ら，1991；フォンテーン R.ら，1991）。SSRIと，従来通りに三環系抗うつ薬を不安－抑うつ状態の患者に投与した場合を比較した研究では，総じていうと，不安感の軽減という点では統計学的に有意差はなかったことが示されている（ファイフナー J.，1985；ローズら，1990；アフルツキー Г. Я.，マサロフ C.Н.，1991；ドゥーガン D.，ガイヤルド V.，1992）。

　多くの著者が，SSRIは三環系抗うつ薬で良い結果が得られないときに，有効であると論じている（ワイルブルグ J.G.ら，1989；ビーズリー C.M.ら，1990；イヴァノフ M.B.ら，1991；ボビン P. Я.ら，1992；セレブリャコヴァ T.B.，1994；ボビン P. Я.ら，1995）。C. ビーズリー，M. セーラーらのデータ（1990）によると，三環系抗うつ薬に治療抵抗性の患者の50～60％に新しい薬剤への反応がみられるという。

　三環系抗うつ薬に対するSSRIの利点として，より大きな安全性（副作用の発現頻度と程度が小さいこと）と，治療のやり方の容易さ（外来治療を行える可能性）（ボイヤー W.，ファイフナー J.，1996）を強調しておく必要がある。

　三環系抗うつ薬を投与した場合，副作用のために30％の患者が治療中

断を余儀なくされるが，新しい薬剤ではそれは15％ほどにすぎない（クーパー G., 1988）。

S. モントゴメリーと S. カスパーは，副作用による治療中断は SSRI で14％，三環系抗うつ薬で19％であるとした（1995）。長期にわたる治療では，特に第二世代の三環系抗うつ薬が優れている（メダヴァー T. ら，1987）。

P. Я. ボビン（1989）は，三環系抗うつ薬による治療初期に，自殺のリスクが高まることを指摘した。これと同様に，SSRI を研究した多くの論文で，これらの薬剤が自殺傾向を高めることが指摘されている（ファーヴァ M. ら，1991；コーン D. ら，1990；サチェッティ E. ら，1991）。

治療効果とともに，抗うつ薬（フルオキセチン，サートラリン）のうつ病再燃の予防能力を調べる試みが多くなされている。

コーン G. N. ら（1990）は，セロトニン作動薬はよい耐性を持つため，老年精神医学領域における治療に用いることを推奨している。

SSRI の効果発現の早さについては一致した意見がみられていない。諸外国の研究者の見解によると，SSRI による臨床効果は三環系抗うつ薬より遅い（ルーズ S. ら，1994）。一方わが国の学者たちは，SSRI のほうが他の抗うつ薬より効果発現が早い傾向があるとしている（アフルツキー Г. Я., マサロフ C. H., 1991）。

SSRI は，それぞれの製剤で，レセプターへの占有強度と選択性が異なっている。さらに選択性と占有強度は一致しない。パロキセチンは，セロトニン再取り込みのより強い阻害作用を持つが，シタロプラムは，より選択性が強いということが示されている。レセプターへの選択性と占有強度で薬剤の治療効果の特徴が決まってくるだけでなく，副作用の出方も決まる（トーマス D. ら，1987；フッテル G., 1993）。

厳密に均一化した条件下でうつ病の再燃をみると，フルオキセチンとパロキセチンでは前者のほうが多く，シタロプラムとサートラリンでは前者が多い。パロキセチンとサートラリンとではほぼ差を認めない。

フルボキサミンとパロキセチンは，鎮静作用と抗不安作用を併せ持つという意味では，その効果としてはアミトリプチリンやドクサピンに近づく。一方で他の多くの薬剤，なかでもフルオキセチンはイミプラミンのプロフィールを思い起こさせる，というのもそれらは精神運動興奮作用を持ち，不安や心配な気分を強めることがありうるからである（ケイリー Ch., 1993；ピュインスキ S. ら，1994；モントゴメリー S., ジョンソン F., 1995）。わが国の文献でも，SSRI の効果はさほどではなく，不安の強いうつ病患者では不安を強めることさえあるという指摘がある（カリーニン B. B., コスチュコーヴァ E. Г., 1994；ロプーホフ И. Г. ら，1994；マサロフ C. H. ら，1994）。

精神運動興奮作用があるため，不安，心配な気分，運動抑制，不眠，希死念慮あるいはその傾向のある患者には SSRI は用いるべきでないという意見がある。S. ピュインスキは，SSRI の相対的禁忌として，精神病性のうつ病をあげている（1996）。しかし J. ファイフナーと W. バウアーは逆に，うつ病の精神病状態にも SSRI は有効であるとしている（1988）。

SSRI の服用で最もよく起こる副作用は，消化器系に対してであり，それらは吐き気と嘔吐，便秘と下痢である。患者によっては，体重減少が起こる。

次に起こりやすいのは，不安，心配，不眠，またそれらより頻度は低いが，眠気など。

特別な副作用として，性的な面に関わることがある。最もよくみられるのは，性欲の低下，勃起不全，オルガスムを得られないことである。SSRI の服用によりこのようなことが起これば，通常，投与量を減らすか，休薬日を数日作ったりする。場合によってはセロトニンアンタゴニスト製剤（チプロヘプタジン）を処方したり，性機能を強める薬物（ヨヒンビン）を投与する。

SSRI の副作用の比較を表 6 に示す。

SSRI 投与の相対的禁忌で最もよく指摘されているのは，薬剤への感受

表 6 SSRI の副作用発現の比較

薬　剤	副作用
パロキセチン（ペクセチン，パクシル）	＋＋＋
フルボキサミン（フェヴァリン）	＋＋＋
サートラリン（スチムロトン，ゾロフト）	＋＋
フルオキセチン（プロザック，フルクサール）	＋＋
シプラミル（チプラレクス，シタロプラム）	＋

注：＋＋＋　副作用の発現はかなり多い　＋＋　副作用の発現は中等度　＋副作用の発現は少ない

性が高まっている状態，妊娠（この時期にフルオキセチンでうつ病治療することがよくある），授乳（SSRI の胎児および乳幼児への発育への影響はほとんど知られていない），てんかん，腎臓，肝臓の機能障害などである。SSRI はアルコール，また向精神薬依存になっている患者には投与してはならない。また，他のセロトニン作動性の薬物と併用してはならない（ファイフナー J., バウアー W., 1996）。

　すべての SSRI 製剤は，双極性障害の患者に対して躁転を引き起こす可能性があるが，三環系抗うつ薬と比べるとより少ない（ハルケヴィッチ M. IO., 1996）。気分変調症の患者では 10%ほどの人に軽い躁状態が起きる。

　今日，セロトニン再取り込み阻害薬は，より広くうつ病の症状に対して用いられる傾向にあるが，それぞれの薬物の特性に基づいて行われることにこそ意味がある。

　臨床現場では，精神科医はうつ病の症状がよくなってきているのか，SSRI の副作用が起こっているのか，あるいは離脱症候群なのかを区別するのに迷うことがあるし，稀に生命にも影響することがあるセロトニン症候群に遭遇することもある。

　臨床で SSRI を用いて治療しているときには，副作用，離脱症候群，セロトニン症候群とうつ病の症状との鑑別が特に重要な意味を持つ。離脱症

候群は薬物の急な減量あるいは中止で起こり，めまい，吐き気，不安感，頭痛などが特徴的である。副作用は通常，投与開始後数日のうちに起こり，無気力感，下痢，吐き気，不安感，めまい，不眠，神経過敏，震せんといった形で現れる。セロトニン症候群は SSRI の過剰投与か，三環系抗うつ薬との併用で起こり，典型的なものとして腹部の筋収縮，精神運動興奮，下痢，頻脈，筋緊張あるいは弛緩，痙攣，発汗，低体温などがみられる。うつ病でのうつ状態のポイントは不快気分である。

　SSRI 製剤は，老年期医療の臨床にも好んで用いられる。高齢者には通常少量の投与から始め，次第に増量していく。SSRI は，副作用としてパーキンソン症状やアクチベーションを起こしにくい。ただし SSRI を投与後，高齢者では姿勢が不安定になる可能性があることは考慮しておくべきである。

　老年期医療の臨床では，シタロプラムとサートラリンがよく用いられる。思春期のうつ病患者にも SSRI は利用されるが，特にフルオキセチンとサートラリンが好まれる。

❖フルオキセチン

　フルオキセチン（プロザック）は，1980 年代初頭に頻用されるようになった。SSRI の初期の薬剤のひとつであり，うつ病性スペクトラム障害に広く用いられている。また過食症にも効果があることが指摘された。

　フルオキセチンは 1 日 20mg を朝服用し，必要に応じ 40 〜 80mg まで上げることができる（国外では，4mg/ml の液剤もある）。

　経口摂取でよく吸収され，肝臓で脱メチル化される。非活性代謝物と薬理的に活性のあるノルフルオキセチンとなる。フルオキセチンの効果はその代謝が大きく関わっており，肝機能が相応に反映される（ベルグストロム M.，レンベルグ L. ら，1988）。フルオキセチンはチトクローム P450 2D6 の活性を低下させるため，三環系抗うつ薬を含む精神作用薬の代謝を遅らせ，それらの血中濃度を高める。そのため中毒を引き起こす可能性が

212

ある（クレーヴ N. ら，1992）。

　フルオキセチンは，服薬後6時間で血中濃度が最高に達する。フルオキセチンは，SSRIの中では《半減期》が最も長く，2〜3日ほどであり，活性物質のノルフルオキセチンは7〜9日にも達する。これは，服薬を忘れがちな患者には優れた性質ではあるが，他の抗うつ薬（特にMAO阻害薬）から変更するには，より慎重に行う必要が生じる。安定した血中濃度を得るには，数週間かかる。フルオキセチンは優れた抗不安作用があるが，一方で治療初期には不安や焦燥感を高めることがあるのには注意を要する。

　フルオキセチンの薬物動態からすると，イミプラミンのプロフィールを思い起こさせる，というのも精神運動興奮的な効果があり，また，既述のように不安感や心配な気分を強めることもあるからである（ケイリー Ch., 1993；ピュインスキ S. ら，1994；モントゴメリー S., ジョンソン F., 1995）。したがって不安感や心配な気分，精神運動興奮の強い患者，また不眠や希死念慮のある人には使用すべきでないという意見もある。しかし，最近の研究では，自殺のリスクを高めることはないことが示されている（フリーマント N. ら，2000）。

　フルオキセチンは，他のSSRIに比べると効果発現が遅い（2〜3週間）が，同種のSSRIと最終的には同等の効果が得られる（エドワーズ J., アンダーソン I., 1999）。うつ病の症状改善の効力としては，三環系抗うつ薬とほぼ等しいという研究がある（ビーズリー C. ら，1991）。同時に，うつ病の症状の全般的な発現を抑制する能力は，他のSSRIには劣るという指摘もみられる（ウィリアムス J. ら，2000）。

　治療初期，また後になっても吐き気やアカシジア，頭痛，霧視，皮疹などが出現することがある。性的な機能障害もみられることがある（ガスリー S., 1991；ド ヴェイン C., 1994；ピュインスキ S., 1996）。

❖フルボキサミン

フルボキサミン（フェヴァリン）は気分を高め，活性化する優れた効果を持ち，自律神経症状を安定させる。そのため不安の強いうつ病患者に適しているかもしれない。また，比較的効果発現が早く，適応症状も広いため，一般的に患者治療者関係を良好に保つことに資する。

フルボキサミンは1日夕方1回，50mgから開始する。5〜7日かけて100mg（効果が現れる中間値）まで上げる。必要に応じ，2〜4週をあけて増量することができる（極量は1日500mg）。この場合150mgから始め，その後は1日数回に分けて投与される。

フルボキサミンの代謝活性物ははっきりしていない。半減期はおよそ20時間，血中濃度は投与量と比例しない。

多くの場合，抑うつ気分よりも早く不安感が解消される。これは，臨床的には全般的な改善として現れ，人ごみを避けなくなったり，一見自信があり，落ち着いて見えるようにさせる。遷延化したうつ状態や，社交不安——その中には小児も含まれる——のある患者への有効性が指摘されている。

慢性期の統合失調症の患者で，陰性症状が現れてきた初期に，非定形神経遮断薬にフルボキサミンを加えるとその症状を軽減することがある。一方で，他のSSRIと比べると副作用が多いという比較研究があり（フリーマント N.ら，2000），また，それが最も少ないのはサートラリンである（エドワーズ J., アンダーソン I., 1999）。

❖シタロプラム

シタロプラムはセロトニンに対し，ノルアドレナリン，ドパミンと比較して，はるかに選択性の高いセロトニン再取り込み阻害作用がある。

通常1日1回，朝20mgを投与する。大多数の患者で，これが最適の効果のある量であるが，最大では60mgまで用いることができる。

肝臓の酵素（チトクローム P450）活性にあまり影響しないので，他の

薬物との相互作用が事実上，起こらない。そのため，慢性の身体疾患に起因したうつ状態の治療によく用いられる。薬物相互作用は，あったにしても最小限である。チトクローム P450 により，主に2つの代謝物が生じる。デメチルシタロプラムとジデメチルシタロプラムである。これらは，シタロプラムそのものより薬理的活性は非常に小さい。シタロプラムの半減期は，30 時間である。血中濃度は，投与量に直線的に比例するという特徴がある。重症の患者ほど，投与量を多くすべきである。シタロプラムは，一般身体科の臨床や，脳卒中後の高齢者にも推奨される。SSRI の投与では，男性に性機能不全がしばしばみられるが，その中ではシタロプラムはほぼ無視できる程度のものであることが判明した。一方で頭痛や吐き気といった副作用が，投与後最初の2週間で他の製剤より多いことがわかった。

❖サートラリン

サートラリン（ゾロフト，スチムロトン，アセントラ）は，中等度の感情賦活（抗不安）作用を持つ。自律神経安定作用や鎮静作用，感情調整作用，アドレナリンやコリン（ムスカリン）作用はない。精神運動機能には影響がなく，恐怖を抑える弱い作用と，非常に弱い血圧低下作用がある。

悲哀感の目立つ，軽度から中等度のうつ病で，不安や身体愁訴の多い患者によい適用がある。満足のいく治療効果が得られるのに要した時間により，その後の治療継続や，症状再燃の予測ができるだろう。

サートラリンは，強迫性障害の治療にも用いられる。

通常抗うつ効果は，服薬開始後1週間ほどして現れる。

最初に効果が現れてからさらに長期投与（2年間）すると，十分な効果を得られ，耐性も良好である。サートラリンは，パニック障害と心的外傷後ストレス障害（PTSD）の治療にも用いられる。これらも7日ほどして効果が出るかもしれないが，はっきり現れるにはもっと時間がかかる。2〜4週間かかるかもしれない（さらに長い時間がかかることもあるし，強

迫性障害の場合はもっと長い）。悲哀感の強いうつ病によく起こってくる不安感の再燃を，サートラリンはよく抑えるという意見もある。

サートラリン（ゾロフト，スチムロトン）は，SSRI の中でも副作用が少ない薬剤であり，小児精神医学の領域でも，また統合失調症の急性期後のうつ状態にも用いられる。

サートラリンは，1 日 50mg が通常量である（朝 1 回，食前食後に関係なく服用できる）。1 週間をあけて 50mg 増量ができる。入院患者では 1 日 50 〜 100mg，外来患者では 25 〜 50mg が一般的な用量であるが，必要に応じ，2 〜 4 週間をあけて，最大 1 日 200mg まで用いる。

通常の用量で，サートラリンは血小板でのセロトニン取り込みも抑制する。サートラリンは肝で代謝され，98％は蛋白と結合して存在する。主要代謝物は，薬理学的には活性は弱い。他の多くの抗うつ薬とは異なり，サートラリンは主に a1- グリコプロテインと結合する。他の薬剤は基本的に，アルブミンと相互作用がある。

半減期は年齢によって影響がある。小児はサートラリンの代謝が早い（ウォリントン S., 1988）。近年の知見では，小児に用いる場合は血中濃度が過剰にならないように，より少量で投与するよう指摘されている。一方，思春期や老年期でのサートラリンの薬物動態は 18 〜 65 歳の成人のものと変わりがないことを多くの研究者が示している。

吸収は遅く（4 〜 6 時間），消化管および腎から排泄される。平均した血中濃度は，投与開始後 1 週間ほどして得られる。半減期は 22 〜 36 時間である。腎の病変はサートラリンのクリアランスにはほとんど影響しない。一方，肝の病変では，《半減期》が血清中も血漿中も濃度は約 50％上がる。よくみられる副作用は，震せん，吐き気，口渇，下痢である。しかし，通常 4 週間までには自然消失する。パニック障害の治療で，より早期に副作用が現れる。肝病変および腎機能障害のある患者は，相対的禁忌である。投与中止後 5 週間以内には，MAO 阻害薬は投与されない。

サートラリンを慢性的に服用すると，レセプターの減少が起き，耐性が

生じることがある（アンソニー P. ら，2002）。

❖パロキセチン

パロキセチン（パクシル，レクセチン）はSSRIの中では，セロトニンレセプターに最も強い親和性のある薬剤である。サートラリンやフルオキセチンに比べ，はるかに強くセロトニン再取り込みを抑制する。

パロキセチンは通常，1日20mgから投薬を開始するが，10mgでもよい。大多数の研究者がこの量で効果が現れるとしている。しかし必要に応じて，2〜4週間をあけて10mgずつ増量し，最大1日50mgまで増量できる。

パロキセチンの《半減期》は，21〜24時間である。このため血中濃度が安定するのは投与開始後1週間ほどである。

代謝後に活性のある化学物質は生じない。60％までが腎で排泄される。軽度から中等度の腎機能障害がある患者では，血清中の濃度が最大2倍になりうる。

長期服用すると，フォローアップできれば，1日1回の服用でも血漿中の濃度が数倍になっているだろう。

パロキセチンは重度ではないが，体重増加をもたらすことがある。

モノアミン酸化酵素阻害薬

ミトコンドリア外膜にあるモノアミン酸化酵素の活性を抑制する治療薬は，ある特定の位置を占めるといえる。それらはカテコールアミン類と，インドールアミン類の分解を阻害することで作用する。モノアミン酸化酵素阻害薬（MAOI）は選択性がなく，それゆえカテコールアミン類，セロトニン，そしてドパミンのレベルを上昇させる。

MAOIは，三環系抗うつ薬同様1950年代に開発されたが，前者は結核の治療の必要性から付随して出てきたものである。

MAOIの治療効果については，必ずしも一致していない。他の抗うつ

薬に反応しない難治性うつ病に有効であるとする見解や，食欲が過剰で，過眠傾向のある，非定型のうつ病に有用性があるとする研究もある。

　MAOIの心血管系への影響は，予測しがたい。この薬剤が血中のノルアドレナリンとアドレナリン濃度を上げる限り，血圧は上昇するはずである。ところが同時にMAOIは血管運動中枢に抑制的に作用し，交感神経の活動を抑える（アンソニーP.ら，2002）。血圧上昇の最初の徴候は，後頭部の痛み，左胸部の違和感，強い拍動感などであり，また，失神することもあるかもしれない。

　急激な血圧上昇を避けるためには，次のような点に注意しなければならない。ある種の薬剤の投与はしないこと（β-ブロッカー類，麻酔薬および鎮痛薬類），またチラミンを含む食材を摂らないようにさせること（チーズ，ピザ，スメタナ，燻製の牛肉，塩漬けキャベツ，豆類，アボガド，発酵食品，醤油など），次の飲料は避けること（シャンパン，ビール，ウィスキー，コーヒー，チョコレート）。通常チラミンは，吸収される前にMAOIによって分解が阻害されるが，モノアミン酸化酵素の活性が低下している条件下では，食物中のチラミンが吸収される。するとアドレナリン作動性ニューロンに取り込まれ，《偽神経伝達物質》であるオクトパミンとなり，高血圧クリーゼを引き起こすことがある（アンソニーP.ら，2002）。MAOI製剤は肝臓で分解されるが，肝障害があるときには毒性を持ちうる。

　L.エルキンら（1989）によると，選択性のない阻害薬であるMAOIは，うつ病の治療としては第二選択の薬剤であり，またうつ症状が単純で軽く，他のより安全性の高い治療法がうまくいかないときにだけ使用するべきである。現在ではほとんど使用されないが，これらの薬剤にはフェネルジン（ナルジール），イゾカルボクサジド（マルプラン），トラニルチプロミン（パルナット）がある。

　三環系抗うつ薬に反応しない場合に，MAOIを加えると，効果があるという研究がある（パンデA.ら，1991）。また，非定型うつ病（過食，

218

過眠，不安，恐怖感などを示す）に有効である可能性があり（プジンスキー C., 2000），TCA より有効と考えられている。

MAOI の《半減期》はおよそ 2.5 時間であり，MAO が最も阻害を受けるのは（最大有効度），吸収後 14 時間である。しかしながら，抗うつ効果が実質的に現れるのは 4 週間後からである。

アイソザイムである MAO-A と MAO-B の活性を抑える MAOI として，現在は前者については，ピラジドール，モクロベミド，後者についてはセレギリン（パーキンソン病の初期に用いられる）がある。

❖ピラジドール

ピラジドールはわが国で開発された，バランスのとれた抗うつ薬といえ，選択的に MAO-A を阻害する（作用時間は短く，可逆性である）。感情賦活効果が，うつ病症状の抑制という形で現れてくるが，その中でも生命に関わるほどの悲哀，無気力感，精神運動制止を緩和する。

この薬剤は，モノアミン類の神経伝達物質としての作用を正常化する。セロトニンの脱アミノ化を阻害し，それより作用は小さいが，ノルアドレナリンとさらにわずかだがチラミンの分解も阻害する。モノアミン類の再取り込み作用も，部分的に有する。向知性薬としての性質もあり，認知機能を改善する。ピラジドールは基本的に軽症か，中等度のうつ病に用いられ，それらには神経症的うつ病および仮面うつ病が含まれることは，考慮に入れておくべきことである。また，焦燥感をともなった重度のうつ病には効果がないかもしれない（重度のメランコリー型うつ病の患者では，ピラジドールが効果を示すのは 50% までである）。

ピラジドールは，アルツハイマー病やアルコール離脱期，また，《器質性》のうつ状態に用いられる。また，心身症の治療や，心筋梗塞，脳動脈硬化症にともなった無気力感の強いうつ症状にも適応がある（他の薬剤との併用が有用であることが多い）。低酸素症の際に，肺の正常化に役立つことがある。ピラジドールは，投与開始から 3 ～ 5 日すると効果がみられ

てくる。一日量で15～300mgを投与する（初期は1日2回，50～75mg
を投与）。200mgを超えると，鎮静作用が出てくることがある。400mgを
超えると，重度の内因性うつ病に効果を示すことがある。

　ピラジドールのバランスの良さは，焦燥感の強い状態には鎮静的に作用
し，かつ衰弱感や無気力感には活性化作用を持つ点にある。このような理
由で，うつ病の混合状態や，非定型うつ病に有効であるとされる。

　さらに，うつ病に併存した心気的な体感異常や，強迫状態，離人感など
が消失することもある。

　ピラジドールの副作用としては，口渇，発汗，倦怠感，頻脈などがある
が，軽いことが多い。稀にアレルギー反応やめまい感が起こることがあ
る。TCAとは異なり，抗コリン作用はない。重症肝炎と血液疾患には使
用禁忌である。

❖モクロベミド

　モクロベミドは，可逆的な選択的MAO-A（MAO-Aはセロトニン，ノ
ルアドレナリン，ドパミンを選択的に分解する）の阻害薬であり，TCA
に近いプロフィールを持つ。イミプラミンやデシプラミンのように，精神
運動興奮性の作用がある。無気力感，精神運動制止，倦怠感が主要な病状
の患者に適応がある（フィットン A. ら，1992）。

　モクロベミドは1日1回，食後300～450mg処方される。効果が現れ
ない場合は，2，3週間あけて，150mgずつ増量する（投与上限は1日2
回に分けての服用で，600mgである）。

　しかし，モクロベミドはMAO-Aの阻害薬であるが，交感神経興奮薬
やチラミンを含んだ食品との相互作用があるため，治療量の上限は明確で
はないところもある。というのも，チラミンは基本的にはMAO-Bで代謝
されるからである。モクロベミドを中止すると，比較的早くMAO-Aは
再び効果を現してくる（24～48時間）。

　プラセボとの比較対照試験では，モクロベミドは《大うつ病》と気分変

調症に有効であることが示された。J. アングスト，M. ステイブルと J. ア
ングスト，F. ジョンソン（1994）は，モクロベミドが重症のうつ病治療
に有効である可能性を示した。

　また，モクロベミドは毒性が小さく，耐性にも優れているため，高齢者
のうつ病に対してもよい選択肢となる。アルコールとの相互作用もない。

　多くの研究者が，モクロベミドの服用中断がないことを指摘している
が，それは多くは，末梢神経にも中枢神経にも，抗コリン作用が小さいた
めである（フィットン A. ら，1992；ボールドウィン D.，ラッジ S.，1994；
ピュインスキ S.，リバコウスキ J.，1995）。

　副作用としては，粘膜の乾燥（特に口渇），めまい，頭痛，眠気，嘔
気，不眠などで，便秘や胃部不快感は少ない。筋肉の痙攣や視覚障害はほ
とんどない。双極性障害の患者では，躁転することがある（マシュコフス
キー M. Д.，1997）。

複素環系抗うつ薬

　複素環系抗うつ薬（HCA）には，アモキサピン，ブプロピオン，マプ
ロチリン，トラゾドン，ネファゾドンがある。

❖トラゾドン

　トラゾドンはネファゾドンの代謝物であり，多くの特徴ある薬剤であ
る。作用メカニズムとしては，SSRI に近い。鎮静作用があり，不眠に対
してもしばしば用いられる。血圧低下や不整脈の出現など心血管系に影響
があるので，虚血性心疾患を持つ患者には勧められない。消化器系への副
作用（吐き気，味覚変化）がある。また，勃起が長引くという現象もみら
れることがある。

　高用量（6 〜 8mg/kg）でセロトニンのアゴニストとして作用し，低用
量（1mg/kg）でアンタゴニストとして作用する。SSRI と同時に服用し
てよい。トラゾドンを長期に服用すると，後シナプスセロトニンレセプ

ターの脱感作が起こる。

❖ネファゾドン

　ネファゾドン－水酸化クロライド（セルゾン）は，ピペラジンから合成された薬剤であり，選択的に後シナプスのセロトニンアンタゴニスト（5HT-2A）としての作用もあり，セロトニンの動態に影響を与える。また より弱いレベルであるが，ノルアドレナリン系にも影響する。ネファゾドンは，a-2-アドレナリンレセプターのアンタゴニストとしても働き，セロトニンの放出を強める。

　ネファゾドンは，化学構造的にはトラゾドンと類似のものであるが，薬理学的には全く異なったプロフィールを持つ。セロトニン再取り込みの阻害作用は比較的弱いが，5HT-2 レセプターの強力なアンタゴニストであり，抗不安活性が高い。5HT のアンタゴニストとしての作用が，後シナプスセロトニンレセプターを介してより強くセロトニン活性を伝え，それが抗うつ効果や不眠の改善，また性機能の障害を軽減させると考えられている。しかし，他の副作用もある（吐き気，頭痛）。

　《大うつ病エピソード》の治療に，ネファゾドンが三環系抗うつ薬より優ったとするいくつかの研究がある（スリスラパノン M., 1998）。

　ネファゾドンは，肝臓のファーストパスで相当に代謝され，薬理活性を持つものは 20％以下となる。薬理活性は直線的ではない。

　副作用として，倦怠感，眠気，血圧低下，眼の調節障害などがある。SSRI に比べ，焦燥感，不安感，震せん，不眠は少ない。ネファゾドンで治療中肝炎が起こったという複数の報告がある。

❖ブプロピオン

　ブプロピオン（ヴェルブトリン）は，ドパミンの再取り込み阻害薬であり，患者の活動性を高める目的で用いられる。また，うつ病の遷延化した状態，特に病歴から反復性のうつ病が疑われるとき，もしくは双極性障害

に適用がある。体重増加や性機能障害，躁転などが臨床上，起こらない。

　副作用としては，焦燥感，不安，震せん，不眠，吐き気，また大量に服薬した場合，痙攣が起こることがある。これらを避けるために，少量を1日2～3回服用する。

新しい抗うつ薬

　近年，セロトニンだけではなく，ノルアドレナリンとドパミンの活性に影響し，かつ三環系抗うつ薬にみられる副作用が少ない薬剤の合成が進められている。

　それらの新しい抗うつ薬には，チアネプチン（コアクシル），ミルナシプラン（イクセル），ブプロピオン（ヴェルブトリン），ヴェンファラキシン－水酸化クロライド（エフェクソール），ミルタザピン（レメロン）がある。

　セロトニン・ノルアドレナリン再取り込み阻害薬（SNRI）は，三環系抗うつ薬とは異なり，セロトニンとノルアドレナリンレセプター以外には作用しない。近年の研究では，セロトニン，ノルアドレナリン再取り込み阻害薬（ヴェンファラキシン，ミルナシプラン）の多くは，SSRIより有効であると報告されている。例えばヴェンファラキシンはより早く効果的にうつ病の症状を軽減する（耐性はほぼ等しい）（テーゼ M. ら，2001）。

❖チアネプチン

　チアネプチン（コアクシル）は，神経生化学的に独自のプロフィールを持っている。その作用機序は三環系抗うつ薬やSSRIとは反対に，前シナプスでのセロトニン再取り込みを刺激することであり，1回投与後も反復投与後も同レベルに再取り込みが行われることである（ファタチーニ C. ら，1990；チャンバ E. ら，1991）。

　他の効果のある抗うつ薬同様，チアネプチンはストレスによって引き起こされたノルアドレナリンの放出を修正し（サチェッティ G. ら，1993），

前頭前野の細胞内のドパミン濃度を上昇させる（インヴェルニッチ R. ら，1992）。

セロトニン再取り込みを刺激することで，ストレスに起因した視床下部－脳下垂体－副腎系システムの興奮を抑制し，ストレスに関連した行動異常も改善させる（マクイヴェン B. ら，1993）。

抗うつ効果については，チアネプチンは三環系抗うつ薬や SSRI と比肩しうる。《大うつ病》（単極性，双極性を含む）だけではなく，気分変調症や身体愁訴の多い患者にも有用である（オールビー J. ら，1993）。

チアネプチンの抗うつ効果は，抗不安作用によって補完される（ゲルフィ J. ら，1989）。チアネプチンは，感情の混合状態にある適応障害に用いられるミアンセリンやアルプラゾラムと同等の有効性があり，不安・うつ混合状態にも効果が認められる（ワイド M.，ベンフィールド P.，1995）。副作用としては頭痛が最もよく起こるが，SSRI と異なり，神経過敏や不眠，食思不振，リビドーの低下を起こさない。

❖ミルナシプラン

ミルナシプラン（イクセル）は，セロトニンとノルアドレナリンの再取り込み阻害薬である。2つの神経伝達物質系に作用するために，ソマトデンドライトのレベルでのダウンレギュレーションを回避することができ，それが抗うつ効果を高める（ロメロ L. ら，1996）。

服薬後の血中濃度は，0.5 〜 4 時間で最高になり，2 〜 3 日で安定する（1 日 2 回の服用で）。

ミルナシプランの代謝にはチトクローム P450 2D6 が関与しないため，他の薬剤との相互作用は実質的にはない。半減期はおよそ 8 時間である。腎障害のある場合にのみ，服用量を調整しなければならない。ベンゾジアゼピンとの併用で血中濃度は変化しないが，カルバマゼピンと併用すると 20％低下する。適量は 1 日 100 〜 200mg である。反復性のうつ病の治療で，再発予防に有効性があることに注目すべきであろう。

通常この薬剤は単剤処方される。総合的な効果としては，中等度のうつ病に対してアミトリプチリンと同等であり，気分の高揚と鎮静とにバランスよく働く。ミルナシプラン（イクセル）は，効果発現が比較的早い。

副作用は40%の患者にみられるが，通常軽く，吐き気，頭痛，排尿困難などである。外来での軽度ないし中等度のうつ病治療に，好んで用いられる。

❖ヴェンラファキシン

ヴェンラファキシン水酸化クロライド（エフェクソール）は，選択的セロトニン，ノルアドレナリン，ドパミンの再取り込み阻害薬である。この薬物はセロトニン再取り込み阻害がノルアドレナリンよりも5倍強く，ドパミンに対してはごく弱い。

うつ病治療以外に，全般性不安障害にも推奨される。

通常ヴェンラファキシンは1日75mgが服用される（1日数回に分けて服用してもよいし，1日1回を徐放剤の形で服用してもよい）。必要に応じ1～2週間をあけて増量する（極量は1日375mg）。

ヴェンラファキシンはファーストパス・エフェクトで大きく代謝され，デスヴェンラファキシンに変化するが，その活性はヴェンラファキシンと同等である。ヴェンラファキシンの半減期は4時間，代謝物は10時間である。徐放剤は一定期間での薬物動態のコントロールができ，1日1回の投与を可能にする。

副作用としては，吐き気，嘔吐，傾眠，めまい，発汗，性機能不全，薬疹，血圧低下（一日量が225mgを超えると血圧上昇がみられる）などがある。

❖ミルタザピン

ミルタザピン（レメロン）は，ノルアドレナリン系とセロトニン系の神経伝達物質に相乗的に影響する新しい抗うつ薬であり，《受容体特異的》

治　療　　　225

に作動し，耐性にも優れている。

　ミルタザピン（レメロン）の効果発現のメカニズムは，α2-アドレナリンレセプターのアンタゴニストとして作用することである。α-自己受容体とヘテロ受容体，またセロトニン系ニューロン端末の受容体を阻害することにより，ノルアドレナリンとセロトニンの放出を増強し，それらの活性を高める。ミルタザピンは5HT-1受容体のみ活性化し，5-HT2と5-HT3はブロックされる（ド ボア T. ら，1994, 1995）。このようにして，レメロンはノルアドレナリンおよびセロトニン特異的な抗うつ薬として作用する（NaSSA）。5-HT2と5-HT3受容体の阻害は，セロトニンによる副作用，特に吐き気，性機能不全，睡眠障害などを弱める。

　ミルタザピンは，腸管から即座に吸収され，蛋白と結合し，チトクローム P450で代謝されて多様な化学物質に変化する。ミルタザピンは20～40時間体内に留まるが，年齢と性別によって差がある。

　ミルタザピンの服用によって食欲が増し（ポイスケンス J., 1995），体重増加の可能性がある（服薬開始後6週間で平均2kgの増加）。また，日中の眠気が出ることがある。服用量が少ないほど，鎮静作用は小さい。

　臨床効果としてはSSRIとほぼ同等であるが，効果発現がSSRIより早い（アンダーソン I. ら，2001）。

　I. アンダーソン（1997）は，入院患者の治療では，ミルタザピンがSSRIより効果的であることを確認した。同時に，うつ病の症状消失に関して，ミルタザピンがアミトリプチリンと同等の効果を現すことを示した。ミルタザピンは20～60mgの投与で，筋線維症の治療に利用できる。また，SSRIに加えることで，吐き気を軽減しうる（ナーゲル K., 2005）。

　副作用としては弱い抗ムスカリン作用，口渇（この理由ははっきりわかっていない）がある。

　また，上記のように，眠気と体重増加がプラセボより起こりやすいことが指摘されている（ジフコウ M. ら，1995）。

抗うつ薬と他の薬剤との相互作用

　抗うつ薬による治療を行う場合，他の薬剤との相互作用の特性を考慮に入れておかなければならない。リチウム（炭酸リチウム）あるいは甲状腺ホルモン（トリヨードサイロニン）と抗うつ薬を併用すると，抗うつ薬の効果が増強する可能性がある。

　三環系抗うつ薬とアルコールを併用すると鎮静作用が強まり，精神運動抑制に至ることがある。アルコールを長期に飲用している患者には，通常量より多めの抗うつ薬が必要となろう。三環系抗うつ薬の代謝が，バルビツールの活性を高める。三環系抗うつ薬とSSRIを併用すると，三環系抗うつ薬の血中濃度が上昇し，心毒性を高める。この場合，フルオキセチン，またパロキセチンとの併用が特にリスクが高い。三環系抗うつ薬はインスリンの効果を強め，低血糖を引き起こすことがあることに注意すべきである。

　フルオキセチンあるいはパロキセチンと定型の神経遮断薬を併用すると，代謝酵素（CYP2D6）が同じであるため，錐体外路症状がより強く現れる可能性がある。フルオキセチン，パロキセチン，フルボキサミンは，アルプラゾラムなどのベンゾジアゼピン系薬物と一緒に用いると，精神運動興奮を引き起こすことがある。フルボキサミンは他のSSRIとは異なり，クロザピンの血中濃度を著明に上昇させる（数倍高める）。またオランザピンに対しても同様である。

　フルオキセチンとフルボキサミンは，リチウム製剤と結合し，セロトニン症候群の出現リスクを高め，神経毒性を持つに至ることがある。他のSSRIでも，リチウムの神経毒性を強めることがある。

　ある種の抗生物質（エリスロマイシン）は，サートラリンとシタロプラムの血中濃度を上げる。フルオキセチンとクラリスロマイシンの結合で，精神病症状が生じることがある。いくつかのSSRIは，スタチンとの相互作用で様々な悪影響を起こしうる。特にフルオキセチンは個々のスタチン類と結合し，筋炎を誘発することがある。フルボキサミンとテオフィリン

は併用してはいけない（毒性を生じる）。

SSRIを電気痙攣治療で用いていると，三環系抗うつ薬とは違い，痙攣が延長すると指摘している文献がある。

神経遮断薬
（ネイロレプチク）

うつ病治療には，精神病症状に対して効果を発揮する神経遮断薬も用いられる。それらはクロルプロチキセン（トルクサール），スルピリド（エグロニル，ドグマチール），フルペンチクソール（フリュアンクソール），レボメプロマジン（チゼルチン），リスペリドン（リスポレプト），オランザピン（ジプレキサ）などである。これらは，軽度ないし中等度のうつ状態に効果が認められることがある。幻覚や妄想をともなったうつ病には，非定型神経遮断薬（リスペリドン，オランザピン）が抗うつ薬（フルオキセチン，ミルタザピン）と併用されることがよくある。このような処方で60～70%の症状改善がみられる。

双極性障害の患者には，オランザピンの処方が推奨されている。というのも，それは神経遮断薬としての作用と気分安定の効果を有するからである。

一方で，特に精神病状態の急性期患者では，抗うつ薬の大多数が神経遮断薬の効果を弱めることに注意しておかなければならない。

内分泌系に影響する薬剤

19世紀にブラウン－セカールが，卵巣と精巣からの抽出物を用いて気分障害を治療しようとし，一定の成果をあげたことはよく知られている（ブラウン－セカール C., 1889）。

現代では海外で，視床下部－下垂体－副腎皮質系に作用する薬剤が，うつ病治療に使われることがある。ひとつのグループには，酵素レベルでコ

ルチゾール合成を阻害する薬剤（ケトコナゾール，メチラポン，アミノグルテミド）があるが，長期間の内分泌機能不全の結果として現れる多大な副作用が問題となる（ウォルコビッツ O. ら，2001）。もうひとつのグループは，コルチコトロピンレセプターのアンタゴニストとして作用するもの（アンタラルミン）であり，抗うつ効果，抗不安効果を潜在的に持つとされる（ホルスベーファー F., 1999）。

近年，うつ病治療の補助的用途としてデヒドロエピアンドロステロンの研究が行われている。これはうつ病での認知面での障害の修正を目的としている（サポルスキー R., 2000）。

気分安定薬
_{ノルモチミク}

双極性障害，反復性うつ病，気分循環性障害，統合失調感情障害，衝動性障害などに対し，急性期エピソード後の落ち着いた段階で，気分の安定を保つために補足的に用いられる薬剤が，感情の安定薬（気分安定薬，感情賦活薬）である。感情の安定薬は，脳卒中や前頭葉部分の外傷，腫瘍性病変に起因する躁状態にも用いられる。さらに，これらの薬剤は重症のうつ病エピソード（大うつ病）の治療の補助的役割を持つものとして，使われることがある。この場合は，中等量までゆっくりと増量して用い，大量に使うことはない。

気分安定薬は，特に双極性障害によい適応がある。しかし，リチウムで治療する場合，効果が現れるのに多くの場合，7～8週間かかることに注意するべきである。気分安定薬は，血中濃度を定期的に——3カ月に一度以上——調べておく必要がある。例えばリチウムなら，濃度の基準値は0.6～0.9mEq/l である。患者と医師の信頼関係があまり良くない（コンプライアンスがない）場合は，血中濃度の検査を2～4週に1回は行うべきだろう。

気分の安定作用のある薬剤の中で最もよく使われるのは，リチウム（炭

酸かクエン酸塩）とバルプロ酸（バルプロ酸塩，バルプロ酸ナトリウム）
であり，カルバマゼピンはそれらよりは少ない。また，作用機序は依然研
究途上であるが，ラモトリギン，ガバペンチン，カルシウムチャンネル拮
抗薬（ベラパミル），その他神経学領域で使用される薬物がある。

　気分の安定薬は，うつ病の再燃予防に用いられるだけではない。かつて
はこれらの薬剤が，うつ病性スペクトラム障害の治療に用いられた。しか
しこれらは，うつ病相よりも躁病相でより有効に作用する。

　通常，気分安定薬を投与開始する前に，患者の身体状態と神経学的検査
が詳しく行われる。リチウム製剤は，心臓の伝導系の障害，また白血球増
多，糖尿病，腎機能障害，甲状腺機能低下などを起こしうる。また，妊婦
に影響があり，胎児に障害を引き起こすことがある。リチウム治療開始前
には，心電図と血液一般の検査が行われ，また電解質，窒素性塩基，クレ
アチニン，腎の一般検査，TSH のチェックなどがなされる。バルプロ酸
もまた，血液に影響し（白血球増加，貧血，血小板減少），妊婦にもリチ
ウムと同じような問題が起こることがある。近年の見解では，バルプロ酸
を使用する場合，妊娠の有無を調べるべきである。カルバマゼピンは，不
整脈，無顆粒球症，貧血，肝炎（黄疸），抗利尿ホルモン分泌低下などが
起こりうる。

抗酸化薬

　抗酸化特性を持つ薬剤もまた，うつ病性スペクトラム障害の治療に用い
ることがある。

❖メクシドール
　メクシドールは，向知性および抗不安作用を持ち，抗酸化効果を有す
る抗酸化薬製剤のグループに入る。抗酸化活性は，ピラセタム（ノオトロ
ピル）よりかなり強い。メクシドールには薬理学的にはかなり広い作用が

あり，抗酸化作用，抗ストレス作用，向知性作用，抗痙攣作用，抗不安作用，また脂質の酸化過程でフリーラジカルの生成を阻害する。メクシドールの薬理学的効果は次の3つのレベルで認められる。それらは，ニューロン，血管，代謝のレベルである。

メクシドールは，10～300mg/kgで効果を期待できる。臨床的には，特に遷延化した衰弱－うつ症候群に有用であり，また緊張や不安，恐怖感も和らげる。うつ病にともなう自律神経症状に対する効果，サーカディアンリズムの乱れの復調，認知機能の改善にも効果があることが示されている。

メクシドールは，血管内（点滴，静脈注射），筋肉注射，また経口で用いることができる。

生物学的非薬物的治療

薬物治療と精神療法以外に，いくつかのうつ病の治療法がある。

そのような方法は，薬物治療や精神療法とともに行われることが稀ではない。これらには次のようなものがある。静脈内血液レーザー照射，磁気刺激（経頭蓋磁気刺激），体外解毒（プラズマフェレーシス），断続的正常圧低酸素療法，脳頭蓋低温法，光照射療法，断眠療法，ダイエット療法（減食の様々な変法を含む），温浴療法（古代から利用されているもので，単に温かいお湯につからせる），マッサージ，治療的運動（呼吸を強める運動や体操がうつ病症状を弱める）など。

生物学的治療法の中で，電気痙攣療法は特別の位置を占める。

静脈内血液レーザー照射

わが国の静脈内血液レーザー照射治療の推奨者たちは，低侵襲性のヘリウム－ネオン装置（ΦАЛМ-1）を使用しなければならないとしている。レーザーの波長は，0.63マイクロミリメートルである。光ファイバー出

口での放射強度は，8ミリワットである。1回に15分の照射を行い，1クールに8〜12回の照射を行う。薬物治療を行っているうつ病患者にこのレーザー照射治療を行ったところ，60％の人に，うつ症状がほぼ半減したことが示されている。無気力や悲哀の目立つ患者に，より有効であり，離人様の症状や遷延化した状態，心気的な症状などがあるより複雑な病態には効果が小さい。また，不安－うつ状態にもあまり有効ではない。レーザー照射治療の効果発現は，抗うつ薬と同様，ある程度の時間をおいて現れてくることを知っておくべきだろう。現在では，レーザー治療のいろいろな変法が現れている。例えば，低侵襲性磁気レーザー治療から分化した手法がある。これは，赤色線（0.63マイクロミリメートル）を血中に，赤外線（0.89マイクロミリメートル）を経皮的に別個に照射することを組み合わせて，標準的な磁場を利用して生物学的に活性化された場所や臓器に，一連の照射を行うやり方である。なお，レーザー照射には通常副作用や合併症は起こらない。

体外解毒

　体外解毒は，治療抵抗性のうつ病の補助療法として行われる。場合によっては，蛋白代謝の正常化を目的に，生鮮凍結血漿またはアルブミンの注入と同時に行われる。このためには通常，2〜3回のプラズマフェレーシスが行われる。

電気痙攣療法

　現代のうつ病の有力な治療法のひとつに，電気痙攣療法（ECT）があるが，それは単独で行われることもあるし，他の治療法と同時に行われることもある（ネリソンА.И., 2002）。

　電気ショックに似た治療は，古代ギリシャですでに行われていた。アスクレピーの寺院で，電気を持った蛇を使って，うつ病が治療されたことがあるようである。中世では，患者を激しく揺さぶると，うつ状態から回復

させられるかもしれないと考えられた。

　近代で電気ショックを治療に用いようとしたのは，1814 年，ヒル（コモーションズ　エレクトリークスと呼ばれた）である（ケンピンスキーA., 2002）。この治療法が特に注目されるようになったのは，1940 年代からであったが，神経遮断薬の登場以後，50 年代には用いられることが少なくなった。しかし 70 年代，より安全な ECT の手法が開発されると，精神病性の障害に対して再び見直され始めた。

　現在，ECT によるうつ病の高い効果は，広く認められている。ECT は重症のうつ病だけでなく，比較的軽い状態にも用いられる。希死念慮があり，早急な医師の介入が必要な場合は，抗うつ薬より早く効果を発現するので，他に替え難い治療法である。

　一方，薬物療法が適切ではない（妊娠，いろいろな身体疾患の合併）場合や，他の治療法に反応しないうつ病患者の治療に用いる必要があるときに，ECT の持つ意味を事前に評価するのは，難しい面がある。

　ECT 施行の際の最適の電極配置には，メリット，デメリットが同時にある。電極を両側に置く（2 つの電極をそれぞれこめかみに置く）ほうが，片側型（一方の電極はこめかみに，他方は中央に置く）より好んで用いられる。しかし，両側型のほうが片側型より副作用が多い。多くの成書では，まず片側から始め，その後両側で行うように変更していくことが勧められている。

　ECT で治療効果を得るためには，通常週 3 回，全部で 8 ～ 10 回程度の放電が必要である。

　ECT の治療過程では，客観的に認められる症状の改善が患者の主観的な感覚よりも先に現れ，主観的な変化はまず自律神経系に起こってくる。一方，ECT で即効性のある効果が認められないこともあるが，この場合は治療をやめてもよい。

　モニタリング設備が備わっていれば，クリニックの外来や病院外来でもECT 治療は可能である。近年の報告では，このようなやり方が，入院の

条件下で行われるものや，開始前に医師から食事面などで指示を受ける形のものより好まれている。

抗うつ薬を服用している場合，従来から ECT の適用は勧められていない，というのも，しばしば抗うつ薬は痙攣閾値を下げ，痙攣の継続時間を長引かせ，通常のやり方を変えなければならない原因となりうるからである。さらに，アミトリプチリンを服用している場合，ECT が抗うつ薬の心毒性を強めることを指摘している論文もある。

安定剤は，指示通り服用されていて，大量でないならば ECT を施行してもよいと考えられている。ただし，ベンゾジアゼピンやカルバマゼピンは，痙攣発作の現れ方を歪めてしまうので，効果の評価を難しくすることはよく知られていることである。

最近では，向精神薬と ECT との併用に関心が高まっている。けれどもやはり，リチウムや，いくつかの神経遮断薬では，その神経毒性があきらかに高まることが指摘されている。

ECT の副作用としては，脊椎の損傷（麻酔を行っていない場合），血液循環不全，発作後の混乱状態，また逆行性，前向性の健忘などがある。前向性の健忘は ECT 施行後 1 カ月以上続くことがある。記銘力低下が ECT 終了後，数カ月続くこともある。

電流刺激開始後しばらくは徐脈となる。ECT により発作が起こった後は，一時的に血圧上昇が起こる（相当の高さまで達することも稀ではない）し，また頻脈も頻繁に起こる。

ECT の禁忌としては，虚血性心臓病，不整脈（β-ブロッカー類を使っている場合を含む），食道噴門部逆流（吸引が必要になるかもしれない），最近の骨折，局所の脳腫脹などである。

患者の多くは，術前に恐怖感を持つものであるから，実施前には専門職としての精神療法的サポート，また実施後も同様の対応が重要であることを強調しておきたい。つまり ECT の実施にあたっては，支持的精神療法が不可欠である。

磁気刺激

経頭蓋磁気刺激（TMS）を繰り返し行い，うつ病治療を行うやり方は，1985年から始まっている（バーカー A. ら，1985）。この方法は迷走神経刺激によるものだが，今はうつ病性スペクトラム障害の治療に援用されるようになっている。

低周波磁気刺激は，ECT の代替治療として考案されたもので，磁気刺激は痙攣発作を起こさない。

ECT に比較して，この方法はうつ病の発症に関与しているであろう脳の構造域に，より正確に影響を与える。また，ECT 後に起こることのある認知の障害はない。しかしながら，軽度から中等度のうつ病には，TMS も ECT もほぼ同様の効果を認めるのに対し，重症の場合は ECT が好まれるだろう（グルンハウス L. ら，1998）。

様々な研究から，TMS は ECT と似たような形で β - アドレナリンレセプターの変化を誘導し，脳のアストログリアにポジティヴな影響を与えることが示されている。

TMS は，うつ病の治療だけではなく，統合失調症や強迫性障害，PTSD にも効果があるとされる（ジョージ M. ら，1999）。とはいうものの，うつ病に対しての有用性は50％ほどしか認められないことが指摘されている。さらに，TMS 施行後寛解状態が得られても，数カ月後にはうつ病の症状が，部分的に多くの患者で再燃する。それを避けるために，低頻度と高頻度を組み合わせて磁気刺激を行うことが好まれている。

うつ病の病因という視点からすると，弱い磁場はサーカディアンリズムを短縮する能力があるので，周期的に TMS を行うやり方が今後有力になるかもしれない（マサロフ C. H., 2002）。現在のところ，この手法は難治性のうつ病に用いられている。

TMS の初期の研究では，低頻度刺激より高頻度のほうが勝るとされたが，限定的な研究であり，刺激される部位もあまり明確ではなかった。現在では，どちらかというと低頻度刺激のほうが効果的であるとされる（ク

ラインら，1999)。

　通常磁気刺激は，片側に行われる。すなわち，左の背外側前頭前野の刺激（高頻度もしくは10ヘルツ以下の高速刺激）が行われるが，稀には右の前頭前野刺激が行われることもある。低頻度刺激では，左半球前頭前皮質前野の選択的な部位に影響がある。

　うつ病治療の場合，低頻度磁気刺激をおよそ30秒間，1日10回行う。刺激のパラメーターは1.6T/1ヘルツである。治療効果は第1回目の刺激後から現れ，安心感，不安の軽減，睡眠の改善がみられる。効果出現が早く，副作用がない点に関心が持たれている。また，ECTと違い，麻酔の必要がない。

迷走神経刺激法

　うつ病治療に迷走神経刺激法を用いることが，1994年に提案された（ハーデン C. ら，1994)。迷走神経刺激は，前頭葉側面から球面および傍小脳脚核，青斑核領域に刺激を与える。青斑核領域の刺激は，視床および視床下部の機能を活性化する。

　迷走神経刺激法の施術後，辺縁系でのアミン類の生物学的活性の高まりが認められた（ベン-メナヘム E. ら，1995)。

断眠療法

　うつ病の治療の中で比較的重要視されているのが断眠療法であり，これは1970年代から積極的に開発されてきた。断眠のやり方としては，3つある。ひとつは全断眠，ひとつは部分断眠，もうひとつは選択的断眠である。全断眠は36～40時間の断眠を想定している。部分断眠は，17時から深夜1時まで眠ってもらい，その日の夕方までは眠らないか，21時から深夜1時半まで眠ってもらい，その日の夕方まで眠らない（睡眠時間は4.5時間となる)。選択的断眠は，REM睡眠期のみを断眠させる方向に持っていく。悲哀感の強いうつ状態の患者には，全断眠に，夜間の光照

射療法を加えると最大限の効果が得られる。ただし全断眠をすると，倦怠感やぼんやりした感じがしばしば現れてくる。断眠療法は，多くの場合，2，3日行い，治療的な効果を得るためには平均5回行う。

　睡眠を減らす（部分的であれ，全面的であれ）ことは，睡眠潜時を長くさせ，REM 睡眠期を短くさせるということである。一般的には，患者の気分の改善が一晩の断眠で早くも認められるが，効果は長続きせず，大体3日程度続いた後には終わる。気分の改善は段階的に起こり，全般的な気分改善，倦怠感やアパシー，精神的苦痛や苦渋^{ゴーレチ}の縮小という形で現れてくる。

　予後については，最初の断眠と次の断眠の間に起こる患者の気分変化との相関性が重要である。

　断眠療法の作用機序は複雑で，単に睡眠のフェーズを断絶させることによるのか，近接してきたサーカディアンリズムを再度同期させるようにするのかは，はっきりしていない。ただ，断眠療法の後に起こる患者の状態の改善のメカニズムのひとつに，アドレナリン系の構造活性化があることは間違いないだろう。

光照射療法

　光照射を利用したうつ病の治療は，既に20年以上を経ている。その作用機序は，うつ病によって変化した生物学的なリズムを正常化するものと考えられている。自然なやり方としては，冬季に，より日照時間の長い地方へ転地させるというものがある。それ以外にも，晴れた日に患者をより長く屋外に居させるということも有効である。光照射療法あるいはフォトセラピーは，特に冬季もしくは春季に悪化する季節性うつ病に効果があることが示されている。研究者によると，3～14日間の光照射で，60～70％の患者に効果が認められたというデータがある。

　実験的には，光源の強さを高めて患者に照射すると，生物学的なリズムに変化が生じることが示されてきた。人工的な光照射と断眠療法を組み合

わせて,《一日の昼の時間を長くする》ことで,季節性精神病の予防をする試みが行われてきた。

　光の明るさと強さが,サーカディアンリズムに多方面から,良い方向に影響することが考えられている。それらは,松果体からのメラトニン分泌の抑制,コルチゾールと ACTH の濃度変化,カテコールアミン類の合成の増大,自律神経機能の正常化などである。また,大多数の専門家は,光照射療法の効果を灰白質の機能の強化と自律神経の活性化に関連があるものと考えている。

　光照射療法は,具体的には毎日,患者に数時間（稀に 30 分）明るい場所に居てもらうか,眼を保護するための特殊なフィルターをかけた,光照射の目的で作られた光源下に居てもらうかする。早朝の時間帯のほうがよい。

　早くから,有効な結果を得るためには,照度は 2,600 ルクス以上 8,000 ルクスまでが必要と考えられてきた。同様の照度は,病室の高さ 2.5 メートルほどの天井に取り付けられた白熱球によって,得ることができた。通常 200 ワットの 30 個の白熱球が使われた。白色光と緑色光が治療効果をより高めること,また患者の身体を最大限露出させること（25％以上）が,同様に治療効果を高めると指摘された。

　光照射療法の開始前には,患者の身体状態が精査される。特に自律神経系の状態と心血管系のデータには注意が払われる。

　1 回の照射時間は 1.5 〜 3 時間,また照射の回数は 15 回が推奨されてきたが,これらの数値は,実施のタイミングとともに,うつ病患者の臨床像によって決められるべきことが強調されている。現在は,1 回 30 分の照射が勧められる方向にある。

　数人の研究者が,光照射の時間はどのくらいでもよく,毎日でも,2,3 日の間隔をおいてでもよいとアドバイスしている。照射のタイミングは覚醒後すぐがよく,特に朝の時間帯が有効であるとしている。

　治療中は,患者は眼を閉じたままではいないようにいわれるが,部屋の

中での移動は自由である。光に慣れてしまうことを避けるために，3分に
一度，1秒だけ周期的にランプを見なければならない。

　1回の光照射の後，血圧が上がることがある一方，稀に下がることもあ
る。温熱のために，体温が通常上昇する。かなりの患者が軽い眠気を訴え
る。心電図上のR-R間隔の変化が光療法の効果の十分な指標となりうる。
治療効果は光照射中に現れることもあるし，終了後2，3日してから現れ
ることもある。

　頻度の高い副作用として，不眠，易疲労感，焦燥感，頭痛などがある。
これらの副作用が起こってくる患者には，治療期間中よく働こうとする人
が多い。

　光照射療法は，不安をともなっている患者に感受性が高いことは興味深
いことである。悲哀と無気力感が強い患者は，光照射の反応は最も低い。
この療法のメカニズムとして，光による温熱効果も忘れるべきではない。
治療禁忌は一般的には，腫瘍性の疾患，また眼疾患を合併している患者で
ある。

　現在，うつ病の光療法に用いられる，特殊な机上に固定された器具が開
発されている。全てのスペクトルを含むランプが，より自然な光源に近い
ため，一層効果的である。光源から眼を守るために，紫外線を除く特殊な
フィルターを用いる。そうすると強度の照射でも網膜を保護することがで
きる（白内障の予防もできる）。

　近年の研究では，光療法の効果は光の強度，スペクトル，照射時間の3
点によって決まるとされている。紫外線に関しては，近紫外線を多く含ん
だ光照射の方法が考案されている，というのも近紫外線は生物活性が強い
からである。この方法は，光源をさらにフルスペクトラムに，すなわち自
然光に近づけて活用しようというものである。

　《人工的朝やけ》は，光療法の現時点での到達点とみなされている
（ベッドサイドの特殊な電気照射器が，朝焼けの前の光照射を強める方
法）。

バイオフィードバック

　非薬物治療の技法として，バイオフィードバックを含めるべきであり，その大部分は精神療法の手技のひとつともいえる。このプログラムの実際にあたっては，心理生理学的機器が利用される。それらによって示される多種の指標の記録が，治療に役立つ可能性があることを示唆している。それらは，脳，筋肉，心臓，皮膚－ガルバニック反応などの指標である。バイオフィードバックの理論に基づき，左後頭葉領域のa波の増大に向けられた20～25回のセッションが行われる。多くのうつ病患者のうち，症状の軽減が50％に認められる。

マッサージ治療および有酸素運動

　うつ病治療の補助的手段として，有酸素運動，マッサージ（特にうつ病の発症に心的外傷がともなう場合），冥想法などがある。

　海辺の松林のある場所で呼吸をすることが，有益である。というのも，そうすると血中の酸素濃度が上がるからである。マッサージは通常30分ほど行われるが，その効果は血中のストレスホルモンを低下させてくれることによる。マッサージは，内的な緊張感を和らげ，睡眠をとりやすくさせる効用もある。

鍼　灸

　うつ病治療の研究領域で，鍼灸による治療があるが，電気を用いた針治療のほうが通常の鍼治療より有効であるという研究がある（エルンスト E.ら，1998）。いくつかの調査によると，6週間のアミトリプチリン投与と，同等の期間の電気鍼治療とでは，ハミルトンスケールでのうつ症状の軽減の度合いは，実質同等であったとされる（リュオ H.ら，1985）。併用した場合では，電気鍼治療をミアンセリン服用に重ねて行うと，抗うつ薬単独治療より有効であった。この研究では，電気鍼治療の効果は，うつ病治療に特異的に現れるのではないようにみえる，とも述べられている

（ロシュチケ J. ら，2000）。

ホメオパシー

ホメオパシー治療の支持者によると，《同類のもので同類のものを治すことができる》という原理に基づく代替治療法であり，ごく微量の薬物を使用する。うつ病も治療可能とされるが，その効果については確認されていない。ホメオパシーに近い手段として花の成分を用いる方法がある。

薬草治療

うつ病に対して自然のものを利用する試みがあり，そのうちのひとつに西洋オトギリ草（セント・ジョーンズワース）がある。しかしうつ病の治療効果としては，かんばしいものではない。S-アデノジル-L-メチオニン（SAM-e）が臨床で試験的に用いられている。

食餌療法

食餌療法もまた，科学的に有効であるとは確認されていない。しかし，うつ病患者の食事には複合炭水化物が含まれるべきであるという考えは，一般的に受け入れられている。複合炭水化物は，自然な形で脳のニューロンのセロトニンを活性化するが，うつ病期（特に不安症状をともなうとき）でのセロトニンの欠乏は，これまでも述べてきたようによく知られているところである。複合炭水化物は，豆類や全粒穀物に含まれている。ノルアドレナリンやドパミンといった神経伝達物質は，無気力感をともなったうつ病で濃度が低下するが，タンパク質を多く含む食物（牛肉，鶏肉，魚，くるみ，卵）を摂ると上昇する。同時に逆の見方も存在する。患者は蛋白質が十分摂れていないのであり，だからうつ病治療に用いるべきだという見解である。糖分，アルコール，冷凍食品，缶詰類は避けるようにする。飽和脂肪酸を多く含む食製品も望ましくない。

精神療法

《もし望むべき十分な結果を得られなくとも，一日30分
でも，10分でも，かつてのように太陽を愛するように
仕向けることはできるだろう——このことによって，
われわれは，健康な気持ちを蝕んでいた苦痛からの
休息を，わずかな間にしても与えることができるだろう》

(Ю. В. カンナビフ)

うつ病の治療過程における精神療法の意義

うつ病の治療での精神療法の位置づけの問題は，医学論文の中で繰り返
し議論されている。研究者たちは，精神療法のみの可能性を論じ，逆にそ
の限界，薬物治療と社会的支援を加えたバリエーションや形態についても
判断しようとしている。

大多数の学者の意見が一致するところだが，精神療法は，うつ病の症
状の軽減，薬物治療の効果の増強，患者の職業上および家庭内での満足感
の増強，うつ病の進行を遅らせること，そして再発の予防に向けられた
ものでなくてはならない（ラッシュ A. ら，1995）。多くの研究者（コネ
リー C. ら，1982；クセーラ-ボザース K. ら，1982；シュワルツ G., ジル
ベルゲルド S., 1983；アルタムーラ A., マウリ M., 1985；ファエート J., ク
ラヴィッツ H., 1985；ダニオン J. M. ら，1987；コクラン S., ギトリン M.,
1988；アアガルド J., ヴェステルガルド P., 1990）が，精神療法はコンプ
ライアンス（患者と医師の協調関係）を高め，患者の治療への姿勢を変化
させると考えている（ゼルツァー A. ら，1980；コーエン D., 1983；ピー

ト M., ハーヴェイ N., 1991)。

患者に，将来のうつ病の克服のためのスキルを身に付けさせることに成功するならば，長期予後では，薬物療法より一連のきちんとした精神療法のほうが有益となろう（ベック A., ラッシュ A., 1979)。精神療法の過程において，患者は自分で自分を助けるスキルを獲得し，うつ病の増悪の兆候や再燃を察知することを学ぶ（ウィリアムス C., ウィットフィールド G., 2001)。精神療法は，感情面や思考，状況的に困難な時期にあっても，患者に現実的に適応する可能性を与える（ポポフ Ю. В., ヴィットВ. Д., 1997)。

精神療法がうつ病の治療過程にもたらす役割についての重大な論点が，以下の点に存在する。すなわち，抗うつ薬による治療により一定の改善をみる患者は 60 ～ 65％（ベック A., 1973）であるのに対し，およそ 35％の患者が，《空の錠剤》，つまり有効成分を何も含んでいない薬に反応する，いわゆるプラセボ反応で改善することである（モントゴメリー S. ら，1994)。

さらに，薬物治療に抵抗性の患者には，心理的また社会的要因があることを明確に示す，膨大な経験的データが存在する。

医師たちは，次のようなうつ病患者の治療への態度に遭遇する。まず，薬物治療を怖がる人たち，次に薬物治療だけを信じている人たち，三番目は集中的で，強力な治療法を欲する人たちである。患者は，ある者は心理学的な説明をしようとし，ある者は化学的なアンバランスの中に原因を見出そうとする。後者の視点からすると，患者にとっての最善の治療は，ただ薬を服用することだけということになる。こういうケースでは，うつ病と闘うための適切な心理学的メカニズムを援用したり，実行する必要性は考慮されなくなる（シャピロ A., モリス L., 1978)。

自殺のおそれのある患者に対する精神療法の意義は，共通した認識となっている。希死念慮を抱く患者の心理の中核にあるものが絶望感と過剰な否定的思考である限り，そのような患者には精神療法のほうが，薬物治

療に勝るのは間違いない。

　一方で精神療法の伝統的な手法は，大うつ病にも（ダネマン E., 1961；フリードマン A., 1975），再燃予防にも（クラーマン G. ら，1975）有効でないと考えている一群の研究者もいる。伝統的な精神療法は，プラセボ治療よりも有効でないという指摘もあり（コヴィ L. ら，1975），ただそれは，向精神薬が作用しない，内面の葛藤をうまく処理できずにいる状態を背景にした，重くはない心因性のうつ病にのみ有益である，と主張する者もいる（スムレヴィチ А. Б., 2002）。精神療法の治療過程での独自の精神病理学的役割は，多くの注釈つきで採用される。精神療法の役割を認めている場合でさえ，不安レベルの低下に向けられた症候学的効果や，一時的にヒポコンドリー的態度から注意をそらすこと，また異なった考えを付与する，という点などの有用性が語られるものの，脇役の地位に置かれることはよくある。

うつ病の精神療法の一般原則

　うつ病を精神療法なしで治療することはできない。それどころか患者は大抵，医学的な側面と心理学的側面からの治療を求めるものである。また，多くの患者が薬物治療には良い印象は持っていない。

　救いのない気持ち，ぬぐえない疑い，薬剤についての様々な情報のもたらす暗示に陥ってしまって，患者は治療初期から抗うつ薬の副作用に敏感になる。実際，しばしば自律神経症状としての内臓の機能的な不調感に過敏になる。抗うつ薬を継続して服用することについて，多くの患者が無用の不安を抱く。このような事態が，患者に精神療法に対する興味を抱かせることはよくある。

　多くの研究が示すように，うつ病治療の結果起こる内分泌ホルモンの指標の正常化は，抗うつ薬ばかりではなく，精神療法の助けをかりた場合にも得られる。さらに精神薬理作用のある薬剤と併用した場合でも，精

神療法単独でも内分泌ホルモンへの影響が観察されている（ディナン T.,
1994）。

　長期間ストレスにさらされた後や，心的外傷後にうつ病を発症した場
合，発病の原因を延々と探すことがある。この状況では，患者が心理学的
援助をより強く求めるようになる。しかしながら，心理学的な援助を過大
評価すると，向精神薬を完全に拒否したり，いたずらに治療が長引いた
り，早期に悪化することがある。

　伝統的な精神医学の観点からすると，うつ病の精神療法は，個々の症状
を和らげることに向けられなければならない。ある病態は，他の病態より
精神療法に敏感に反応する。重度のうつ病の場合は，より軽い病態より精
神療法の効果は限られることはよく知られている。

　心理的治療の標的としては，気分の障害，考え方，行動，意欲，身体的
な症候に分けることができる。

　感情面での症状の中では，悲哀感，罪業感，また特に不安感が心理的治
療によく反応する，というのもこれらの感情は何より患者の個性に拠って
いるからである。

　精神療法家の治療戦略は，患者のうつ病の諸様相によって変わる。重度
のうつ状態である場合には，一時的でも耐えがたい悲嘆から救うために，
患者に涙を流してもらう必要があるし，自分自身を憐れむ気持ちを起こさ
せる必要がある。

　もし患者が真情を吐露し，それに呼応する者に出会うとすれば，《カタ
ルシス》や，気分の鎮静，重苦しい感情からの部分的な解放が生じる。こ
れはたとえ一時的なものであっても，患者の症状を軽減する。

　感情面での症状緩和が起こることは，治療初期に特に顕著であるし，
また重要なことでもある，というのもこの時期にこそ，患者は自分の感情
を他者と分かち合いたいと思っているからであり，共感してくれる人に会
いたいと思っているからである。共感してくれるすべてのことが，患者に
とっては重要である。こうして例えば，普段は悲しい音楽を満足して聞い

ていた患者がいたとして，回復の程度によっては，同じ音楽が彼をいらい
らさせるだけになるかもしれない。

　うつ病患者は極端なまでに孤立することを避けようとし，似たような状
態にある人を探し，自分と比較する。最初はそのような患者と交わること
で，一時的な軽快を感じる。しかし，しばしば愚痴をこぼすことが，やが
て焦燥感を呼び起こすことにもなる。

　患者は，自分が経験している感情について，身近な人たちに話し，特に
嫌な感覚を強調し，細かく記録しようとする。また原因探しをし，この重
い体験を遠ざける方法を見つけようとする。自分の健康に対する愁訴は，
一時的には患者の状態を改善させるが，しかしネガティヴな感情や不快感
を語り続けることは結局，苦しむ人をさらに弱めてしまい，無力感や焦燥
感が引き起こされ，近しい人はうんざりし，あるいはいらいらすることに
なる。精神療法家はこれとは異なり，うつ病患者の《話を区分けする》こ
とができる。さらに精神療法家が似たような患者の話をしたり，うつ病の
発症と回復について聞かせることができれば，うつ病の症状を軽減するこ
とが可能になってくるだろう。他のうつ病患者の回復の例を聞かせること
は，自分の回復への自信も強めてくれるだろう。治療後期では，精神療法
家がうつ病患者の役割を演じることもまた，患者の状態を改善させる。精
神療法家が過去の経験を語ることは，患者の状態を和らげ，医師との良好
な治療関係を構築し，温かな信頼関係を築くことに役立つ。しかし，この
ようなことは悲哀の感情は弱めることができても，逆に怒りや焦燥感を引
き起こす，と論じる精神療法家もいる。また，患者が遷延化したうつ感覚
のために消耗している場合には，これらが役立つとは限らない。

　うつ病患者は発作的な悲嘆や不安から逃れるために，自分の注意の向け
方を変えて，身近なものに求めようとすることがよくある。散歩に出よう
と考えたり，目標を見直したり，話をすることで自分への意識を逸らそう
としたり，テレビを見たりしようとする。ところが，とりあえずこのよう
にしてうつ症状から逃れようとしても，時間が過ぎれば元の木阿弥となっ

てしまう。

A.ベックらの議論によれば（1979），注意を他に向けることを受け入れ，発展させ，完成させることで，精神療法家は患者のこのような体験を利用できる。この目的で，例えば，何らかの対象や，起こったことについて詳細に記録してもらう際に，患者が用いているいろいろな分析（視点，触角，味覚，嗅覚）のやり方を指摘し，さらに，教授することができる。そのうえ，患者に自分の想像の中で，過去，現在あるいは未来に，詳細で肯定的なものを形成させることができる（ただし否定的なものとのコントラストから帰納させる場合には，相応の注意を払うべきである）。患者が，複雑な幾何学模様を考えたり，絵画の巨匠の作品を思い起こしたりすることもある。このような流れの中で，治療者は患者に否定的なものや出来事をまずは中性化させ，それから否定的なものを大袈裟に語ってみせて，肯定的な見方に持っていくようにする。ユーモアを利用して，否定的な体験を和らげるのもよい。多くの皮肉屋の著述家が，自分がうつ状態に陥ったときにアイロニーの助けを借りてうつと闘うのは，偶然ではない。

悲哀や不安の感覚がゆえなく発作的に生じるのではない，ということを患者にうまく指導できるとすると，患者は何らかの行為（何かを作る，遊び，散歩，読書，電話，手紙を書くなど）に注意を向けることで，うつ症状の出現を抑える技術を身につけることができるようになるだろう。

患者が，うつ状態はずっとこのまま続くと信じ込んでいる場合には，理屈でもって対応するのも悪くない。いろいろな具体的な比喩が適切である。例えば患者は雨降りの中にいるのだ，というような。やまない雨はないし，雨がやむとうつ病も終わるというわけである。通常，うつ病患者は比喩や暗示に敏感なものであるし，案外ユーモアの感覚も保たれているものであり，先にも記したように，このことで一時的にでも状態を改善できる。

うつ病患者への対応は，二者関係にならず，他の人を交えたほうがよい。患者はこの状態から抜け出そうとしているのは確かだが，最後には患

者が得をした，というような結果になることがあるからだ。そのうえ，患者の否定的な体験に感情的に共感しているとしても，複数で並走するほうが，より苦しみは小さいものだ。いろいろな専門家（心理士，ケースワーカー）と協力していくことが重要である。それも，年齢が違い，職種や性別も違ったほうがよい。そうすると，患者は相当の確率で自分の体験を吐露することができるし，様々な視点に触れることで，否定的な選択以外に，実は他の選択があることを意識し始めることになる。

　多数のうつ病患者の治療経験によると，もし医師が粘り強い態度と，うまく患者を支えながら，各々に見合った，肯定的な《心理的ケア》を施していく姿勢を身につけているとすれば，患者をうつ状態から救い出すことができるだろう。よく知られているように，患者はかつてやってきたことや，そこから得られた満足感を感じることができない。症状をコントロールするために，過去に満足を与えてくれた事柄のリストを患者と一緒に作ることが必要であるし，そこに，通常世間の多くの人々が満足を得ることを加えることも役立つ。

　うつ病の精神療法の一般的な原則を語るとき，忘れてならないことは，治療者－患者関係の中での医師自身のコントロール感覚の重要性である。患者との共同作業を進めているうち，精神療法家に，虚しさやいらだち，疲弊感がしばしば起こってくる。精神療法家はこれを避けるために，患者に共感を抱くだけではなく，一定の距離をとりながらこれらを注意深く観察しなければならない。治療の過程では，約束の時間を厳守し，回復のきざしが生じてきたときの 構 造 を支えていく必要がある。目的を持った積極的な質問，診断は間違ってないと信じて治療を進めること，現実的な希望を抱かせることがうつ病治療の基本的な原則である。多くの研究が，レトロスペクティヴには，医師から回復の希望を受けたと感じたときが，うつ病克服の重要なポイントだったと患者から評価されていることを示している。

　精神療法家にとって，患者の感情に共感することと患者の状態を理解す

ることは等しく重要なことだが，場合によっては患者に対するネガティヴ
な気分が生じる可能性があることも知っておく必要がある。患者はしばし
ば精神療法家に，終わることのない援助をもって《並走して》くれるよう
求めてくることがある。それに対し，精神療法家がうつ病を理論的に説明
しようとしたり，身体的あるいは心理的な原因を探し続けるという過ちを
おかすことが往々にしてある。実際には，精神療法家は，患者がしっかり
と自分自身に，あるいは自分の性格に注意を払うように仕向け，現在の状
況を十分に把握する方法をとれるようになるよう導くべきである。症状を
どうこう言うばかりの対応は望ましいものではなく，それらがいろいろな
要因や状況から生じていることを強調し，患者の性格特性，周囲の人たち
との関係のあり方などを話し合うことがはるかに実際的である。また，共
感することが援助の期待を一方的に強め，症状を弱めようとする試みが逆
に強化させてしまい，慰めが慰めとならないことはよくあることである。
患者を慰めるのではなく，自立の必要性に気付かせるよう導くことが重要
である。

　うつ病患者が自分の考えをうまくまとめられないときには，精神療法家
は単純に支持的に接するか，あるいは《もう少し詳しく言ってもらえます
か》と要求することで，手助けすることができる。多くの場合，精神療
法家は患者が言ったことを繰り返すか，まとめることで，患者の感情に理
解を表し，そうすると，そのことが患者が医師にもっとうち解ける可能性
を与える。面談の中では医学用語や，心理学的用語は使わないようにする
べきである。患者が自分の厳しい状態に対する見方を変えるべく，あまり
に時期尚早に次のような言い方を用いるべきでない。例えば《必ず治りま
す》，《すべてうまくいきます》，《あなたの状態は重大なものではありませ
ん》など。これと似たような安易な励ましは，しばしば患者の不安を強め
る。なぜならこのような医師の言い方には，何か熟慮がない，という印象
を与えるものであるし，本当に苦しんでいる人の状態をわかろうとする意
欲が感じられないものだからである。患者自身が自分の状態をどう考えて

いるかを辛抱強く明確にさせることが重要で，ただ短い慰めの言葉を投げかけるということをすべきでない。《なぜ》で始まる質問は避けたほうがよい，というのもうつ状態にある患者は自分の答えを正しくないと考えがちであるし，疑念が強まることもあるからだ。さらにまた，自分の知的な能力に関して否定的な見方が現れてくることもある。

　精神療法は大抵の場合，患者が語る内容に基づいてなされる。それによって患者が，過去には自分の困難さをどのように切り抜けてきたか，やりとげてきたか，さらに自分を肯定的に見てきた経験や職業上の成功，友人や親族からの支え，娯楽などがわかる。自分のどんな性格が良いところだと思っているのか，どんな点で自分が重要だと感じるのかを質問するのは有益である。

　うつ病患者を最初に診るとき，自殺のテーマを避けてはいけない。医師がこの点を質問したとしても，自殺のリスクが高まることはないことはよく知られている。次のような一連の質問が勧められる。《自分を傷つけようと考えましたか？》，《死ぬことを考えたことがありましたか？》，《死にたいと思いますか？》，《自分を殺したいということを考えましたか？》，《実行しようとしたことがありますか，あればどんな方法で？》，《何がそうさせたのですか，何が思いとどまらせたのですか？》など，そうして面談の終わりには，自殺をしないことについて同意を交わさなければならない。医師は患者の返答を詳細に検討し，自殺を考えさせる諸事情を抽出しなければならない。また，過去に自殺企図があったなら，その真のリスクを評価しなければならない。

　うつ病の精神療法の過程で，患者に与える効果（精神療法の標的）をどのあたりに置くのかは，治療の段階，患者の状態，用いられている技法，あるいは精神療法家のスタイルによって決まってくる。通常，精神療法の標的について一貫したアプローチをとるが，患者の状態によって修正していくことは間違いではない。力動的変化を（精神療法家側からも患者側からも）高めるためには，透明性を保ち，治療のある段階で焦点になってい

ることすべてを隠しごとなく検討することが重要である。

　一連の理論的に構築された流れ，だが硬直的でない流れが患者を力づける。それまでに理解できていなかったことを精神療法家が説明すれば，患者に自信を持たせることができるだろう。

　精神療法家にとって，治療のセッションで起こったことを，患者が記憶に留め置くことが期待できるようにもっていくことが重要である。このためには，セッションを録音するとか，精神療法的な会話の中での基本的な瞬間のリストを作ってもらうとか，セッションの後に，経験したことのレジメを書いてもらうといったことが必要である。私たちは，どこかの時点で（録音機を利用して《24時間モニタリング》することが可能である）録音機を装着するようお願いし，自分の状態が悪化したときにそれを使うことが有益であると考えている。セッションで得られた情報をよりうまく身につけるためには，終了時点で全体のポイントを短くまとめることで，セッションの意味に患者の注意を向けさせるべきである。患者の感情面での変化にアクセントを置くことが，精神療法の基本的な戦略である。内的緊張を緩めてくれるリラクセーション，感情面での安定に役立つカタルシス，引き起こされる笑い，これらが感情のコントロールをもたらす促進要因になる。患者と治療を続けていく過程で，感情，感覚，気分 エモーチア チェーフストボ ナストロエーニエ を分けて理解することが重要である。同時に，現時点で患者が経験している，根底にある感覚を抽出して検討することが重要である。人が持っているある感覚を特定するのは，案外難しいことだ。大抵それは連続した経験であるからである。しかしながら，混乱した感情の状態の中でも，核心部と，中心的な感覚の周辺にあるものを区分することができる（治療の過程で患者が感じていることのダイアグラムを作ることは，しばしば有益である）。すると，感情の極点を見極めるだけでなく，その現れ方を評価することができる。感覚の主観的な自己評価，例えば否定的な感情のパーセントや割合，それに対する自己コントロールの程度の見極めは治療に有用である。患者の感情の評価のためには，言葉以外の特徴（顔の表情，ジェス

チャー，姿勢など）を観察すること，言ったことに付随している感情，臨床で広く用いられている様々な心理学的検査を利用することなどは，大きな意味を持つ（例えばリューシェルのテスト）。

患者のいろいろな感情の状態は，しばしば自律神経系の活動の異常がもたらす知 覚^{アシュシェーニエ}にも現れる。というのもその中核部位は，感情に関係した脳の部位の近隣に位置するからである。患者の訴える知覚を，近年の精神生理学的検査機器を用いて詳しく調べる（頻脈が起こる頻度，呼吸数，皮膚－ガルバニック反応など）ことは，精神療法家の重要な仕事のひとつである。精神療法家は，患者の知覚の変化の結果と，起こっている感情の状態との関係を明確にしなければならない。検査結果と，患者の持っている感情，感覚受容の特殊性^{ヴァスプリヤーチェ}，言っていることや行動などとの関係をあきらかにするべきである。

患者が自分の感情の状態や，経験している知覚をどう考えているかということは，精神療法家にとっては大きな意味を持つ。患者の習慣となっている物事への評価の仕方が，周囲の現実を捉えることに影響する。精神療法の過程の中で，その仕方はほとんど自動的に起こっているような，あるいは，患者にずっと以前から記憶に固定されているような印象が湧いてくる。認知療法を行っている精神療法家の考えによれば，患者の感覚と行動との間に少なくとも３つの思考パターンが存在するという。それらは，評価，内的思考，隠された前提的な知識である。

うつ病の治療中に精神療法家が，患者の治療意欲の低下にぶつかることは，稀ならずあることである。こうしたときには，改めて治療の目的を明確化させること，今取り組んでいることをやめないように注意すること，弱気を克服させること，方向感覚をコントロールしなおすこと，治療を開始した基にあるモチベーションに焦点を当てることが，特に意味を持つ。うつ病の精神療法の過程では，患者と治療者の共同作業の形が有意義なものである。その作業の性格を調整していきながら，患者の治療意欲を維持することで，多くのうつ症状を軽減させていくことができるだろう。

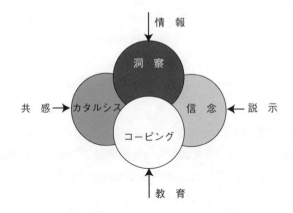

図1 うつ病の治療過程にある，精神療法の基本的現象

　精神療法の治療の経過の中で，様々な，相当に複雑な現象に出会うことがある。それを意識的に取り扱うこともできるが，思いがけず遭遇し戸惑うこともあり，患者の状態の改善に驚きながらも，一連の精神療法を終えた後に精神療法家がそれを思い出すこともある。

　精神療法を行うときに生じる現象は，患者の心理面に生じる力動的変化を反映した，複雑な精神療法の過程の諸要素に由来する。精神療法の過程で生じる，境目のはっきりしない現象やその多様さ，また様々な学派が同じ事象を別々の用語で認識する現状が，それらの状態を記載することを困難にさせている。しかしながら，根気強くうつ病に対する最良の精神療法を求め，実践していると，結局は昔から知られている，普遍的な精神療法の効果に回帰する。

　精神療法の過程で起こる現象は，以下のよく知られた4点にまとめられるのは間違いない。カタルシス（緊張の緩和，静かな心的反響），洞察〈インサイト〉（明察，出来事や心理的表出の理解），回復に向かうという信念〈ヴェーラ〉，コーピング（技術，自分を制御できる能力）。しかしこれらの現象は，臨床的にはお互いに重なりあうことがむしろ普通であり，精神療法の過程で，繋がっていることを指摘しておくべきであろう。図1に，精神療法の過程

と，相互作用を模式的に示した。

　どんな技法を用いるにせよ，精神療法の過程で起きる様々な現象は自然発生的な要素を持っており，精神療法家の専門的な介入なしでも，患者は自発的に，あるいは何がしかの精神療法的素養を持った普通の人の助けを借りて，軽快した状態に達すると推定できる。うつ病に苦しむ患者が，周りの人の誰かに自分の経験を共有するにしても，起こっていることを客観視して自分を見つめなおすにしても，単に病気からうまく抜け出すことを期待するにしても，いろいろ調べたりあるいは気晴らしをしながら気分を改善しようとするにしても，どんなときでも複雑な現象に対する改善の曙光が燃えているものである。だからこそ軽快した状態，そしてそれに到達する手段は，偏ったものでない限り，精神療法の過程で起こる事象として評価し，治療の結果にどう影響したかをあきらかにしようとすることが重要である。そのような問題に回答する重要性は明白である。なぜなら，そうしなければ精神療法の過程は閉鎖的になり，精神療法家の直感だけで決定づけられることにもなりかねず，そうしているとついには予期せぬ，望まれない結果に至ることも起こりうるからである。何がしかの謎めいた形をしていたとしても，精神療法の実際の動きは治療に結びついているものであり，それらは灯台の明かりのように，設定された目標に向かった方向を指し示している。

　図2に，うつ病治療中に生じる精神療法の過程での基本的な現象を図示する。治療を終了できるかもしれない，《最重要地点》が目をひくだろう。

精神療法の技法

　うつ病の精神療法としてより多く用いられる手法は，認知行動療法，対人関係療法，実存的療法，精神力動的療法および来談者中心療法である。よりマイナーなものではあるが，覚えておくべきものとして，社会的問題の解決を志向した療法，性的な療法，その他様々な治療法の変法を折衷的

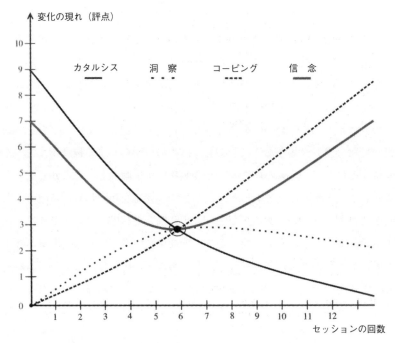

図2 うつ病に対する精神療法の基本的現象の力動

に用いる手法がある。

行動療法

　行動に関する科学は，初めは行動主義の名のもとで，客観的に観察し，研究できる明白な行為のみを対象とする科学として理解された。新しい心理学の概念が1913年に起こり，アメリカのJ.ワトソンによって確立されたが，それは哲学における客観主義の伝統，機械論，動物心理学および帰納的心理学に基礎を置くものであった。

　この心理学の方向性によって提示された概念から見ると，人の行動のそれぞれは，大部分が条件反射で説明されうる。このコンテキストの中で，心理学の基本的な目的は，学習の過程の研究ということになった。

行動主義の支持者たちは，人の心理というものは複雑ではあるが，結局は個々の事象への反応の総体として現れるものであって，その個々の反応が形作られるそもそもの原因は，周囲の環境の諸要因からの影響である，と考えた。《刺激 - 反応》という輪の中の変化が人の行動を変化を条件づけるのであり，さらにこの行動は，刺激と反応の関係を客観的に観察するときにだけ，評価され説明されうる。要するに人の行動は反応的なものであり，それをコントロールしているのは外的な刺激，というように考えられたのである。

　行動主義の発展の初期段階では，パヴロフの条件反射の理論がその基礎にあった。それによると，条件反射は，もともとは関心もなく，無条件な刺激要因が時間的空間的に近接して生じ，それが繰り返される際に形成される。とすると自ずから，条件反射は無条件の刺激要因の強化を止めれば，消失させることができることになる。消失させるのに最大の障壁となるのは，時間の間隔が一定せずに強化が起こり偶発的な形で強化される場合と，無条件の刺激要因（強化させる刺激）の大きさが予測できない形で変化し，その関係が一定しない強化を生じる場合であると考えられた。行動主義の次の段階では，スキナーとハルのオペラント条件づけの理論が基礎となった。それによると，条件反射はトライアル・アンド・エラーによって形成され，さらにその結果，次の必要なステレオタイプの行動の選択によって特定の法則を強化（結果に従った強化）することになる。社会的な学習理論の分野での研究では，介入によって再生された過程の重要性が示されている。この理論の中には，うつ病患者の精神療法的介入にとって十分に意味のある理解が存在している。この理解とは，D. ロッターのいう内的および外的なコントロールの焦点のことであり，すなわち，何が自分がとった行動の結果を決定づけるか，言いかえると，事の成否がかかっているのは，その人の信念ないし信条を反映した形で現れるものだ，ということである。精神療法の視点からすると，コントロールの焦点が内面にある患者は，自分の人生の責任はすべて自分で持つように行動しよう

とし，周囲の状況を変えるためには最大限自分の力をふりしぼる。一方，患者が，治療の結果は外的要因（周囲の人たちの行動，精神療法家の活動性，状況の自然発生的な変化など）にかかっていると考えているとしたら，コントロールの焦点は外的なものにある。この場合患者は，何らかの変化を起こすのにも，自分にはほとんど力がないと考える。うつ病患者にとっては，コントロールの焦点が外的なものであることが特徴的である。

行動の治療（行動療法）の基本的な進め方を次のようにまとめることができる。

1. 患者が正常であるときと，うつ状態にあるときにとる，紋切り型の行動の《空間的な精査》トポロギーチェスキー，つまりその行動の分析。この段階では，精神療法家は患者とともに，行動を詳しく調べる。患者は，否定的な体験となってしまう行動や，うつ病の発現を強めてしまう行動の特徴がどんな点にあるかを考え，詳しく話す。精神療法家にとって重要なのは，患者がどれほど自分の行動をコントロールしているのか，どれほど批判的に見ているのかを見極めることである。うつ病期にとる様々な動作や行動に先立つ，あるいはともなう否定的な状況，予想，考えを調べる必要がある。宿題を課し，患者にとって意味のあるいろいろな行動を詳細に記載してもらう。精神療法のセッションの中で，患者は自分の頭の中で自分のとった行動を再現することができる。このような一連の探求で，ある患者は書き表すことで状況をよりうまく検討できるし，ある患者は図示することのほうがうまくいくだろう。さらに別の患者ではいわゆる《思考－図式》と呼ばれる，自分の考えと図式を結びつけて状況を思い出すことで，よりうまく検討することができる。

2. うつ病に陥っている際の患者がとる行動がよく見られる状況の分析。このような分析は，患者の病理の観点から見て，典型的で最も特徴的な状況を分離することになる。つまり，その状況の危険性を感じるレベルを評価すること，行動の病理的な形態を誘発する刺激

精神療法　　257

を分類して評価すること（病理的な反応を誘発する刺激の分類は，そこから導かれる，もしくは基にある刺激反応を見出し，因果関係を明確にすることによって行われる），状況への心理的力動に（それを緩和する方向にせよ，悪化させる方向にせよ）影響している条件を評価すること，不適切な行動を生じさせている時間的なインターバルの長さを見出すこと。うつ病患者の行動は，ある特定の状況で出現し，それに付随する刺激によってさらに拡がっていくが，その拡がりの条件こそが彼らのとる行動に大きく影響する。精神療法家にとって重要なのは，これらの刺激を明確にすることであり，それに続く出来事を見定めることである。ここでは，精神療法家は，患者の病理性のある行動を生じさせる原因を分析するのではなく，注意深く状況を観察し記載する観察者のようなものだ。この過程では，患者が精神療法家に積極的に協力することが重要であるし，ときにはかなり細かい点まで，状況を展開させる必要もある。また，将来，患者が症状の発現の基本的な局面を抽出して，自分でその状況を構成できる可能性を獲得させることも大事なことである。

3. 患者のストレス耐性および自信の程度を評価すること。

4. うつ病の症状を再燃させる状況モデルを言語表現すること。精神療法家の診察室で，モデル化された，病理性のある状況に患者を置き，その際に生じる精神状態を観察する。患者にリスクが生じる瞬間や，緊張感が張りつめたとき，また，ある状況に置かれた際の最初の段階などにおいては，患者が，不安を起こさせる考え方あるいは非合理的な認知の仕方をきちんと話すことができるように，注意を払わなくてはならないが，そのためには非合理的な思考法の例を示すようにする。このようにして，リスクのある状況というものが認知的な歪みとして現れてきて，認知的な障害の程度の指標として了解される。私たちは，この一連の過程の深まりを途切れさせない

ようにさせ，さらに続く精神療法の継続において，これらの深まりを役立てるようにしている。

5. うつ病を再燃させる，ストレスフルな条件下に患者を置き，自分の心理状態をコントロールする技術を学習させる。この段階では，患者が前向きに，リラックスして物事を捉えるような思考法，いろいろな種類の薬を飲むこと，自分の感情表現をしっかり評価できるようになることなどを学習させることを含んでいる。

6. うつ病が再燃することが想定される状況に直面させること。この段階で生じる根本的な誤りがある。それは，患者が十分にリラックスしていないこと，リスクのある状況に置く時間が中途半端になること，精神療法家の側から与える緊張感の程度が十分に計画されてないこと，患者に対する指示が曖昧であること，リスクのある状況に直面させるやり方が表面的で，一貫していないことなどである。

　患者の行動を活性化させるのに，様々な治療的なプログラムが存在する。これらには，身体的な活動，一日の規則正しい生活の確立，一週間の計画，何かを始めるときの能力と満足度を評価すること，性的な活動などがある。自信を得るように訓練してもらうこと，社会的な成功，身体的，精神的に余裕を持てるよう学習させることなどが有益である。

　うつ病治療の初期段階で，患者のモチベーションを高めるようにしながら活動計画を立てることが特に大事である。初めは非常に簡単で単純な，一日の活動計画を作る。ひとつの活動にあてる時間は20～30分くらいがよい。患者にとって興味あること，あるいは満足を与えることが望ましいが，そのようなものでなくても，長く手をつけていなかったもので，さほど難しいことでなければ計画に入れてよい。単純な課題の上に複雑な活動が加わっていき，それらの課題を解決する結果が積み上がっていくとともに，うまくいかないという確信がほどけていく。患者が，計画された活動を，どうやって，またどれほどの満足感を持ってこなしているかを記録しておくことが重要である。こうして，一日の流れの中で，患者は自分の状

態が，外的要因への対応によって，有意に変わっていくかを目の当たりにすることになる。活動計画とともに，1時間ごとの基本的な抑うつ気分を点数化して（0 ～ 10 点）グラフに表すことが有益である。なぜなら自分の感情をどれほど自分でコントロールできているか，またそうすることを学べているか，やっていることに集中しているかの目安になるからである。こうやって，うつ病は自然に起こってしまった不幸ということでもなく，患者の意志のせいだということでもなく，その人のコントロール下にある状態として捉えなおすことができる。もし決められていたことが全部行われないようなことが時折あったとしても，それは必ずしも患者の落ち度ではない。行われなかったことは次の日の計画にまわすこともできる。やることはどんなことでも推奨されるし，活動への動機さえも，どんなものであってもよい。ところで，うつ病の極期には，動機が活動の後にくることがあるし，満足感はやっていることの過程の中に現れてくることもあることには，注意を払うべきである。最初は患者に，とにかく好きなようにやるよう仕向け，その後で動機となっているだろうものをあきらかにさせるのである。ここでの様子が，その後の回復過程の予後の良い指標となることを強調したい。一言でいうと，患者の回復への信念を強化することや，安心感を与えることが精神療法家の最も重要な役割である。どんな小さなことでも，患者に改善のきざしがあれば，それは回復に向かっている良いサインとして，強調されるべきである。

認知療法

　大方の専門家の意見では，うつ病治療で最も効果の認められるものは認知療法である。

　この療法は，この精神的な様々な障害に苦しむ患者たちの思考特性を修正することに焦点を当てる。

　20 世紀の最後の四半世紀，心理学が大きな発展を遂げる中で最大の驚きをもって迎えられた現象は，認知心理学への関心の高まりといえるだろ

う。その背景には，思考をコンピューターになぞらえて，情報やいろいろな試行の学習や理論の過程を統計的に解析してきたことがあるのを見てとれる。現在，認知心理学は，人の認知の過程を，意識的な目的を持った活動，感覚，注意，記憶，言語，理解の形成，そして最も重要な要素である思考を含めた，複雑な現象の総体として捉え，その過程に焦点を当てることを基本姿勢とする科学である。

　現代のうつ病の認知療法のルーツを，П. リューブアの合理的療法（1902），A. エリスの論理感情療法（1952），A. ベックの認知療法（1972）にみることができる。П. リューブアは，自著《心理神経症とその治療》の中で，メランコリーの心理的治療に第15章を割いている。しかしながら，Ю. В. カンナビフの指摘によると（1911），この著書でのメランコリーという用語は，狭義の精神医学的意味，すなわちあきらかな病気としての意味では用いられておらず，軽症の躁うつ病としての気分循環性障害を指している。

　うつ病に対する認知療法の効果は，わが国や諸外国の学者の多くの研究により証明されている。

　例えば，60歳以上のうつ病患者に個人認知療法（16セッション）を行った場合，行わなかった対象グループに比べ，うつ症状の程度が下がったことが示されている。認知療法により，うつ病スケールの平均値が1/3に下がることがあきらかになっている。高齢者と外来患者について，認知療法と薬物療法を比較した場合，前者のほうが勝るだろうとみられている。同様に認知療法のほうが，いろいろなリラクセーション治療よりも患者の回復は明白であるということが示されている。ただし一般的な心理的カウンセリングの信奉者の意見によれば，認知行動療法がそれに勝るということはないし，また一般的なカウンセリングは，支持的精神療法グループへの参加より効果的である。様々な精神療法の結果もたらされる効果は，大抵1年ほどで消失するという研究もある（バーハム M., ハーディ G., 2001）。

認知療法が，重大なストレスをひきずっている（PTSD）女性に有効であることが示されている。小児期にストレスを抱えていた患者も含め85％の女性に，うつ病評価スケールの低下がみられ，臨床的な改善が認められた。

古典的な認知療法のスタイルでは，通常，時間的な決まりがあり，12〜16週に15〜20回の治療が行われる。認知療法は，患者の思考法の特性を修正し，立場や視点を変えることで，自分と周囲の世界への否定的な見方を軽減させ，うつ病の再燃を予防する。

うつ病の精神療法効果は，認知療法を行動療法に結びつけること，すなわち患者の行動にも働きかけることで増強される。

認知療法の初期の段階では，精神療法家は患者と最大限良好な関係を作るようにし，この治療法の原理を理解させ，自分でやる《宿題》の重要性と必要性を強調する。

ある特定の状況での患者のとる行動を観察するか，そのような状況を詳しく尋ねることで，患者の行動に様々な程度に影響しているいろいろな刺激を抽出し，順序づけることができる。しかし，行動の変化をもたらすには刺激の部分だけを扱うのは不十分であり，《刺激－反応》の連鎖の間にある変化に注意を向ける必要がある。そうしてさらに，内面の複雑なプロセスに踏み込む。学習されるべき事柄は，単なる《刺激－反応》の結果として現れるものではなく，状況の認知的なとらえ方——認知的図表——である。治療により得られる認知的図表の構成は次のような形で表しうる。すなわち，否定的な考え方をリストにし，まとめること。いろいろな思考の類似点と差異を明確にすること。いろいろな思考により生じた結果を明確にすること。否定的なテーマに映し出されるに至った複数の思考の関係性をあきらかにすること。否定的思考をあきらかにすると，過去の非常にネガティヴな体験に関した記憶も分析できよう。

認知療法に特有の技法は，否定的な感情の生じる状況を十分に詳しく記載し，現れてくる症状を評価し，否定的な思考を分離する《否定的思考の

プロトコール》をこなすだけでは十分ではない。それに加えて，否定的思考に積極的に反論することが通常，必要である。同様に認知療法の技法の中で，振り返りという手法が広く行われている。その目的は，あることから生じた結果に影響した諸要因をあきらかにする，ということである。余計な自己批判を呼び起こしている諸要因を概観してみることになる。それは，自分がとった行動と他人のそれとを検討し，判断基準にどんな差異があったか（ダブルスタンダード）をあきらかにすることであり，さらに，うまくない状況になったことに《100％の責任》を感じていないか，また問題解決に別の方法はなかったのか（《別のやり方での補償の技法》），を論議することである。

　認知療法は，患者が自分の不快感を，自分だけにある欠点や誤りによるものだと考えている場合に特に有効である。

　多くの研究者が指摘しているように，うつ病を発症するときの重要なポイントのひとつは，完璧を目指す性向——完璧主義^{ペルフェクチオニズム}——が高まったときにある。この兆候とうつ病スケールとの間の正の相関が認められている。上述のコンテキストの中で，認知療法は患者の思考法，ここでは過剰に完璧を目指す傾向の修正を目指すことになる。この目的のためには，患者がこのような傾向を持っていることをあきらかにさせること，またそれが負の結果をもたらしていること，人間関係や行動，感情面にも否定的な影響を与えていることを話し合う必要がある。その後さらに，完璧主義はどこからきているのかを分析し，それに見合った新しい行動スタイルがとれるような，別の 信 条 を作り上げていく必要がある。

　幾人かの学者のデータによると，パニックアタックを持つうつ病患者にも，認知療法は有効である。ただし最も有効であるのは，精神療法と薬物治療を組み合わせた場合であることが指摘されている。

　摂食障害の背後に，うつ状態が隠れているという見方があり，特に食思の亢進時（ブリミア）に認知療法を用いる試みがある。ブリミアを16週のコースで治療した報告がある。

精神療法　　　263

　結果は統計的に，ブリミアおよびうつ状態が改善したというものであった。これ以外にも関節の疾患（関節炎）の痛みに認知療法が推奨されている。慢性の神経性の疼痛に対し，認知療法を用いてうまくいくことがあるのはよく知られている。ナイジェリアの学者のデータによると，手術前の期間に認知療法を用い，患者のうつ状態や不安をやわらげることができる。オーストラリアの研究者たちが，インターネットを通して認知療法を用いた経験を記載している。

　認知療法は，脳の機能的変化という面からも研究されている。それは，最新のエミッション・トモグラフィーの技術を用いて，認知療法治療前と後の神経系の機能を評価する，というものである。臨床的に見られる効果が，脳組織の代謝の変化に対応してトモグラフィー上に現れた。脳の深部，特に海馬，およびブロードマン領域での脳組織の活動の亢進，一方後頭葉から中，前頭葉皮質にかけては低下が認められた。これは三環系抗うつ薬の治療で観察される変化——前頭前野での観測物質濃度の増大と脳深部での代謝低下——とは実質的に異なるものであった。認知療法の作用機序はあまり研究されているとはいえないが，三環系抗うつ薬による作用とは違うようであり，さらなる研究が期待される。

　認知療法と，人間学的治療法の変法である来談者中心療法を，13歳から18歳までの思春期の患者に対して行った比較研究があるが，それによると前者がより効果的であった。

対人関係療法

　うつ病に罹患した患者の治療に，アメリカの学者，D.クラーマンの提唱した，短期間の対人関係療法がしばしば用いられる。

　対人関係療法の支持者は，治療効果として薬物治療と差異はなく，プラセボより勝ると指摘している。

　対人関係療法の枠組みの中では，臨床的に認められるうつ病は，諸症状の形成，患者の社会的な活動，個性が全体として捉えられる。諸症状の形

成は，対人関係療法の創設者たちの見解によると，精神生物学的および／または精神分析的メカニズムから生起しうる，抑うつ的な気分やそれにともなったいろいろな兆候が広がったものと推定されている。

患者の社会的な活動は，人生の早期に経験した出来事，社会的に強化されたこと，および／またはその人の完璧主義と十全なる権威への志向を基に形成されてきた，他者との相互関係の体験を内包している。これらのどこかに問題があるとすると，うつ病を発症しうる。

個性を分析することとは，硬直化してしまった性格特性と，怒りや罪悪感から回復しようとして繰り返される紋切り型の行動，および自己の持つ長所を評価することである。繰り返される紋切り型の行動は，患者固有の活動と個性のバリエーションとして現れるのであり，うつ病の発症にも影響する。

対人関係療法では，患者の社会適応能力と周囲の人との交流の拙劣さに着目する。患者が社会的孤立を克服し，相互に期待するもののずれを修正できるように試みる。というのも期待のずれが，現在および過去の対人関係において生じている葛藤の根底にあるからである。患者は，現在の様々な社会的役割の中で訓練を受けるが，患者のそれまでの行動は同じパターンで困難をもたらしてきたのである。対人関係療法は，患者が勝手に他者に期待したものから生じてくる失望感，および周囲の人たちとの葛藤に焦点を当てる。治療の過程では通常患者の一対一の関係（結婚，喪失，家族，仕事，社会的役割の変化など）以上の事柄を扱うことはない。行動と感情が，対人関係の枠の中で検討される。

対人関係療法で実際にとりあげられる問題の順序は，通常次のようである。何がうつ病のきっかけになっていますか。自分の中から出てきているストレス要因は何でしょう。周囲の人たちの中で，あなたにとってストレスとなっているキーマンは誰でしょう。現在ある不和や失望は，どんな形で現れているでしょう。そのような問題にあなたはどう対処しているでしょうか。あなたが持っている最も価値のある資質は何でしょう。自分の

感情を表出することや，否定的な感覚を引き起こしている状況を話すことに，助けになりうるものはどんなことでしょう。複雑化してしまった状況を修正するやりかた，あるいは対案にはどんなものがあるでしょう。

このような手法は特に気分変調症に有効であり，患者教育と結びつけてしばしば用いられる。

精神力動的精神療法

うつ病の精神分析による精神療法の中では，短期の精神力動的精神療法が用いられることが多い（短期精神力動的精神療法）（マラン D., 1976；ルボールスキー L., 1984；ストラップ H., ビンダー J., 1984）。患者との精神分析的治療過程で，一定の分析家たちが，次の3段階があることを指摘している。それらは，探索的段階，臨床的段階，治療的に確信の持てる程の深層に至る段階である。

精神分析療法の目的は，患者の自己評価とこだわり，そして人格構造の修正であり，同時に《幼少期の未解決になっている葛藤を解消していく》ことである。というのも，精神分析を行う治療者たちの見解では，それらが，成長してからの抑うつ的反応の生起に重要な役割を担っているからである。治療の結果，患者は《正常な心理学的悲哀》を感じることができるようになり，感情の幅が広がることになる（ポポフ Ю. В., ヴィット В. Д., 1997）。

一方，認知療法の支持者は，例えば自由連想法のような古典的な精神分析的技法は，患者を《自分の否定的な思考法の泥沼にさらに引き込んでしまう》（ベック A. ら，1979）ので，うつ病患者の治療には適していない，と論じている。

うつ病患者の治療では，精神分析家の逆転移現象の分析が重要な役割を持つことが強調されている（ドーナー K., プローグ U., 1996）。精神分析家が，《しかし》といって話し始めるのは，患者の抵抗を刺激するためあまりうまくはないことが指摘されている。

実際にうつ病患者は，不安感や重苦しい感覚，回復しないという思い込みを持つことが稀でなく，自分の状態についてあれこれと絶え間なく訴えるので，ことに医師のほうが患者の苦しみに敏感な場合には，医師にかなり強いネガティヴな感情を引き起こしうる。治療後に，状態があきらかに改善しているように見えているときでさえ，患者が良い兆候を無視し，わずかな症状を誇張して語り，状態は進歩していないと繰り返し主張することがある。

　多くの精神分析療法家は，うつ病の精神分析的治療の複雑さを，臨床像と感情面での無意識領域の不一致，また似たようなことではあるが，治療過程を困難なものにさせるある種の心理的防衛メカニズムによって説明する。そのようなメカニズムのひとつが投影性同一視であり，それは患者と周囲の人々との人間関係に反映される。

　うつ病患者の治療にあたる際，精神療法家は，患者の抵抗という現象に何度も突き当たる。患者は話題を逸らし，自分の感覚をこまごまと語り，自分を助けることなどできないなどと言い，宿題をすることはなく，治療者の言うことをしっかり聞こうとはせず，自分のうつ病はどうやっても治らないと総じて信じこんでいる。

　患者の状態が良くなってきたと喜んでいたとしても，患者のほうではその期間は短いと言い張り，自分の感覚は良くないのだと示そうとする。このような治療過程での抵抗は，患者の側からすると，脅威を感じさせる状況を回避したいという願望から呼び起こされているのだ。

　うつ病の状態で，何が危険だと感じられ，どのような変化に患者は抵抗を示すのだろうか。うつ病患者の治療過程で，このような疑問に精神療法家は悩まされることになる。意識的なものにせよ無意識的なものにせよ，患者にとっての脅威は，自分の病気，受け身の状態から抜け出なければならないという点にある。これはエネルギーのいることである。近しい人たちの，以前は苦しんでいた自分との関係が変化するということに至るからである。精神療法家は，患者の抵抗を多くの形で感じる。患者は行われて

いる会話のテーマを変えようとしたり，自分のことだけ話したり，医師の言うことを上の空で聞いていたり，精神療法のセッションとは関係ない質問をしたり，既に済んでしまった話に何度も立ちかえったり，自分の性格や考え方，行動などを話すより，身体的な感覚だけを訴えたりする。このような場合には，診療室だけでなく外の場面でも，紋切り型の抵抗を強調して指摘すべきである。

　精神療法家は，患者の変化へのモチベーションを高めるように努力すべきである。患者の抵抗に，言葉だけで注意を与えるのはあまり有効ではない。抵抗と患者の欲求の相互関係を注意深く見ることが，役立つ。抵抗の克服を受け入れていくことに役立つのは，問題となる紋切り型の思考や行動に変わるものを探索し，提示することである。

実存的精神療法

　実存的精神療法の優れた点は，患者と治療者のパートナーシップにあることは，多くの精神療法家の認めるところである（ジョーンズ A.，1990)。患者との実存的な手法での接近は，医師や心理士側からは感情の支えに役立つし，患者側からすれば，自分の治療に責任を持って参加させることになる点に意義がある（マラン H.，1992；ギニョン C.，1993；ウェリー J.，1994；ビショップ A.，スカダー J.，1996；ツェルウェフ J.，1997；ドゥーナ M.ら，1997；スペロ M.，1998；パレー J.，1998)。

　実存的精神療法は何らかの誘因のあるうつ状態，あるいは患者の年代につきものの問題が背景にある場合によく用いられる。例えば，人生での変化にともなう危機，社会的な地位を失うこと，近親者の喪失，孤独，突然の心理的トラウマなど（ケーシー M.，ホームズ C.，1995；コッホら，1995；チャング M.C.，1995；コノリー W.，1996；スマッカー C.，1996；スメルリン J.，ブンドリック C.，1997；ジャーウッド J.，1998；エルスワース J.，1999；コーン H.，1994；シュダー J.，1996；ドゥーナ M.ら，1997；カルヴァサルスキー Б.Д.，1998；ジョーンズ A.，1998；ワインガルテン K.，

1998；パレー J., 1998；オーバニック S., 1999；ウォルシュ K., 1999)。

《老いの危機》に対して，実存分析的に接することはしばしば用いられる選択肢のひとつであり，良好な結果をもたらす（ウィリアムス A., 1995；デリスレ I., St. ピエール C., 1996；シュレーダー J., 1996)。

思春期や若い人たちに心理的援助をする際にも，患者との実存的な相互作用が有用である。というのも R. チェシク（1996）や J. エルワース（1999）らの見解によれば，彼らが感じている葛藤というものは，存在論的性質を帯びているからである。

また，重症かつ慢性的な疾患や精神病，《死に至る病》（悪性腫瘍や，AIDS など）に罹患した患者の反応的なうつ状態や攻撃的な傾向に対し，実存的な精神療法が推奨されている（テーラー E., 1993；ガリクソン C., 1993；フェルドマン H., 1994；ハルドルスドッティル S., ストラング P., 1997；デーヴィーズ M., 1997；スペロ M., 1998；ストラング P., アデルブラット S., 1999)。

何より実存的な精神療法の概念が有用なのは，様々な精神療法的手法に共通した基礎を与えるという点であり，通常遷延化した反応性のうつ病，神経症性うつ病，気分変調症に適用されるということである（コッホ T., 1995；フォード G., 1996；レイ M., 1997；ジョーンズ A., 1998；パレー J., 1998；リンギアルディ V., グレコ A., 1999)。

実存的精神療法のバリエーションのひとつとして，自分の病変に対しての見方を変えるということがある。それは，苦悩を人生の不可欠な一部ととらえ，究極には救済に至るという態度のことである。フランスの学者パスカルやドイツの詩人シュナイデル，改革者ルターなどの文化人に起こったことはそのような例であり，彼らにとっては《苦悩から真実が生まれる》のであった。うつ病を同様に解釈しようとする，宗教心の篤い人々の存在も強調されるべきであろう。しかし同時に，宗教的な人々でも，うつ病期には信仰の中に苦悩を和らげてくれるものを見出すことはない，という見方があるのもよく知られている。

精神療法　　　　　　　　　　　　　　　　　　269

　K. オコナー，K. チェンバレン（1996），E. ブルスト（1998），N. ラッベ（1998）らは，PTSD や神経症性うつ病，不安－抑うつ状態の治療に，患者の存在の価値や思考のポテンシャルを用いて実存的精神療法を行うことの有効性を証明している。

折衷的手法

　うつ病の折衷的－統合的手法に注目が高まっている。この範囲での変法のひとつに，問題解決志向療法（アリーン P., 1993），認知行動分析的療法（マクロー J., 2000），ロールプレイ療法（ジャレット R., ラッシュ A., 1994），追想療法[訳注]（ネズ A., 1986）などがある。

　わが国の精神療法の手法のひとつに，創作的な自己表現による治療をあげることができる。これは M. ブルノが提案したものであり，希死念慮の潜む，複雑な患者の治療にうまく利用できるかもしれない。この手法の本質は，精神療法家の指導のもとに，臨床精神医学，性格学，哲学，心理学の諸要素を様々な創造的自己表現の中で，患者が学んでいくことにある。この精神療法は希死念慮の再燃予防を主眼にしており，患者が十分に自己コントロール感を持っているときに可能である。別の言い方をすると，患者の希死念慮は強くはなく，安定した寛解状態にあり治療意欲のあるときだけに適用がある。《自殺企図のあるうつ病》に対しては，創作的な自己表現による治療は逆に絶対的禁忌である。不安の強い患者に対しては，わが国での精神療法のひとつとして，神経言語学的なプログラムが人気を保っている。これは，自律訓練法と組み合わせて，一層大きな効果を得られると考えられている。この場合，自律訓練法の2つの利点が指摘される。ひとつは筋肉を弛緩させること，ひとつは恐怖感に結びついている問題場面の解決戦略をより明確にさせる《目的の公式》の利用であり，これ

訳注）患者の過去において，今は記憶から失われている，よりポジティヴな意味を持っていただろうことを想起してもらう手法。回想法としてもよいが，回想法は今では認知症の治療手法として定着した感があるので，このような訳語とした。

らにより，ある状況で起こる不安のレベルを下げることができる。ネガティヴな情緒的な状態の治療には，《統合アンカー》という神経言語学的なプログラムのテクニックが用いられることがある。T.ブカノフスカヤは，うつ病性障害の治療過程で，精神療法的《解離》テクニックを利用することを提案している。これは，患者を軽い催眠状態にさせ，自分自身を鏡に映し出させるようにして思い出させる，あるいは《検索的自己像》が生じるようにさせるというものである。彼女の意見では，この治療の効果はうつ病の重症度に関わるものではなく，《理想的な私》の自己像と患者自身が，どの程度のレベルで交わってひとつになっているのかによるといい，この療法により内面的な折り合いがつくのだという。

　うつ病に対するいろいろな折衷的精神療法の手法の相対的な有効性について，わが国での研究は多くはない。海外でなされた，そのような仕事をより多く目にする。例えば，P.アリーンら（1993）は55歳以上，ハミルトンうつ病評価尺度で18点以上の75人の大うつ病患者をランダムに割り付け，問題解決療法（PST）と追想療法（RemT）を用いて治療した。これらは，コントロール群に対し，うつ症状を有意に低下させた。3カ月経過後，問題解決療法のほうが，ポジティヴな追想療法よりいくばくかの有効性を認めた（ハッサンR., ローレンスP., 1986；ネズA., 1986）。

　ロールプレイ療法がうつ病の治療過程で用いられることがあるが，それは計画的活動，自己コントロール方法およびソーシャルスキルの教授，家族行動療法を含んでいている。

　メタアナリシスによると，ロールプレイ療法は55.3％の患者に，より素早い，ポジティヴな反応が示された（レームL.ら，1979）。R.ジャレットとA.ラッシュ（1994）の研究では，ロールプレイ療法はコントロールグループより優れた効果をもたらした。

　うつ病の精神療法の近年の文献を分析すると，折衷的精神療法，なかんずく行動療法的テクニックや自信を持たせるようなトレーニング，ロールプレイ療法，追想療法，問題解決療法やそれらの変法など様々に細分化さ

れた精神療法を統合して理論構築しようとする傾向が認められる。私たち
の視点からすると，特に興味を引くのは，服薬のコンプライアンスを高め
る精神療法的技術およびうつ病患者に対する心理教育的手法である。

活　動　療法
デーヤチェリノスチ

　うつ病圏内の患者の私たちの治療経験からすると，作業を中心にした労
働の重要性を主張していいだろう。私たちの《心の健康クリニック》で開
発された，オリジナルな活動療法を述べてみたい。

　用語的な観点からすると，《 活　動 》という言葉の定義は一定の意味の
デーヤチェリノスチ

あるものであり，それに近い能動性，従事，動作といった用語からは一線
を画するものである。

　よく知られているように，人の活動というものは多面的で，意識的かつ
社会的な性格を持っている。それは多くの場合，他者との複雑な心理的過
程の相互作用の結果形成されるものであり，ほとんどの場合，周囲の人に
それとわかるし，それ以後もその人に明瞭な痕跡を残す。

　健常者の日常生活にもみられることだが，うつ病患者にも，病状が進行
する途上での特徴的な心理的変化にともなって，患者の活動に一定の変化
が現れてくる。それには，患者の生物学的要因，精神病理的症候特性，患
者の性格，それが現れてくる社会的コンテキストなどが実質的に影響す
る。

　うつ病の進行の中での患者の活動の判別と，注意深い分析が，患者支援
の重要なステップとなる。

　うつ病に対する活動療法の実際的な有効性は疑いのないものである。こ
の中で起こってくる活動性の変化は，その人のすべての心的過程に反映さ
れていく。さらに，活動療法はその存在意義をうつ病だけではなく，他の
精神疾患にも主張できるという印象がある。というのも，われわれが活動
に注意の焦点を置くとすれば，そのことが自分のすべての心理的機能に新
しい可能性を開きうるからである。

どんな活動でも，複雑な心理的機能装置の様々な連鎖を含むと考えられ，自ずから現実的な人間生活の意味の中に既に現れているものである。人の意識の能動性や目的志向は，活動の中に反映されている。それぞれの活動の現れの中に，十分に具体的な目的が存在する。例えば，労働的な活動では，具体的に《目に見える形となった》結果として，目的が現実化する。遊びの活動の中には，その活動のモチベーションや意味が現れているし，相手のモチベーションや勝利への意欲も鳴り響いており，それがまた目的への関与を映し出している。通常意識的な活動は，活動を起こさせる目的があるし，その目的は新しい意味の獲得を志向している。一般的な意味で，活動の要は，人が自分の中に設定する目的である。ではその目的は，といえば，モチベーションおよびその基盤にある社会・集団的また生物学的要求によって決まってくる。

　活動の過程の中で，為される仕事の性格により程度の差はあるにせよ，周りで起こっていることへの受け取り方が変わってくる。また，記憶や思考に結びついた脳の構造の活性化も起こる。最終的には，活動の成果が褒賞的な結果に至り，その存在が既成のものとなっていくとするなら，人の行動は 活 動 の直接的な反映として立ち現れてくるようになる。
デーヤチェリノスチ

　うつ病に罹患している人の臨床心理学的研究は，さほど注目されているとはいえない。病状の流れのそれぞれの段階で，患者の活動や対人関係の変化はいろいろな形をとるが，その変化のプロセスの研究がなされていない。

　うつ病患者が孤独を求めるのか，あるいは逆に周囲の人に助けを求め，頼ろうとするのかがその人の活動に反映する。

　大多数の心理学者の考えによると，活動の形態として重要なものは，言語的なもの（会話，手紙，読むこと），遊び，意識的活動，そして労働である。人の活動能力は，次のような順序で形成されると想定していいだろう。言語，遊び，学習，労働である。そしてある時点の能力は以前の能力を含んでいる。

それは逆にいうと，うつ病の進行度合いから見て，その極期には創造的な活動がなくなり，順に意識的活動，遊び，言語活動が衰えるということである。

　うつ病患者とともに活動するときには，対人交流というコンテキストが意味を持つ。他者との交流が必要なのは，それがいろいろな情報交換や問題解決の可能性を与えるだけでなく，他者と感情を共有できるからである。患者がうまく他人とつきあっていけないことが，機能的に深刻な結果をもたらすことはよく知られたことである。

　活動療法の有効性という点では，患者が満足感を得たとすればそれはその結果からではなく，その過程からであるということを考慮に入れておくべきである。

　だがこの場合，活動の過程が直接の目的でもあり，また何かをやっている過程から生まれる結果も間接的とはいえ，やはり目的であるともいえる。

　経験的に，うつ病の精神療法では，労働と遊びの活動過程から得られるものに特に興味が注がれている。

　この精神療法の肯定的側面は明白である。労働活動あるいは遊びへの興味が，うつ病からの脱出技術を身につけるのを容易にさせ，話し合うという要素を持ち込ませ，集団行動や多様な体験をさせるように役立ち，うつ病を再燃させる状況をモデル化してわからせてくれる。さらに遊びの中では，それの持つモデル化のポテンシャルが最大限に発揮されるし，想像の中で遊びがイメージされた場合でさえ，遊びの表現的性格や意味論的側面が興味として立ち現れてくる。

　治療の過程で重要なことは，治療を横の面（《今，ここで》のコンテキストの中での現在の活動）と縦の面（人生の流れ）から見ることであり，過去の活動の修正にだけ主眼を置かず，将来への展開を見据えることである。

　うつ状態にあるときは，患者は自分の活動の方向や目的を歪めてしまい，最低水準に落とすようになる。

治療過程で何より配慮すべきことは，病気の背景に潜む，活動へのモチベーションを強めることである。うつ病では，まず何より複雑な形態の活動が損なわれるが，その中のひとつに自分の意思の表現がある。それゆえ，最初の活動としては原始的（プリミティヴ）なものを選ぶ。意志を持った活動は，意識的でありかつ目的をしっかり持っており，また集中力や思考の柔軟性，これまで経験してきたことをある一定のレベルで活用するといったことを要求するものである。自分のしっかりとした意志をより強めながら，目的を達成していくことで人は現状をコントロールするのである。患者との共同作業を進める際，精神療法家は次のような段階を踏んでいくことになる。何とかスタートする——様々なモチベーション間の葛藤——主となるモチベーションを作る——基本的な目的と課題を決める——具体的な活動計画の構築——決定——活動の実行——結果の到達度とその評価。うつ病に際しては，その人の不安で苦悩しがちな性格傾向が先鋭化して現れてくることに注意を払うべきことは当然であり，また初期のモチベーションの葛藤の段階から，既に複雑な意志的なアクションが阻まれていることを考慮に入れておくべきである。無論，活動の質に低活動性（ヒポキネジア）——患者の運動制止——が混入してくる。

　よく知られているように，うつ病患者にとっては自分の活動について悲観的であるだけではなく，周りで起こっているすべてのことがそう感じられる。どんな活動を始めるにしても，複雑で面白くなく見えるのが普通であり，やがて疲労感が襲ってくる。目の前の具体的な活動についても，ただ困難な面にだけ目がいき，そのため始めようともせずに，拒否することがある。患者の多くが，意欲的に緊張感を持って活動を続ける力がない。彼らは優柔不断でイニシアティヴをとることがなく，意志を強化させることができたにしても，内面の圧迫感が対立的に現れ，それは短時間に終わってしまう。

　うつ病に苦しむ患者との精神療法的作業は，対人接触を奨励しながら，肯定的な鍵（クリューチ）となる環境下で構築していくべきである。うつ病患者の状態

が改善するに従って，特に彼らを取り巻く人たちとの関係において患者がちゃんと呼応し，感謝を共有できるようになることを指摘しておくのは重要なことである。

うつ病患者はすべてのことをマイナスに捉えてしまうので，精神療法家が何らかの活動を始めようとしても，多くの困難に突き当たる。患者は何をしていいかわからないし，決断力もなく，簡単な作業さえうまくやれないと思いこんでいる。救いのない感情に覆われているし，何かをやれるという感じを持っていない。何かやろうにも，倦怠感や疲れやすさを感じるし，何か始めたとしてもすぐに疲れてしまうことに気付く。作り上げようという気持ちが希薄になっていて，体力的，心理的な緊張^{トーヌス}が低下していることが観察される。けだるさや，無気力感，手をつけることができないという訴えが聞かれることがある。焦燥感を高めてしまう外的な事柄に鈍く反応して，自分に注意を向けるだけになってしまう。患者は一様に，過去，現在，将来にわたりペシミスティックになっている。

自分の能力や社会的価値がペシミズムに覆われる。無気力感の目立つうつ病では，何より活力と意欲の低下，身体的な倦怠感が著明であり，患者は弱々しく自発的に動こうとしなくなる。運動制止は，無気力あるいは完全な無為に至ることもある。心的活動の様々な過程の停滞が，労働の遂行の遅さに現れ，困難をともなうことになる。労働能力の全般的な水準の著しい低下が，明確に認められる。

人との交わりという面では情緒的な反応が薄れ，それにともなう共通体験感覚がなくなり（無感覚状態），感情的反応に変化が起こる。

患者は社交的な活動を狭めようとするし，孤独でいる方向に向かおうとし，自分の暗い気分に合うような会話にだけしか参加しようとしない。うつ病患者には小声，無口，返答に長く時間がかかる迂遠な物言いなどが目立ってくる。意識的な活動の中でも，簡単な計算ができないとか，記憶力の低下，かつてやっていたことが難しくなるといったことが現れる。

うつ病に苦しむ患者と精神療法的な作業を行う場合，私たちは特別な質

問（アンケート）の助けを借りて患者の活動の診断をすることから始め，そこからあきらかになってくる活動性を評価した。精神療法のセッションを行う期間中，そのような診断は患者の行動の活性化に役立ち，うつ病からの脱出を早めることを指摘したい。

活動療法を始める前に，患者の有益性を考えて，きちんとした《活動空間》を確保すべきである。治療過程での患者の実際の行動は，最大限自然で自由なものでなければならない。周囲の環境は十分快適なものにする。現実の対象の象徴的な代替となっている，活動の条件を精査することに注意を払う。精神療法家は，活動の象徴的な条件（《椅子－自動車》，《診察室－精神療法家－活動療法の部屋》など）を利用できるだろう。対象の代替の意味を，活動過程の中で患者だけでなく周囲の人も含めたうえで，十分に意識するべきである。一連の流れの中で，次のような治療的取り組みが利用される。完成しなかった，あるいは中断した活動（《最も興味をひく点》）を，活動性向上に向けて取り組んでもらう。自分自身の解決法を見つけるよう集中的に取り組んでもらう。問題が生じた状況で，素早く別の活動に取り組むようにしてもらう。これらに関しては，精神療法家は，治療の各段階のそれぞれの具体的な場面で，患者ができなかったことをはっきり判別できる能力を有していなければならない。どんな活動でも，ある一定の結果を目指していなければならない。そのことで精神療法家は，患者の今後の方向を予測できるようになるだけでなく，患者が本来持っていた力を統合し，達成感や活動の終了に向けて発揮できるように彼／彼女の能力を呼び起こしていけるようになる。

治療過程の中で患者が次のような順序で課題をこなすようにする。

－病気の再燃を度々誘発しているような活動を，少しずつ取り入れる（適度な対人関係のあり方，娯楽活動，患者に必要な情報を提供し，意識的に活動させること，新しいスキルや対応能力の教授，労働的活動）

－患者のモチベーションや現実的な要望をあきらかにし，基本的な活

動方針を形作る

- 患者の社会的地位の分析（ソシオグラム）
- なくしてしまっているスキルや対応能力の見直しと復活
- 患者の性格傾向を検査した後，新しい知識，スキル，対応能力を獲得させる
- 完遂できていない活動の終了（完遂してない活動のリスト作り，それらを終結させる計画作り，完遂させるための別な具体的な方策作り）
- 患者とともに，各人にみあった《治療的遊び》を作ること，それらの遊びを教授すること（遊戯的活動の強化，役割がある遊び，労働的で意識的な遊び，スポーツ的な遊びなど）
- 労働的活動への移行（自発的な移行，家族や治療者の勧め，労働活動と同じようなことをやってみる，職種，労働の場所，労働のスキルを選択する）

　活動療法の過程では，治療者は患者の治療的な活動性に大きく注目するが，それには患者固有の《疾病の内的素描》，病気の流れが別の方向に向かう可能性，病理，病因，臨床像，治療の変法などが関与する。回復の途上では，自ずから粘り強く続けること，多くの治療経験のある主治医の支援を途切らせないようにすることが必要である。すると患者の持つ創造的な活動性が活発化してくるし，周囲の人たちの支援の仕方も刺激を受ける。

　うつ病患者との精神療法的な作業は，ただ一緒にやるというだけでは十分ではない。患者の興味を考慮しながら，活動を組み立てなければならないし，患者にとって最も安らぐ事柄に導入するよう計画すべきである。粘り強くやれないようなタイプの人には，厳しく指導的な活動計画も必要であることを指摘したい。このような人たちには，指定された課題を細かく配分していくことが要請される。

　うつ病の活動療法の一般原則は，次のように要約される。患者にポジティヴな興味を持たせるような活動の形にアクセントを置くこと。患者

の個性と周囲の環境にとって，ネガティヴに作用することのない活動であること。社会的に意味のある成果に切り替えていくこと。それらに付随して，患者の志向性やスキルを注意深く検討し，興味を持っていることを支持していくこと。それらが治療者には興味深いものとなろう。ここでは，個人の深い創造的な可能性を志向した，創造的自己表現による治療とパラレルなものを見ることができる。創造の結果を患者の周囲の人たちに示す段階で可能となる，社会的に有意義な他者との交わりの現れも観察される。

患者と家族への心理教育

　うつ状態にある患者の症状を改善するには，黙って一緒にいてあげて，一人ではないということをわからせてあげるだけで，ときに十分なことはよく知られている。一般的に言って，励ましや説得は無益であり，根気強い支えが重要なことは強調されるべきである。

　うつ病患者と接する際の一般的な原則は，以下のような点である。

1. 人間的な相互作用をより有益にするためには，患者と治療者の一対一の関係にはならず，異なった年齢，職業の人，また異性の協力を得たほうがよい（ドーナー K.，プローグ U., 1996）。そうしたほうが患者は，自分のいろいろな問題を打ち明けやすくなるし，もしかするとそれでうつ状態が良くなるかもしれないと考える。さらに，患者はいろいろな人に会うことで様々な見方があることに気付き，ある選択の意味は決してひとつではないことを理解する。

2. うつ病患者と接する際には，共感は無論重要だが，それだけでなく患者には自分の今ある状態，すなわちネガティヴな気分の変化が起こっていることを言い表す能力があることに，注意を向けさせることもまた，重要である。

3. 患者は無意識に，自分を助けようとしている人たち（医師，心理士，家族）に，エンドレスな援助の《並走》を期待し，後者は果

てしなく理論的説明（心理学的理由づけ）をしようとしたり，う
つ病の原因を探すという過ちを犯すことがよくある。本当に必要
なことは，患者が自分の感覚をきちんと捉えられるように，とも
に探索的な環境を作ろうとすることである。

4. 症状自体を患者とあれこれ話すのは，望ましいことではない。症
   状が様々な状況から生じていることを強調することが，はるかに
   重要である。

5. 共感することが，援助を求める気持ちを強めるだけになるかもし
   れない。症状の表出を弱めようとすることが，逆に強めることが
   ある。慰めが非情に受け取られることもある（ドーナー K., プロー
   グ U., 1996）。

6. 患者を慰めるのではなく，自助の必要性を考えるようにもってい
   くことが重要である。自分自身を受け入れることの重要性を示す
   ことが，不可欠である。

7. うつ状態に効果的に対処するスキルの獲得すること，再発の兆候
   を知り，必要な予防手段をとれるように学ぶことが患者にとって
   は必要である。

8. 昨今，うつ病患者の治療過程で，患者自身が自分をコントロールす
   るスキルに大きな注目が集まっている。《うつ病に克つ》と銘打っ
   た特別なコースやプログラムが開発されてきている（その中には
   CD-ROM を用いたものや，インターネットを通じて学習するもの
   もある）。このようなプログラムはうつ病をうまく解説しているも
   のもあるし，再燃予防に力点を置いたものもある（ウィリアムス
   C., ウィットフィールド G., 2001）。

精神療法の形態

うつ状態にある患者に対する精神療法の形態はいろいろある。個人精神

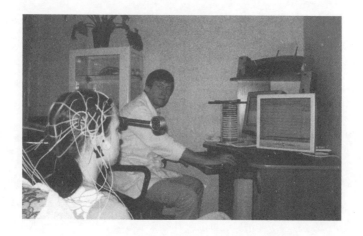

療法，家族療法，集団療法など。

この中で，集団療法は，中等度から重度の患者には適応がないと伝統的に考えられていることには，注意すべきである（クリスティ G., 1970）。異なった病因が想定されるうつ病患者は，同じグループで治療すべきではない（ヤーロム I., 1970）。逆に同一の病因が想定される患者にとっては，複雑な社会状況の場面での対人関係の問題を見直すのに，集団療法が補足的な可能性を提供すると考えられている（ショー B., ホロン S., 1978）。集団療法は，希死念慮のある患者に相当の有用性が認められた（ファーベトウ N., 1972）。

うつ病の精神療法についての多数の文献を分析した結果，認知療法の高い有用性が認められている。現在のうつ病の精神療法は，折衷的，統合的なものに向かう傾向が著明であり，また様々な変法が現れている。それらは，行動療法的テクニック，ロールプレイ療法，追想療法，問題解決志向療法，対人関係療法を含む。

うつ病の統合的な治療（コンプレクスヌィ）

専門家のほとんどの人は，ひとつの手法だけでの治療より，薬物療法と

精神療法を組み合わせて統合的に行ったほうがより効果的であるということを指摘している（ケラー M. ら，2000）。しかし同時に，そのアプローチの組み合わせの適性度は十分明確にはなっていないし，効果が現れるメカニズムもあきらかではない。残念ながら，現在のところ個々の研究者がそれぞれに精神療法の補助的な役割を強調しているにすぎない。B. モンターノ（1994），M. バスコと A. ラッシュ（1995）らの考えでは，精神療法的作業は，医師との良好な関係を患者と家族に持たせ，医師の薬剤処方をきちんと守るように指導していくことを含まなければならない。

　患者側からいえば，一般的には統合的な治療を受けたほうが，認知療法だけの治療より，治療者とより緊密な治療関係ができると感じるとされる（クライン D. ら，2003）。

　統合的治療と，精神療法と薬物療法を別個に行った場合の優越性について，明確な結論を出している文献はない。しかし統合的治療のほうが優勢ではある。

　イタリアの研究者たちが，ブリミアの女性患者について，認知療法と統合的治療（心理教育＋フルオキセチン）の効果の比較を行った。結果は食物への欲求の低下度，ベック質問表の結果，不安レベルの軽減のいずれに関しても，両者の間に統計学的な有意差を認めなかった。しかしいずれの治療法でも，終了時でのうつ症状の軽減に統計学的に有意な差異を認めた（リッカ V. ら，1997）。

　M. テーゼら（2002）は，不眠をともなった慢性うつ病に対する治療について，抗うつ薬のネファゾドン［訳注：2004 年に販売中止］，認知療法，統合的治療の効果を比較し，治療初期では統合的治療が薬物療法に勝り，その後は統合的治療が精神療法に勝るという結果を得た。

　M. ケラーらは，慢性のうつ病に対する治療効果に関し，ネファゾドンによる薬物療法と認知療法，統合的治療の比較研究を行った。一度だけでも精神療法のセッションを受けた患者のうち，治療終了後，ハミルトンスケールで初期の状態より有意に寛解している人の割合は，ネファゾドンを

服用した人の48%，精神療法だけの人の48%，統合的治療を受けた人の73%，という結果であった。精神療法の全コースを受けた患者のうち，ネファゾドンを服用した人の55%，精神療法だけの人の52%，統合的治療を受けた人の85%に改善を認めた。

J. コシス（2000）は，数種類の抗うつ薬を用いて治療したが，50%以上の患者に改善を認めなかったのに対し，認知療法と薬物治療（ネファゾドン）を組み合わせた場合，73%の患者が寛解したとしている。

L. トンプソンら（2001）は，高齢者のうつ病患者の治療では，統合的治療（認知療法＋デシプラミン）のほうが，デシプラミン投与のみの治療より効果的であったと述べている。

ポーランドの学者たちによると，うつ病を背景にした性的トラブルの改善について，統合的治療が認知療法のみの治療より優ったという（ジャエスカ J. ら，2002）。

D. モウクら（2003）は，アルコール依存症を合併した女性のうつ病患者に対し，統合的治療（認知療法＋サートラリン）と認知療法のみを行った場合の比較をプラセボコントロールの手法で調べた。結果は，統合的治療のほうが，認知療法のみよりアルコールの要求頻度，うつ症状の改善の程度ともに優っていた。

P. ニナンら（2002）は，慢性化したうつ病患者の治療効果を比較し，統合的治療が抗うつ薬もしくは認知療法単独での治療よりも優ることを示した。R. マンバーら（2003）は，慢性うつ病患者の治療経験を記載した。症状をハミルトンスケールで検討したところ，統合的治療が認知療法単独より効果的であった。

ネメロフ C. ら（2003）は，認知療法，抗うつ薬であるネファゾドンによる治療，統合的治療の効果を比較検討した。結果は，認知療法とネファゾドンによる薬物療法の効果は同等だが，それぞれを統合的治療と比較するとどちらも統合的治療に劣った。

アナムネーゼの中でうつ病の3徴候が明確な患者に対し，標準的な薬物

療法を行った場合と，統合的治療（標準的薬物療法＋認知療法）を行った場合の比較研究によると，病気の再燃を前者は36％抑えたが，後者は78％抑えた。統合的治療と薬物治療の効果の違いが最も顕著に認められたのは，ストレスフルな出来事があって発病し寛解に至った場合である。ストレスフルな出来事は，うつ病の症状再燃を引き起こしやすい（マ S.,ティーズデール J., 2004）。

　うつ病スペクトラム障害の治療に有効なものとして，近年開発されている抗うつ薬と精神療法を組み合わせた治療法が含まれることは，既に一般的に認められているところではある。しかし，個々の抗うつ薬を使っていく過程において，治療が進展していく様々な段階で，具体的にどのような精神療法が治療戦略として推奨されるのかを論じた文献は見当たらない。慢性化傾向があり，再燃を繰り返す治療抵抗性のうつ病治療には，いろいろな組み合わせの治療法に意味があることは強調しておくべきだろう。しかし，精神療法の治療効果のメカニズムははっきりしておらず，種類の異なった精神療法の効果の差異も明確ではない。精神療法と様々な抗うつ薬との組み合わせについても，同様である。精神療法の効果は，用いられる精神療法のテクニックと，うつ病の病因に一定の影響を与える性質を持った抗うつ薬とをどう組み合わせるかによって様々な現れ方をするという印象がある。

昔からある，人が満足を得られる事柄

1. ちょっとしたことでも，本人にとっては新しい経験や発見
2. 新しいスキルを身につける
3. お茶，あるいはコーヒー
4. お菓子類，特にチョコレートや果物
5. 店に行く，家に必要なもの，衣服，装飾品，記念品などを買う

6. 親しい友人に会う

7. 身体を動かす，スポーツをする

8. レストランに行く

9. 初めてのものを食べてみる

10. 恋愛をする

11. 子どもあるいはペットと遊ぶ

12. 面白い本を読む，イラスト付きのものが好きであればそれを

13. 絵を描く

14. 写真を撮る

15. ダンス

16. 入浴

17. 海辺の散歩

18. 家族と一緒に時間を過ごす

19. ピクニック，美術館などを訪ねる，旅行をする（できれば水の豊富なところ）

20. スポーツ観戦にでかける

21. マッサージ

22. 劇場，コンサート，映画などに行く

23. 新しい，あるいは以前からやっている趣味に取り組む

24. 卓上のスポーツをする，ビリヤードやテニスなどする

25. 水浴やサウナ

26. 森の中あるいは自然の水辺を長めに散歩する，あるいは馬に乗る

27. 森の中での焚火や，カーミンに火を入れる

28. 好きな人にプレゼントを贈る

29. 車に乗って初めてのところに行く

30. 動物園に行く

活動療法で問うべき質問

(1) 一般的なこと

1. 最近あなたが，基本的にやっている活動はどんなことですか。

2. その活動の中で達成された課題とか，目標はありますか。あればどんなことでしょう。

3. あなたの基本的な活動をうまくやるのに，あなたのどんな性格が役立ったでしょう。

4. 今の時点で，どんなことが終わり，どんなことが進行中で，どんなことを始めたいでしょう。現在，あなたが最初にやってしまいたいことは何でしょう。

5. 将来の計画はどんなものでしょう。近々の目標，遠くの目標，中間の目標をそれぞれどんなふうに考えていますか。

6. 問題に対処するとき，あなたが最も好んでやるやり方を話してください。

7. 今，何に取り組みたいですか。

8. 食事や睡眠を適切にとり，自分を快適な状態にもっていくようにするには何をしなければならないでしょう。

9. あなたの人生で達成したことや，過去のいろいろな活動の中で思い出すのが好きなのは何でしょう。

10. あなたがイニシアティヴをとることによって物事が進んでいくのは，どんな状況のときでしょう。

(2) 意識的な活動

1. あなたが持っている能力にはどんなものがあるでしょう。それらは何歳くらいから現れてきましたか。

2. 好きなことは何ですか。

3. あなたの職業に関して，模範にしている人や真似しようとしている人は誰ですか。

4. 集中するのに，助けになることは何でしょう。

5. 物事を覚えやすくしてくれることは，ありますか。

6. 必要なときに自分を律していく方法は，どんなことでしょう。

7. 物事を学ぶときに一気にわかるような情報を好みますか，それとも自力でやることが好きですか，あるいはデモンストレーションが好きですか。あるいは聞くこと，視覚的なこと，議論をすること，もしくはそれ以外の何かのやり方が好きですか。

8. 旅行は好きですか，どんなところに行きましたか。どんなところを覚えていますか。

9. 何よりよく知っていることや，よくできることはどんなことでしょう。よく知らないことは何でしょう。どんな知識が欠けていますか。近々あるいは将来手に入れたいと思っている知識はどんなことでしょう。

10. 学習するのに，あなたにとって最も効率のよい方法はどんなやりかたでしょう。

(3) 労働的活動

1. 今の職業のどんなところが好きですか。どうしてそれを選んだのですか。

2. 他のどんな仕事だったら，もっと積極的にやれたと思いますか。

3. 今の職場について話してください。もっとうまく仕事がやれるように，どんな工夫をしましたか。

4. 職務上のあなたの義務は何ですか。

5. 職業上成功しようとするなら，あなたには何が必要ですか。

6. どんな仕事をしたいのでしょう。どんな仕事なら満足を得られると思いますか。

7. あなたの仕事の創造的な面を話してみてください。

8. あなたがより気楽に，一緒に仕事をやれるのはどんな人たちで

しょう。

9. 一日のスケジュールや仕事の配分をどのようにして決めますか。

10. 何が仕事に対する興味を強めてくれるでしょう。

(4) コミュニケーション活動

1. 家族について話してください。その中で誰が一番近しく感じますか。誰と一緒に住みたいですか。

2. あなたの友達について話してください。

3. 人と交わるのに，よく用いるのはどんなスタイルですか，感情表現ですか，書くことですか，一緒に物を作るようなことでしょうか。

4. あなたが困ったとき，助けてくれるのは誰でしょう。今，助けになっているのは誰ですか，その助けとはどんな点にあるのでしょう。

5. 電話で話をするのが好きなのは，誰でしょう。インターネットでコンタクトするのが好きな人は，あるいは手紙を書くのが好きな相手は誰でしょう。

6. 贈り物をするとき，どうやって選びますか，また贈りますか。どんな贈りものが好きですか。贈られたものの中で一番好きだったものは何でしょう。

7. どんな話題が好きですか，好きな話し相手は誰でしょう。

8. お祝いの日をあなたは，どんなふうに過ごしますか。何のお祝いの日が好きですか。それをどのようにして記しておくのが好きですか。

9. あなた自身，またあなたの周りの人たちをどんな基準で評価していますか。

10. ペットについて話してください。

(5) 遊戯的活動

1. あなたの好きな遊びは何ですか，また，どんなところが好きなのでしょう。
2. 子どもの頃好きだった遊びは何でしょう。
3. ギャンブルはしますか，どうしてギャンブルに惹かれるのでしょう。それをやっている最中には何を目的にしていますか。
4. かつてどんなスポーツをやっていましたか，今はどうですか，将来やる計画はありますか。
5. 見るのが好きなスポーツは，何ですか。
6. 現在好きな遊びは何ですか，そのどんなところが好きですか。
7. どんな遊びの中に，あなたの人生への態度が最もよく浮かび上がると思いますか。
8. 遊びの中で，どのような形であなたの性格が現れてくると思いますか。
9. あなたの好きな，意識的にする遊び，また創造的な遊びは何でしょう。
10. 勝つと，どんな気分になりますか。

実　践

《人生というものは，広汎で巨大な法則の表出のように
思われる。そしてその主要な特性は善と幸福感である》

(コロレンコ B. Г.,《パラドクス》, 1894)

　個人経営の精神科クリニック《心の健康クリニック》は，2003 年，モ
スコフスキー区ナラフォミンスキー地域にあるサナトリウム，《イズム
ルード》をベースにして設立された。サナトリウムは川岸にあり，大きな
森に囲まれている。《イズムルード》からさほど遠くないところにモスコ
フスキー区の精神科リハビリテーションセンターがあり，そこでは指示が
あれば電気痙攣療法が行われる。《心の健康クリニック》では，患者を総
合的に診察する。神経学的検査（経頭蓋ドプラースキャン，核磁気共鳴画
像法），生化学およびホルモン検査（下垂体ホルモン，甲状腺ホルモン，
副腎皮質ホルモン，性ホルモン），心血管系検査（安静時および負荷心電
図，ホルター心電図，血圧のモニタリング），消化管検査などが必要に応
じ行われる。
　《心の健康クリニック》は，うつ病患者の治療を想定して，10 の病室
からなる病棟からスタートした。しかし 2 年を経た時点で，うつ病治療の
全コースを受けるための入院を希望する患者数に，十分に対応できていな
いことがあきらかになった。10 室のうちの 5 室は 2 部屋を持っており，
それらは患者と，治療期間中に同居を希望する親族がいる場合に用いられ
ることを特記しておきたい。それぞれの病室は室内にトイレがあり，日用
品も完備している。このうつ病治療病棟は，二階建てのサナトリウムの建

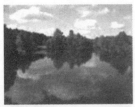
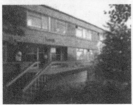
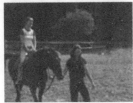
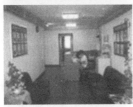
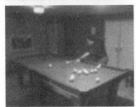
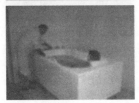

物を用いており，固有の出入り口がある。この建物に並んで，個別に処置棟，神経生理学検査棟（脳波，睡眠ポリグラフ，バイオフィードバック），レーザー治療と光照射療法を行う治療棟がある。

　クリニックの中には，身体面から治療的アプローチを行う設備もある。それらは，遊戯を用いた治療室，個人および集団精神療法室，トレーニングホール，水治療室，マッサージ室，プール（25メートル），体操やダンスを行う治療室，図書室（精神療法的な客間），ダイエットが可能な快適な食堂である。さらに，うつ病患者に乗馬治療（乗馬によるアニマルセラピー）もできる。

　うつ病スペクトラム障害の患者の治療にあたるのは，次のような人たちである。精神科医3人，精神療法家2人，リハビリテーション専門の精神科医2人，臨床心理士3人。初級，中級の教育を受け，5年以上の看護経験のある看護婦たちとともに，より高度の心理学的教育を受けた看護婦たちがいる（24時間のシフトを2人の看護婦と，2人の看護士が担当する）。その他，諸処置を行う看護婦，まかない婦，2人のソーシャルワーカー，掃除婦が働いている。

　気分障害圏内の臨床的病像（うつ病の初

発，難治性うつ病）に基づいて，5人の患者からなるグループを作り治療を行うが，そのグループに対して精神科医をリーダーとしたチームが作られる。その構成メンバーは，精神科医，リハビリテーション医，臨床心理士，ソーシャルワーカー，それに看護婦である。

ソーシャルワーカーは，それぞれの患者と一緒に必要な仕事をこなす。若手の担当者には，管理職にある者（医学優良者^{カンジダート}，精神科医，上級精神療法家）が指導にあたる。

看護婦に対する心理学的教育を行うと，彼女たちは一昼夜の勤務時間内で，2時間以上患者たちと，自己表現的な治療法や社会心理的なアプローチによって，治療的に接することができるようになる。また，医学的な教育を行うと，患者に対してうつ病の臨床症状の特徴や治療法，病気の再発予防について情報を与えることができるようになり（心理教育），患者とともに目標を持って活動できるようになる。

《心の健康クリニック》を開設して2年が過ぎるが，受診者の内訳は難治性の患者がかなり多く，初発患者は少ない（前者は68％，後者は32％）。難治性うつ病の患者の年齢は 46 ± 3.23 歳，初発患者は 20 ± 4.12 歳である。性別では，女性患者のほうが男性よりはるかに多い（前者は86％，後者は14％）。難治性うつ病患者の在院日数は，28 ± 6.23 日，初発患者で 21 ± 12 日である。

治療抵抗性もしくは難治性うつ病は，様々な治療法を試みても，あるいはそれらを組み合わせて用いても（2種類の抗うつ薬や，他の薬剤を併用する，十分な精神療法を行う，薬物以外の生物学的治療を行うなど），改善しない状態である。

しかし，どの程度改善しないと，難治性とみなすべきかという問題はある。海外の研究者の中には，重度のうつ病のうち，症状の半分が改善すれば難治性とすべきではない，という見方があることには注意を払うべきである。

十分な治療とは，正しくなされた診断，適切に選ばれた薬剤，最適の投

与量，必要十分な治療期間，そして最終的には身体的および神経学的疾患の治療が総合的になされた場合をいう。

とはいうものの，現実には，何種類かの抗うつ薬は6〜10週間を経ないと効果発現がないことや，最適の投与量といっても，患者によって血中濃度は異なってくるし，また血中濃度を十分な正確さで測定ができないということを考慮に入れておかないといけない。

《心の健康クリニック》での治療経験と，わが国，また海外の専門家たちの見解を合わせて考察すると，治療抵抗性のうつ病の要因として以下のようなものがあげられる。老年期の患者，年単位で遷延化しているうつ状態，脳室と灰白質の構造的変化（側脳室の拡大と大脳皮質容量の縮小），デキサメサゾンテスト陽性，身体疾患の合併（甲状腺機能低下，過敏性大腸炎，高血圧，不整脈など），他の精神疾患の合併，なかんずく重度の人格障害（40〜60％の人が難治性のうつ病を持ち，その特徴として若い年代での発病，うつ病再燃の繰り返し，自殺企図，抗うつ薬治療に対しての反応が良くないといった点があげられる），妄想，認知症。さらに，うつ病を難治化させる原因として，麻薬類の薬物乱用，慢性的な自殺願望，摂食行動の異常（特にアノレクシア），パニック障害や強迫症状の合併などがありうる。《心の健康クリニック》に訪れた患者をレトロスペクティヴに調べてみると，67％の患者で，うつ病が難治化した原因の最大のものは，十分な薬物治療が行われていなかったことにある，ということが判明した。具体的には，薬剤の頻回の変更，薬物治療の早期の中止，抗うつ薬の不十分な投与量，適切でない抗うつ薬の複数投与のために生じた，薬物相互作用による副作用および薬効の減弱などが推定された。

一群の難治性うつ病の根底には，妄想性の症候群（心気妄想，関係妄想，被害妄想など）をともなう精神病性疾患（統合失調症，統合失調感情障害）があった。この頑固な病態を克服するには，非定型神経遮断薬と抗うつ薬（SSRIやミルタザピン）の組み合わせが用いられた。例えば，難治性のうつ病で，根底に精神病性の病理の存在を推定できる，心気妄想的

な皮膚感覚の異常を訴える患者に対し，リスペリドン（リスポレプト）と
ミルタザピン（レメロン）の組み合わせ，あるいはアミスルプリド（ソリ
アン）とフルオキセチン（プロザック）の組み合わせで治療がうまくいっ
たことがある。

　うつ病が難治化する原因としてさらに付け加えると，非典型的な症状の
現れ方，周囲の環境からの影響の受けやすさ，禁止されたことに対して否
定的な態度をとること，批判されることに対して耐えることができない
こと，頑固な不眠，慢性的な身体疾患の存在，消化器系疾患の存在などが
あった。

　また，難治性うつ病が形成されていくのには，次のような要因も大き
い。患者の家庭内に大黒柱となる人がおらず，家族の生活状況が良くない
こと，労働能力低下があること，失業，経済的問題があること。難治性う
つ病の形成の要因の中で最も問題となるのは，家庭内の人間関係が崩壊し
ていることである。さらに，繰り返されるアルコール摂取はうつ病を遷延
化させる。

　難治性うつ病患者の治療に，新しい治療法が用いられた。それらは静脈
内レーザー治療，またそれと組み合わせた色々な部署への経皮的赤外線照
射，免疫システムに作用する薬剤（イムノファン），プラズマフェレーシ
ス，高圧酸素療法などである。

　《心の健康クリニック》に入院するに際しては，通常3〜5日をかけ
て，精神医学的，神経学的，身体的側面から診断が検討された。入院後も
専門家たちによって詳細な診察が行われ，診断が間違っていたことがあき
らかになったこともある。病理については定期的に評価された。患者の状
態の評価は，治療の中間点と退院時の最低2回は行われた。

　伝統的な患者の状態評価とともに，臨床的な心理検査尺度（ハミルト
ン，モントゴメリー−アスベルグ）と自己評価尺度（ベック，ツング）を
用いた。すべての患者に臨床心理（精神病理学的，神経心理学的，性格
的）検査を行った。神経系の機能，心血管系機能，内分泌機能，消化器系

294

```
          《心の健康クリニック》での患者の日課表

8：00                ——起床
8：00 ～ 8：30        ——整容，トイレ
8：30 ～ 9：00        ——治療的な体操
9：00 ～ 9：15        ——部屋掃除，光照射治療
9：15 ～ 10：00       ——医師回診
10：00 ～ 10：30      ——朝食
10：30 ～ 11：00      ——服薬，精神科主治医，心理士，ソーシャルワーカーに
                       よる面談および診断面の検討，薬剤の検討，心理身体
                       的検査，専門家によるコンサルテーション
11：00 ～ 12：00      ——プールで過ごす
12：00 ～ 13：15      ——個人，集団，家族療法，バイオフィードバック
13：15 ～ 14：00      ——心理的トレーニング
14：00 ～ 14：30      ——昼食
14：30 ～ 15：30      ——身体療法，温泉療法，マッサージ
15：30 ～ 17：00      ——スポーツ的な遊戯，トレーニングホールで過ごす，光
                       照射療法，専門家によるコンサルテーション
17：00 ～ 18：00      ——作業療法，乗馬，文化的－一般的活動（コンサート，
                       散歩）
18：00 ～ 19：00      ——精神療法的な室内での静養，芸術療法，卓上の遊戯，
                       ビリヤード，ランドシャフト療法
19：00 ～ 19：30      ——夕食
19：30 ～ 20：30      ——心理社会的作業
20：30 ～ 21：30      ——心理教育，心理教育的ビデオの鑑賞，創造的な自己表
                       現治療
21：30 ～ 22：00      ——医師回診
22：00 ～ 22：30      ——音楽療法，読書療法，リラクセーションのための集ま
                       り
22：30 ～ 23：00      ——就寝準備
```

機能，免疫システムの分析が詳細に行われた。

　入院初日に，患者は，《心の健康クリニック》の一日の流れの説明を受けた。それぞれの患者に，病歴のカルテと診断・リハビリ用のカルテが作

られた。看護婦が患者の状態の観察記録を日々記録し，加えて，満足度と
治療結果（10段階評価を行う）の観点から，患者の行動を看護婦が患者
とともに表に書き込む作業が行われた。やはり看護婦が患者とともに，時
間毎のうつ病症状の臨床的な現れ（悲哀，不安，無気力感，身体的症候な
ど）をグラフにして記録することも行われた。

　《心の健康クリニック》でのうつ病治療に際しては，副作用と毒性を勘
案して従来の三環系抗うつ薬（メリプラミン，アミトリプチリンなど）は
用いない。うつ病の臨床像（感情面での主症状，身体的症状，かつての治
療の効果，合併症など）により状態を鑑別し，SSRIおよびより新しい抗
うつ薬のミルナシプラン（イクセル），ヴェンラファキシン－水酸化クロ
ライド（エフェクソール），ミルタザピン（レメロン）のうちのひとつが
選択され，十分に投与された（稀に2種類のこともある）。より複雑なう
つ－妄想症候群や，体感異常－心気的症候に対して，必要に応じ非定型神
経遮断薬が，例外を除き少量用いられた。

　うつ病に苦しんでいるそれぞれの患者に対し，治療的義務として認知行
動療法（15セッション），集団精神療法（5セッション），家族療法（3〜
5セッション），バイオフィードバック（15セッション）が行われた。す
べての患者が，筋肉を弛緩させる技法を教授された。大多数の患者が，実
存的な精神療法を受けた（3〜5セッション）。臨床心理士たちが，認知
的なトレーニング，自己肯定感を持てるようなトレーニング，創造的な自
己表現，他者との交流などを指導した。伝統的なものとは異なる治療法も
用いられた。それらは光照射療法であり，選択的断眠療法であり，レー
ザー治療であった。比較的稀ではあったが，ECTも行われた。

　クリニックで患者と同伴している親族に，神経症や身体表現性の障害が
認められるようであれば，それらに対しても治療的対応がなされ，同時
に，うつ病患者への適切な対応法も身につけるような工夫がなされた。治
療の最後には，患者の親族に対し，以下のような覚え書きが手渡された。

覚え書き

うつ病に苦しんでいる人たちに対して，してはならないこと

1. 患者の言動に対して過剰な同情や感情を表したり，大袈裟に反応すること
2. 患者を非難すること
3. 具体的な言い方をせず，広い意味を持つ一般的な言葉を頻繁に使うこと（《苦しみ》,《病気》）
4. 状態をあれこれ質問すること（《食欲がある？》,《頭痛がする？》）
5. 気分を落ち込ませるような言い方をすること（《君はぼくたちもへこませてるんだよ》,《雨が激しく屋根を叩いている》）
6. 短期間の現象を長期間にわたるもののように言うこと（《君はいつまでもそんな感じだろうね》）
7. 自分や周囲の人，さらには患者自身を責めるような言い方（《彼がうつ病になったのは，自分が悪いのさ》,《彼に起こったことのすべてが，私たちの教育が良くなかったためさ》）
8. 医学用語を頻繁に使うこと（《うつ病には重たい病理性があるんだ》）
9. 完璧であるように励ますこと，考え得る最高の水準を目指すように求めること，患者はそのようなことが行える状態ではないのに，それが人としての価値であると主張すること（《君は過ちを犯してはならない》,《君は一番でなければならない》）
10. 現実には連続的なものである物事を，対立した二分法で考えること（《オール・オア・ナッシング》,《善か悪》,《この世には勝者か敗者のどちらかしかいない》）
11. 様々な出来事に，最悪の予測しかしないこと（《ふさぎこんでいるとすれば，重病だ》,《この試験に通らなければ，彼に未来はない》）
12. 《…したい》を《…しなければ》,《…する義務がある》,《絶対に…》という考えに変えてしまうこと（《決心をするには，自信を持っていなければならない》）
13. あらゆることを心理学の視点から説明すること（《君は無意識の不安を抱えている》,《君に必要なのは人格的成熟だ》,《君が苦しんでいるのは，そう願っているからだ》,《君が成功しないのは，成功を怖れているからだ》）
14. 単純な説明より，込み入った議論を好むこと
15. 抽象的なものを本当に存在するかのように言うこと（《君は彼より意志

が弱い》,《君は勇気がない》,《君は本質的には怠惰だ》,《君は神経がやられている》)

16. 完全な公正さを探したり,求めたりすること (《世界は公正でないといけない》)

17. 患者の行動や感情には,何か原因があるはずだと考えること (《あの人が彼を不幸にした》,《君がうつ病を呼び込んだんだ》,《君は呪いにかかっている》)

18. 患者の可能性や能力を過大に見ること (《うつ病は意志の力だけで治る》,《君に必要なこと,それは単に頑張ることだ》)

19. 患者にあることが起こったとするなら,それはあたりまえなのだと論ずること (《何か悪いことが起こったとすれば,それは不可避なことだったのだ》)

20. 色々な現象を形而上的な,あるいは神秘的な言葉で説明すること (《特殊な体験から,死後も人生は続くと証明されている》,《君にエネルギーがないのが,僕にはわかる》)

22. 患者の過去の罪や過ちを探すこと

23. 患者と一緒になってうつ病になった原因や,症状の誘因を探すこと

24. 旅行に連れて行ったり,休養施設に行って何とか患者の気をまぎらわそうと努めること

25. 患者の意志の弱さを話すこと

26. 自分をコントロールするように要求すること

27. うつ病の症状をあれこれ論ずること

28. 医師を何度も変えるように勧めること

29. 患者と一緒に,薬についての情報や副作用をあれこれ調べること

30. 抗うつ薬による治療は,有害であり依存が起こるとみなすこと

31. 服薬を早く止めるよう勧めること,十分量服薬していないのに服薬中止を勧めること

32. うつ病治療の専門家ではない人が処方する薬剤などを摂るよう勧めること (睡眠剤,安定剤,薬草など)

33. 診断が間違いないのかと考えて,患者を延々と観察すること

34. 緊張を強いるような課題を与えること (受験,責任の重い仕事など)

35. 頻回に転地をしようとすること

36. 身体的な活動を制限させ,何もさせないように,あるいは受身的な姿勢でいるように勧めること

37. 話している最中にしばしば《でない》や,否定的なニュアンスの言葉を用いること

38. ネガティヴな感情を確認すること

39. 自分の不調感や健康状態の悪さをくどくど話すこと
40. 自分の多忙さや，悩みを話すこと
41. 将来へのペシミスティックな見方を支持すること
42. 患者に，起こっていることのすべてや，自分の体調，周囲の人の行動をコントロールできるようにと促すこと
43. 大事なことを決めるように患者に求めること，選択を要求すること
44. 患者が自信が持てていない事柄を強調して示すこと
45. 患者の生活リズム，特に睡眠覚醒のリズムを壊すこと
46. 患者の欠点や，ネガティヴな性格的特徴を話題にすること
47. 面倒な経済面の問題を話すこと
48. 患者の許可なくして，持ち物を取り扱うこと
49. 長い間患者を一人ぽっちにさせておくこと
50. 患者に関するすべての事柄を，自分に背負いこむこと

　《心の健康クリニック》には，遷延化したうつ病患者や以前の治療でうまくいかなかった患者が多く集まってきたことを考慮し，患者を詳細に観察する一定の期間をもうけ（3〜5日），神経学的疾患や心血管系疾患の治療も行った。多くの患者に，脳の器質的病理の治療，脳機能の活性化，神経学的薬理作用のある薬剤（メクシドール，ミルドロナート，アクトベギン，ミリガマ，エモクセピンなど）の投与と，循環器系に薬理作用のある薬剤（α-リポ酸製剤，エセンチアーレなど）の非経口的投与による自律神経症状の安定化という，一連の治療コースがほどこされた。

　入院当初は，患者は通常無気力で，特に何をするということもなく，治療についても懐疑的で，日課をするのも遅れがちであった。しばしば身体の不調を訴え，ときに不安発作のようなものを起こすこともあった。治療がうまくいくだろうということを信じず，諸検査にも協力的ではなく，一人でいようとするか，逆に一人を避けようとする傾向も見られた。上記の診察や検査段階を経て，中期の医療スタッフによる治療に移行する。看護婦たちが長時間患者に付き添い，専門的な受容的な態度（認知的試行）で患者に肯定感を持たせ，支持しつつ，活動性を高めようとし，身体的活動

や創造的な姿勢への動機づけを高めるよう努めた。

　患者の状態の個体差に応じた統合的な治療と，多様な角度からの十分なリハビリテーションの結果，比較的短期（2〜3週間）で多くの患者に相当の改善が認められた。年余にわたり遷延化したうつ病や治療抵抗性の患者にでも，有意な改善が認められた。うつ病治療効果の発現のためには，《心の健康クリニック》で並行して行われる身体的，神経学的治療および個人精神療法，それにクリニックの心理的な小宇宙が有意義であった。

難治性うつ病の治療アルゴリズム
（《心の健康クリニック》における）

1. 患者の臨床像と病歴，心理検査などの結果，および合併疾患（不安障害，強迫性障害，離人症，摂食障害，人格障害等）の有無から，最適の抗うつ薬を選択
2. 間違いのないコンプライアンス
3. 十分な量の薬物使用（できれば薬物の血中濃度を測定したほうがよい）
4. 抗うつ薬の，推奨されている期間の使用
5. 合併する身体疾患の診断と治療
6. 負の薬物相互作用が起こらないような薬剤の選択と，精神作用のある薬物乱用の治療
7. 抗うつ薬と薬物以外の治療法（光照射療法，様々な精神療法，食事療法，アニマルセラピーなど）の組み合わせ，および悪影響をおよぼす心理社会的要因の排除
8. 抗酸化薬，向知性薬，自律神経症状に対する薬剤，ビタミン剤（メクシドール，ミルドロナート，エモクシピン，ミリガマ）の使用
9. 抗うつ薬の変更（セロトニン作動性薬剤から，別のセロトニン作動性薬剤へ，あるいはノルアドレナリン作動性薬剤，あるいは他の作用機序の薬剤へ）
10. 神経伝達物質への作用機序が異なる抗うつ薬の併用（TCA＋SSRI，ヴェンラファキシン＋ミルタザピン，SSRI＋ミルナシプラン）
11. 抗うつ薬と少量の非定型神経遮断薬の併用（リスペリドン，アミスルプリドなど）
12. リチウムの使用

13. ホルモン製剤の使用（トリヨードサイロニン，デヒドロエピアンドロステロン‐サルフェートなど）
14. レーザー治療（静脈内レーザー治療，経皮的赤外線レーザー治療）
15. 免疫調節剤の使用（イムノファン，チマリン，レヴァミゾールなど）
16. 電磁場の低強度（EHF帯）磁気刺激の使用
17. プラズマフェレーシス
18. 高圧酸素療法
19. 電気痙攣療法

自己コントロールの技術を獲得できるように，患者とともに行うセッションのテーマ
(《心の健康クリニック》における)

1. うつ病の臨床症状と，病理，病因
2. ネガティヴな感情，興味や満足感の喪失
3. うつ病で生じる思考の障害，ネガティヴな思考や信条（極端さ，他者との比較，完璧への過剰な意志，現在および将来へのネガティヴな見方など）
4. うつ病にともなう行動の障害，例えばアルコールへの逃避
5. 感覚の変容，うつ病による身体的痛みや症状
6. うつ病治療法や社会資源について
7. うつ病の症状発現を誘発する状況
8. うつ病再燃の初めの兆候
9. うつ病患者と他の人との相互関係
10. 日常生活の問題，状況により生じた問題の多様な解決の仕方
11. 活動性の低下や，救いようがないと考えるがゆえの行動の修正
12. 自信回復へのトレーニング
13. 感情や感覚の言語表出
14. 睡眠障害や食思不振の改善に役立つ方法
15. 短期間でうまくやれそうな，将来の計画

訳者あとがき

　この本は，ロシアで最初の私設精神科クリニックおよび入院施設のある
病院を設立した，ヴィタリー・レオニードヴィッチ・ミヌートコ博士が
2006年に著した，うつ病およびその関連領域に関する著書を翻訳したも
のである。原本は2009年，訳者がミヌートコ博士のクリニックを訪れた
際にいただいた。その細かい経緯については省略するが，興味のある方は
小論（精神科治療学 Vol.25 No.5 May 2010）を参照されたい。

　日進月歩の医学研究の中で，10年も前に書かれた著書を訳出する意義
がどこにあるのか，と問われると，たしかに自信はない。しかし，興味を
ひく点を何点かあげたい。一つ目は，われわれにはなじみの薄い，ロシア
での精神科医療の一端が垣間見てとれること（独特の臨床所見 "ベラグー
トの折り目" の記載や，わが国で最近使用が認可されたヴェンラファキシ
ンがすでに記載されていること，ロシアでのうつ病の分類例や亜型の記
述，静脈内血液レーザー照射治療や抗酸化薬の記載，乗馬やビリヤードが
治療として利用されることなど）。二つ目は，かなりの部分が病跡学にあ
てられており，当然ながらロシア文学からの引用が多く見られること（た
だ，芥川龍之介が出てくるあたりも，彼がうつ病であったかどうかについ
て異論はあろうが，ユニークである）。この点に関して私見を付言する
と，19世紀のロシア文学には，うつ病ないしうつ状態，あるいは自殺を
試みる人物の描写が随分多く，しかも現代にも十分通じるほどに詳細で的
確に捉えられている，という印象がある。三つ目は，あまりなじみのない
ロシア人画家の作品を含んだ多くの図版の提示や，精神療法の章でのユ
ニークな図示。四つ目は，活動療法などの部分に書かれている，案外われ
われも利用できそうな具体的な質問項目などの例示があること。五つ目

は，歴史の章がその代表だろうが，全体にさほど難しすぎず，しかし適度に専門性のある記述でまとめられていること。

　一方，難点も少なくない。一つ目は，上述したようにかなり古い著作であること（文献も新しいもので，2005 年のものまで，また当然ながらDSM-5 はでてこない。今ではあまり用いられない古い用語も散見される），二つ目は，引用の原典が「文献」に見当たらず，はっきりしない箇所があること。三つ目は，やはり上述した点であるが，病跡学での例示には，その人物が本当にうつ病に罹患していたか疑問のあるものが含まれているように思われること，また図版が幾分恣意的に用いられているように思われること。四つ目は，理由がはっきりしないが，薬剤のプロフィールで，わが国で流布しているものとは食い違うものが見られることなど。

　翻訳に関し，以下 4 点を注記しておきたい。1．原著に付録として載っている，ベック質問表と，著者の《心の健康クリニック》で用いられているカルテ様式は省いた。2．多くの人名が出てくるが，このうち間違いなくロシア人と思われる人物の名前は，名および父姓のイニシャルはキリル文字をそのまま表記した。ロシア人ではないと思われる人物に関しては，できるだけ調べ，本来の名前のイニシャルを表記した。しかし調べきれなかった人名もあり，それらはキリル文字のままにしてある。さらに，芥川龍之介のような例もある（原書はР.Акутагава，これを本書ではR.芥川とした）。3．定訳，既訳のあるもの（文学の章での作品名や作家名，薬剤名など）はなるべくそれらに一致するように努めた。しかし，そうなっていない表記もある。4．本書は内容的には幅広くうつ状態を論じており，表題として「うつ状態」としたほうが適切かもしれない。しかし原著はДЕПРЕССИЯとなっており，これは「うつ病」にあたるので，そのままにした。

　翻訳にあたっては，私的勉強会小倉金曜会（伊藤正敏先生主宰）の諸先生方，小倉医療センター精神神経科部長中島康裕先生，千嶋病院院長千嶋達夫先生，ピアニストの松本裕子先生，日本在住のウクライナ人オリガ秋

吉氏，そして星和書店岡部浩氏に多くのアドバイスをいただいた。ここに謝意を表しておきたい。また，東京外国語大学元学長の故原卓也先生に特別の謝意を捧げたい。

　この本により，精神医学，またロシア文学さらにはロシア文化に興味を抱く人が少しでも増えれば，望外の喜びである。

平成 28 年 7 月

下中野大人

文 献

1. *Авруцкий Г.Я.* Лекарственный патоморфоз аффективных расстройств// Материалы совещания по актуальным проблемам психофармакологии. — Тарту, 1976. — с. 4–6.

2. *Авруцкий Г.Я., Вовин Р.Я., Личко А.Е., Смулевич А.Б.* Биологическая терапия психических заболеваний. — Л.: Медицина, 1975. — 311 с.

3. *Авруцкий Г.Я., Мосолов С.Н., Шаров А.И.* Сравнительная эффективность тимоаналептической терапии депрессивных и депрессивно-бредовых состояний при фазиопротекающих психозах// Журнал «Социальная и клиническая психиатрия», — 1991. — N 1. — с. 84–90.

4. *Авруцкий Г.Я., Недува А.А.* Лечение психически больных. — М.: Медицина, 1988 — 496 с.

5. *Александер Ф., Селесник Ш.* Человек и его душа: познание и врачевание от древности до наших дней — М.: Прогресс — Культура; Издательство Агентства «Яхтсмен», 1995 — 608 с.

6. *Александровский Ю.А.* Пути совершенствования лечебно-профилактической помощи больным с пограничными психическими расстройствами// Пограничная психиатрия (Сборник научных трудов)// Под ред. профессора Ю.А. Александровского. — М.: ГНЦ СиСП им. В.П. Сербского, 2001. — С. 6–16.

7. Алкоголизм: (Руководство для врачей). Под ред. Г.В. Морозова, В.Е. Рожнова, Э.А. Бабаяна. — М.: Медицина, 1983 — 432 с.

8. *Андрусенко М.П., Шишенин В.С., Яковлева О.Б.* Использование тианептина при лечении поздних депрессий// Журн. неврол. и психиатр. — 1999. — № 2, — с. 25–30.

9. *Андрющенко А.В.* Анализ синдромальной коморбидности депрессивных и обсессивно-фобических расстройств// Соц. клин. психиатр. — 1994. — № 4. — с. 94–99.

10. *Ашофф Ю.* В кн.: Биологические ритмы, — М., 1984; 1: с. 54–69.

11. *Бобров А.С.* Эндогенная депрессия. — Иркутск: РИО ГИУВа, 2001. – 384.

12. *Бовин Р.Я.* Клинические эффекты при психофармакологическом лечении. В кн.: Фармакотерапевтические основы реабилитации психически больных, — М.: Медицина. — 1989 — с.10–35.

13. *Бовин Р.Я., Аксенова И.О.* Затяжные депрессивные состояния. — Л.: Медицина, 1982. — 192 с.

14. *Бовин Р.Я., Аксенова И.О. Кюне Г.Е,* Проблемы хронизации психозов и преодоление терапевтической резистентности на модели депрессивных состояний. В кн. «Фармакотерапевтические основы реабилитации психически больных». – М.: Медицина, 1989. – С. 151–182.

15. *Бовин Р.Я., Иванов М.В., Мазо Г.Е. и др.* Сравнительная эффективность применения серотонинергических антидепрессантов в лечении депрессий/ / Социальная и клиническая психиатрия. – 1995. – № 1. – С. 72–79.

16. *Бовин Р.Я., Иванов М.В., Штемберг К.С.* Эффективность серотонинергических антидепрессантов флуоксетина и флувоксамина в терапии эндогенных депрессий: сравнительное исследование// Социальная и клиническая психиатрия. – 1992. – № 4. – С. 61–66.

17. *Бовин Р.Я., Аксенова И.О.* Затяжные депрессивные состояния. – Л.: Медицина, 1982

18. *Брагина Н.Н., Доброхотова Т.А.* Функциональные асимметрии человека, изд. 2-е. М., 1988. – 240 с.

19. *Брониш Т.* Обзор диагностики и классификации депрессивных расстройств в 80-е и 90-е годы// Журн. социальной и клинической психиатрии. – 1992. – № 1. – С. 149–156.

20. *Бухановский А.О., Кутявин Ю.А., Литвак М.Е.* Общая психопатология, 2000 – 416 с.

21. *Вейн А.М., Вознесенская Т.Г., Голубев В.Л., Дюкова Г.М.* Депрессия в неврологической практике (клиника, диагностика, лечение) – М.: Медицинское информационное агентство, 2002. – 160 с.

22. *Вельтищев Д.Ю.* Клинико-патогенетические закономерности ситуационных расстройств депрессивного спектра. Автореф. дис. докт. мед. наук. – М., 2000. – 44 с.

23. *Вертоградова О.П.* Возможные подходы к типологии депрессий. Депрессия (психопатология, патогенез). – М., 1980. – С. 9–16

24. *Вертоградова О.П.* Общие принципы терапии и прогноза депрессий. Сб. научных трудов «Психопатологические и патогенетические аспекты прогноза и терапии депрессий», 1985. – С. 5–10.

25. *Вертоградова О.П., Дементьева Н.Ф., Войцех В.Ф. и др.* Психопатологическая структура затяжных эндогенных депрессий // Журн. Невропатол. и психиатр. – 1978. – № 12. – С. 1830–1835.

26. *Вертоградова О.П., Звягельский М.А.* О факторах риска при формировании континуального течения маниакально-депрессивного психоза// Журн. невропатологии и психиатрии. – 1990. – Вып. 4. – С. 57–61.

27. *Вовин Р.Я., Аксенова И.О.* Затяжные депрессивные состояния. – Л.: Медицина, 1982. – 191 с.

28. *Вовин Р.Я., Иванов М.В., Штернберг К.С.* Эффективность серотонинергических антидепрессантов флуоксетина и флувоксамина в терапии эндогенных депрессий: Сравнительное исследование // Соц. клин. психиатр. – 1992. – Т. 2. – № 4. – С. 61–66.

29. Всемирное писание: Сравнительная антология священных текстов / Под общ. ред. П.С. Гуревича: – М.: Республика», 1995. – 591 с.

30. *Вялова М.М.* Диагностическое и прогностическое значение экстралингвистических параметров речи в клинике психогенных депрессий. Автореф. дис. к. м. н., 1996. – 30 с.

31. *Гаранян Н., Холмогорова А., Юдеева Т.* Перфекционизм, депрессия и тревога// Московский психотерапевтический журнал, 2001, № 4, с. 18–48.

32. *Гаркави Н.Л.* Труды психиатрической клиники 1-го Моск. Мед. ин-та, 1945. – Вып. 8. – С. 382–390.

33. *Гельгорн Э., Луфборроу Дж.* Эмоции и эмоциональные расстройства. Нейрофизиологическое исследование. – М., 1966. – 672 с.

34. *Глезер В.Д.* Зрение и мышление. – Л., 1985. – 256 с.

35. *Гусельников В.И., Изнак А.Ф.* Ритмическая активность в сенсорных системах. – М., 1983. – 214 с.

36. Депрессия (справочник американской медицинской ассоциации): – М.: Мир, 2000. – 214 с.

37. *Десятников В.Ф., Сорокина Т.Т.* Скрытая депрессия в практике врача. – Минск: Вышэйша школа, 1981. – 240 с.

38. *Джекобсон Дж.Л.* Секреты психиатрии / Д. Джекобсон, А. Джекобсон; М.: МЕДпресс-информ, 2005. – 576 с.

39. *Доброхотова Т.А.* Эмоциональная патология при очаговом поражении головного мозга. – М.: Медицина, 1974. – 160 с.

40. *Зайдель К., Убельхак Р.* в кн.: Руководство по психиатрии / Под ред. Г.В. Морозова. – М., 1988; 1: 273–286.

41. *Зозуля Т.В.* К проблеме профилактики психических расстройств пожилого возраста// Психология зрелости и старения. – 2000. – № 2. – С. 115–123.

42. *Иванов М.В., Мазо Г.Э., Бовин Р.Я.* Клинические предикторы терапевтической эффективности серотонинергических антидепрессантов при эндогенных депрессиях. Клинико-статистический анализ данных. Двенадцатый съезд психиатров России. Материалы съезда, М., 1995. – С. 514–515.

43. *Иванов М.В., Штемберг К.С.* Опыт лечения препаратом прозак эндогенных депрессий// Журнал Обозрение психиатрии и медицинской психологии им. В.М.Бехтерева. – 1991. – N 3. – С. 61–63.

44. *Изард К.Э.* Психология эмоций / Пер. с англ. – СПб.: Издательство «Питер», 2000 – 464 с.

45. *Изнак А.Ф.* Современные представления о нейрофизиологических основах депрессивных расстройств. М. 1997:166-179 /из коллективной монографии – Депрессии и коморбидные расстройства – под редакцией проф. А.Б. Смулевича.

47. *Калинин В.В., Костюкова Е.Г., Цукарзи Э.Э. Мосолов С.Н.* Сравнительное изучение спектра психотронной активности сертралина и флюоксетина при лечении депрессий. Тезисы конференции «Современные методы биологической терапии психических заболеваний». – М., 1994. – С. 21–28.

48. *Каннабих Ю.В.* История психиатрии, М.: ЦТР МГП ВОС, 1994. – 528 с.

49. *Каплан Г., Сэдок Б.,* Клиническая психиатрия, 1998. – 505 с.

50. *Карвасарский Б.Д.* Психотерапия/ Под ред. Б.Д. Карвасарского. – СПб: Изд-во «Питер», 2000. – 544 с.

51. *Кемпинский А.* Меланхолия. – СПб.: Наука, 2002. – 405 с.

52. Когнитивная терапия депрессии / А. Бек, А. Раш, Б. Шо, Г. Эмери – СПб.: Питер, 2003. – 304 с.

53. *Концевой В.А., Медведев А.В., Яковлева О.Б.* Депрессии и старение. // В кн.: Депрессии и коморбидные расстройства. – М., 1997. – С. 114–122.

54. *Коркина М.В., Цивилько М.А., Марилов В.В., Карева М.А.,* Практикум по психиатрии, 1990. – 184 с.

55. *Корнетов Н.А.* Депрессивные расстройства — диагностические «невидимки» в психиатрической и общемедицинской практике// Социальная и клиническая психиатрия. – 1999. – Вып. 3. – С. 85–90.

56. *Корнетов Н.А., Счастный Е.Д.* Распространенность депрессии в городской популяции// XIII съезд психиатров России 10–13 октября 2000 г. (Материалы съезда). – М., 2000. – С. 57.

57. *Краснов В.Н.* Болезненная психическая анестезия в структуре депрессии // Журн. неврол. и психиатр. – 1978; 12. – С. 1835–1840.

58. *Краснов В.Н.* Депрессия как диагностическая и терапевтическая проблема в общемедицинской практике. – Медикал Маркет. – 1999. – 31 (1). – с. 22–24.

59. *Краснов В.Н.* Клинико-патогенетические закономерности динамики циркулярных депрессий. Автореф. докт. дис. – М. – 1987. – 43 с.

60. *Краснов В.Н.* Организационная модель помощи лицам, страдающим депрессиями, в условиях территориальной поликлиники. – Метод. рекомендации МЗ РФ. – М., 2000. – 19 с.

61. *Лакосина Н.Д.* Невротическая депрессия как вариант невроза // Тезисы докладов 111 Всероссийского съезда невропатологов и психиатров. – М., 1974. – Т. 2. – С. 83–85.

62. *Лапин И.П.* Плацебо-эффект и практика реабилитации психически больных. В кн.; Фармакотерапевтические основы реабилитации психически больных. – М., 1989. – С. 242–356.

63. *Лапин И.П., Оксенкруг Г.Ф.* Материалы 5-го Всесоюзного съезда невропатологов и психиатров. – М., 1969.

64. Лекарство от скорби. Священное Писание и святые отцы Церкви о смысле страданий и скорбей. Духовные утешения скорбящим. Молитвы и псалмы в помощь страждущим. М. Трифонов. Печенгский монастырь; «Ковчег», 2004. – 576 с.

65. *Лопухов И.Г., Андрусенко М.П., Владимирова Т.В. и др.* Клиническая оценка антидепрессивной активности флуоксетина// Журнал невропатологии и психиатрии им. С.Корсакова. – 1994. – т. 94. – Вып. 5. – С. 76–81.

66. *Лукомский И.И.* Маниакально-депрессивный психоз. – М. – Медицина, 1968. – 160 с.

67. *Машковский М.Д., Андреева Н.И., Полежаева А.И.* Фармакология антидепрессантов. – М.: Медицина, 1983. – 240 с.

68. *Машковский М.Д.* Справочник лекарственных средств, 1997.

69. *Меграбян А.А.* Общая психопатология. – 1972, 288 с.

70. *Мельникова Т.С., Никифоров А.И.* // Вестник РАМН. – 1992; 8: 45–48.

71. *Мельникова Т.С., Никифоров А.И., Коптелов Ю.М. и др.* // Журн. невропатол. и психиатрии. – 1992. – 1: С. 88–92.

72. *Миненков В.А., Шмидт И.Р., Зорькин И.И.* Показания к дифференцированному использованию методов психологической коррекции и рациональной психотерапии. – 1999.

73. *Михайлова Е.С.* Нейрофизиологическая характеристика различных типов эндогенных депрессий. Дис. канд. биол. наук. – М., 1984.

74. *Михайлова Е.С., Каменская В.М.//* Журн. невропатол. и психиатрии 1982; 9: С. 1337–1342.

75. *Михаленко И.Н,* Опыт применения предшественников биогенных аминов при лечении депрессий. В кн.: Фармакодиагностика и фармакотерапия в психиатрии. – Л. – 1973. – С. 43–47.

76. *Мосолов С.Н., Калинин В.В., Костюкова Е.Г. и др.* Избирательные ингибиторы обратного захвата серотонина при лечении больных эндогенными депрессиями. Сравнительное изучение сертралина и флуоксетина // Журнал «Социальная и клиническая психиатрия». – М., 1994. – N2. – С. 94–99.

77. Напрасная смерть: причины и профилактика самоубийства // Ред. Д. Вассерман – М.: Смысл, 2005. – 310 с.

78. *Нуллер Ю.Л.* Депрессия и деперсонализация – Л.: Медицина, 1981 – 207 с.

79. *Нуллер Ю.Л., Михаленко И.Н,* Аффективные психозы. – Л.: Медицина, 1988. – 264 с.

80. *Остроглазов В.Г., Либерман Ю.И., Лисина М.А. и др.* О контингентах психически больных, наблюдаемых в территориальной поликлинике// VIII Всероссийский съезд невропатологов, психиатров и наркологов. – М., 1988. – Т. 1. – С. 250–252.

81. *Остроглазов В.Т., Лисина М.А.* Клинико-психопатологическая характеристика контингента психически больных, выявленных на терапевтическом участке// Журнал невропатологии и психиатрии им. С.С. Корсакова. – 1990. – № 12. – С. 47–51.

82. *Пападопулус Т.Ф.* Острые эндогенные психозы – М.: Медгиз, 1975. – 192 с.

83. *Пивень Б.П.* Экзогенно-органические заболевания головного мозга. – 1998. – 144 с.

84. *Пишо П.* Эпидемиология депрессий// Журн. невропатологии и психиатрии. – 1990. – Вып. 6. – С. 82–84.

85. *Положий Б.С.* Клиническая структура нервно-психических расстройств у работников крупного промышленного предприятия// Журн. невропатологии и психиатрии. – 1986. – Вып. 8. – С. 1200–1203.

86. *Попов Ю.В., Вид В.Д.* Современная клиническая психиатрия. Л. – 1997. – 496 с.

87. *Потапкина Е.А.* Нервно-психические расстройства у лиц старшего возраста, работающих на промышленном предприятии: Автореф. дис. канд. мед. наук. – Томск, 1989. – 18 с.

88. Психиатрия детского и подросткового возраста / Под ред. К Гиллберга и Л. Хеллгрена. – М.: ГЭОТАР-МЕД, 2004. – 544 с.

89. Психотропные средства: Справ. практикующего врача / Ф. Бочнер, Дж. Аллардайс, Д. Эймс и др. – М.: Литтера, 2004. – 296 с.

90. *Пужинский С.* Фармакотерапия депрессивных состояний, 2000.

91. *Пучинская Л.М., Краснов В.М., Корчинская Е.И. и др.* Использование электрофизиологических методов исследования в клинике депрессивных состояний. Методические рекомендации. М., 1988. – С. 21.

92. *Ротштейн В.Г., Богдан М.Н., Долгов С.А.* Эпидемиология депрессий// Депрессия и коморбидные расстройства / Под ред. А.Б. Смулевича. – М., 1997. – С. 138–164.

93. Руководство по медицине. Диагностика и терапия / под ред. Р. Беркоу, Э. Флетчера, 1997. – 872 с.

94. *Семке В.Я.* Организация специализированной помощи больным с пограничными нервно-психическими состояниями// Советское здравоохранение. – 1984. – № 3. – С. 30–34.

95. *Семке В.Я.* Превентивная психиатрия. – Томск: Изд-во Том. ун-та, 1999. – 403 с.

96. *Серебрякова Т.В.* Роль антидепрессантов с биологически-селективным типом действия в лечении затяжных депрессий. Международная конференция «Современные методы биологической терапии психических заболеваний». – М., 1994. – С. 53.

97. *Симонов П.В.* Эмоциональный мозг: Физиология. Нейрофизиология. Психология эмоций. – М. – 1981. – 214 с.

98. *Синицкий В.П.* Депрессивные состояния (патофизиологическая характеристика, клиника, лечение, профилактика). – Киев: Наукова думка, 1986. – 272 с.

99. *Смулевич А.Б.* Депрессии в общей медицине: Руководство для врачей – М.: Медицинское информационное агентство, 2001. – 256 с.

100. *Смулевич А.Б.* Депрессии в общемедицинской практике. – М.: Издательство «Берег», 2000. – 160 с.

101. *Смулевич А.Б., Дубницкая Э.Б., Тхостов А.Ш. и др.* Психопатология депрессий (к построению типологической модели). Депрессии и коморбидные расстройства. – М., 1997. – С. 28–53.

102. *Смулевич А.Б., Румянцева Г.М., Завидовская Г.И. и др.* Депрессивные фазы в рамках шизофрении. Клинико-психопатологические, прогностические и психофармакологические аспекты. Депрессии. // Вопросы клиники, психопатологии, терапии. Симпозиум. Москва, 10–12 сентября 1970. Под ред. проф. Э.Я. Штернберга и д.м.н. А.Б. Смулевича. – Москва–Базель; С. 29–39.

103. *Соломон Э.* Демон полуденный. Анатомия депрессии. – М.: 000 «Издательство» «Добрая книга», 2004. – 672 с.

104. *Степанов И.Л.* Диагностика и структурные особенности ангедонических нарушений больных депрессией // Социальная и клиническая психиатрия. – 2004. – Т. 14. – Вып. 1. – С. 44–52.

105. *Счастный Е.Д.* Распространенность и клинико-конституциональные закономерности полиморфизма депрессивных расстройств: автореф. дис. докт. мед. наук. – Томск, 2001. – 43 с.

106. *Тарабрина Н.В.* Практикум по психологии посттравматического стрессового расстройства. – 2001.

107. *Тиганов А.С.* Эндогенные депрессии: вопросы классификации и систематики. – 2001. – 217 с.

108. *Харкевич М.Ю.* Фармакология. – 1996. – 487 с.

109. *Хойфт Г., Крузе А., Радебольт Г.* Геронтопсихосоматика и возрастная психотерапия: Учеб. пособие для студ. высш. учеб. заведений. – М.: Издательский центр «Академия», 2003. – 370 с.

110. *Шаманина В.М.* К типологии депрессий при эндогенных психозах // Журн. невропатол. и психиатр. – 1978. – № 3. – С. 389–397.

111. *Шмаонова Л.М., Бакалова Е.А.,* Клинико-эпидемиологическая характеристика больных с депрессивными расстройствами, обратившихся в психиатрический кабинет территориальной поликлиники// Аффективные и шизоаффективные психозы. – 1998. – С. 113–114.

112. *Экклс Дж.* Тормозные пути нервной системы. – М.: 1971. – 170 с.

113. Энциклопедия литературных героев: Русская литература второй половины Х1Х века. – М., Агентство «КРПА «Олимп»; ООО «Издательство АСТ», 2001 – 768.

114. Энциклопедия литературных героев: Русская литература ХХ века. Кн. 1, 2 – М.: «Олимп; ООО «Фирма «Издательство АСТ», 1998. – 432 с.

115. *Aagaard J., Vestergaard P.* Predictors of outcome in prophylactic lithium treatment: a 2-year prospective study// Affect. Disord. 1990. – Vol.18. – P. 259–266.

文　献　311

116. *Adson D., Kushner M., Eiben K., Schulz S.* Preliminary experience with adjunctive quetiapine in patients receiving selective serotonin reuptake inhibitors // Depress Anxiety. 2004. – Vol. 19(2). – P. 121–126.

117. *Akiskal H.* The distinctive mixed states of bipolar 1, 11, 111 // Clin Neuropharm, 1992. – Vol. 15. – P. 632–633.

118. *Alexander F., Selesnick S.* The history of psychiatry. London: George Allen and Unwin Ltd., 1967.

119. *Altamura A., Mauri M.* Plasma concentration, information and therapy adherence during long-term treatment with antidepressants// Brit. J. Clin. Pharmacol, 1985. – Vol. 20. – P. 714–716.

120. *Ames D.* Depression and the elderly// Depression: Social and Economic Timebomb/ Ed. By Dawson A., Tylee A. – London: BMJ Books, 2001. – P. 49–54.

121. *Amin M., Lehmann H., Mirmiran J.* A double-blind, placebo-controlled dosefmding study with sertralme. // Psychopharmacol Bull, 1989. – Vol. 25. – P. 164–167.

122. *Anderson E., Lambert M.,* Short-term dynamically oriented psychotherapy: a review and meta-analysis// Clin. Psychol. Rev, 1995. – Vol. 15. – P. 503–514.

123. *Anderson I.* Selective serotonin reuptake inghibitors versus tricyclic antidepressants: a meta-analysis of efficacy and tolerability // J. of Affective Dissorders, 2000. – Vol. 58. – P. 19–36.

124. *Andrews G. Slade T., Peters L.* Classification in Psychiatry: ICD-10 versus DSM-IV// Br. J. Psychiatry, 1999. – N 174. – P. 3–5.

125. *Angst J.* Zur Atiologie und Nosologie endogener depressiver Psychosen. Eine genetische, soziologische und klinische Studie. Berlin: Springer – Verlag, 1966.

126. *Angst J., Dobler-Mikola A.* Diagnostik und Epidemiologie depressiver Syndrome // Therapeutische Umschau, 1983. – Bd. 40. – P. 750–755.

127. *Angst J.* Epidemiology of Depression// Psychopharmacol. 1992. – Vol. 106. – P. 71–74.

128. *Angst J.* Sexual problems in healthy and depressed persons // Int. Clin/ Psychopfarm/ 1998. – Vol. 58. – P. 19–36.

129. *Arean P., Perri M., Nezu A., Schein R., Christopher F., Joseph T.* Comparative effectiveness of social problem-solving therapy and reminiscence therapy as treatments for depression in older adults//Consult. Clin. Psychol. 1993. – Vol. 61. – P. 1003–1010.

130. *Asberg M, Schalling D.* Construction of a new psychiatric rating instrument, the Comprehensive Psychopathological Rating Scale (CPRS). // Prog Neuropsychopharmacol, 1979. – Vol. 3(4). – P. 405–412.

131. *Ascheroft G., Crawford T.* 5-Hydroxyindole compaunds in the CSF of patients with psychiatric or neurological diseases. // Lancet, 1966. – N2. – P. 1049–1052.

132. A*vila A., Cardona X., Martin-Baranera M. et al.* Does nefazodone improve both depression and Parkinson disease? A pilot randomized trial. // J Clin Psychopharmacol, 2003. – № 23(5). – P. 509–513.

133. *Babb L.* The Elisabethan malady. A study of melancholy – 1642. Michigan State College Press, 1951.

134. *Baker M., Dorzab J., Winokur G., Cadoret R.* Depressive disease: classification and clinical characteristics // Compr. Psychiat, 1971. – № 12. – P. 354.

135. *Balestrieri M, Carta M., Leonetti S. et al.* Recognition of depression and appropriateness of antidepressant treatment in Italian primary care // Soc. Psychiatry Psychiatr Epidemiol, 2004. – № 39 (3). – P. 171–176.

136. *Bandmann G.* Melancholie und Musik. Ikonographische Studien. Koln; Opladen: Westdeutscher Verlag, 1960. – S. 295.

137. *Barbe R., Bridge J., Birmaher B., Kolko D., Brent D.* Lifetime history of sexual abuse, clinical presentation, and outcome in a clinical trial for adolescent depression. // J Clin Psychiatry, 2004. – № 65(1). – P. 77-83.

138. *Basco M., Rush A.* Compliance with pharmacotherapy in mood disorders// Psychiatr. Ann, 1995. – Vol. 25. – P. 269–279.

139. *Bauer M., Grof P., Gyulai L. et al.* Using technology to improve longitudinal studies: self-reporting with ChronoRecord in bipolar disorder // Bipolar Disord, 2004. – Vol. 6(1). – P. 67–74.

140. *Beasley C., Sayler M., Cunningham G.* Fluoxetine in tricyclic refractory major depressive disorder // J. Affect Disord, 1990. – Vol. 20. – P. 193–200.

141. *Bech P.* Pharmacological Treatment of Depressive Disorders: A Review// Depressive Disorders / Ed. M. Maj, N. Sartorius,1999. – P. 89–99.

142. *Beck A.* Thinking and depression. 11. Theory and therapy // Arch. Gen. Psychiat, 1964. – № 10. – P. 561.

143. *Beck A., Rush A., Shaw B., Emery G.* Cognitive Therapy of Depression. New York. Guilford Press, 1979. – P. 442.

144. *Berger P.* Medical treatment of mental illness // Science. 1978. – Vol. 26 (4344). – P. 974–981.

145. *Bergstrom R., Lemberg L, Fand N.*// Brit. J. Psychiatry, 1988. – Vol. 153 (3). – P. 47–50.

146. *Bishop A., Scudder J.* A phenomenological interpretation of holistic nursing// J.Holist.Nurs, 1997. – Vol. 15 (2). – P. 103–111.

147. *Blackburn I., Bishop S, Glen A., Whalley L., Christie J.* The efficacy of cognitive therapy in depression: a treatment trial using cognitive therapy and pharmacotherapy, each alone and in combina tion // Brit. J. Psychiatry, 1981. – Vol. 139. – P. 181–189.

148. *Boratav C.* The boratav depression screening scale (bordepta): a sensitive scale for recognizing depression in epidemiologic studies and primary health care// Turk Psikiyatri Derg, 2003. – Vol. 14(3). – P. 172–183.

文　献　　313

149. *Bowers M., Lumbar G.* 5-Hydroxyindoleacetic acid and homovanillic acid in afftctive syndromes // J. nerv. Ment. Dis, 1974. – Vol. 158. – P. 325–327.

150. *Bowers M.* Fluorometric measurement of 5-hydroxyindoleacetic acid (5HIAA) and tryptophan in human CSF: effects of high doses of probenecid.// Biol Psychiatry, 1974. – Vol. 9(1). – P. 93–98.

151. *Bowler R., Hartney C., Ngo L.* Amnestic disturbance and posttraumatic stress disorder in the aftermath of a chemical release // Arch Clin. Neuropsychol, 1998. – Vol. 13(5). – P. 455–71.

152. *Boyd J., Weissman M.,* Epidemiology of affective disorders. A re-examination and future directions // Arch Gen Psychiatry, 1981. – Vol. 38(9). – P. 1039–1046.

153. *Boyer W., Feighner J.* Selective serotonin re-uptake inhibitors. New York. Plenum Press, 1996. – P. 109.

154. *Brown C., Schulberg H.* The efficacy of psychosocial treatments in primary care. A review of randomized controlled trials // Gen. Hosp. Psychiatry, 1995. – Vol. 17. – P. 414–424.

155. *Brown E., Woolston D, Frol A. et al.* Hippocampal volume, spectroscopy, cognition, and mood in patients receiving corticosteroid therapy // Biol Psychiatry, 2001. – Vol. 55(5). – P. 538–545.

156. *Bunney W., Goodwin F., Murphy D.* Switch process from depression to mania: relationship to drucs which alter brain amines // Lancet, 1970. – Vol. 1. – N2. – P. 352.

157. *Casey M., Holmes C.* The inner ache: an experiential perspective on loneliness II // Nurs.Inq, 1995. – № 2(3). – P. 172–179.

158. *Cassano G., Savino M.* Serotonin-related psychiatric syndromes: clinical and therapeutic links. London, 1991. – P. 73–82.

159. *Chapagain G., Rajbhandari K., Sharma V.* A study of symptom profile of depression following myocardial infarction. // Nepal Med Coll J., 2003. – № 5(2). – P. 92–94.

160. *Chase S.,* Charting critical thinking: nursing judgments and patient outcomes// Dimens Crit Care Nurs, 1997. – Vol. 16(2). – P. 102–111.

161. *Chessick R.* Heidegger's «authencity» in the psychotherapy of adolescents// Am.J.Psychother, 1996. – Vol. 50. № 2. – P. 208–216.

162. *Christensen H., Griffiths K., Jorm A.* Delivering interventions for depression by using the internet: randomized controlled trial. // BMJ, 2004. – Vol. 31. – № 328. – P. 7434.

163. *Chung M.* Reviewing Frank!'s Will to Meaning and its implications for psychotherapy dealing with post-traumatic stress disorder // Mad. War. UK, 1995. – Vol. 11(1). – P. 45–55.

164. *Claghorn J.* The safety and efficacy of paroxetine compared with placebo in double-blind trail of depressed outpatients. // J. Clin. Psychiatry, 1992. – Vol. 53. – P. 33–55.

165. *Clayton P.* The epidemiology of bipolar affective disorder. Compr Psychiatry, 1981. – Vol. 22(1). – P. 31-43.

166. *Cochran S., Gitlin M.* Attitudinal correlates of lithium compliance in bipolar affective disorder// Nerv. Ment. Dis, 1988. – Vol.176. – P. 457–464.

167. *Cohen D.* The effectiveness of videotape in patient education on depression// Biocommun, 1983. – Vol.10. – P. 19–23.

168. *Cohn C., Shnivastava R, Mendels J.* Double-blind, multicenter comparison of sertraline and amitriptyline in elderly depressed patients.// J. of Clinical Psychiatry, 1990. – Vol. 51. – suppl.B. – P. 28–33.

169. *Cohn H.* An existential approach to psychotherapy // Rr.J.Med.Psychol. UK, 1984. – Vol. 57(Pt). – P. 311–318.

170. *Connelly C., Davenport Y., Nurnberger J.* Adherence to treatment regimen in a lithium carbonate clinic // Arch. Gen. Psychiatry, 1982. – Vol.39. – P. 585–588.

171. *Connolly W.,* Suffering, Justice and the politics of becoming // Cult. Med. Psychiatry USA, 1996. – Vol. 20(3). – P. 251–277.

172. *Cooper G.* The safety of fluoxetin: an update. // Brit. J. Psychiatry, 1988. – Vol.153 (suppl 3). – P. 77–86.

173. *Coppen A., Rowsell A. et al.* 5 hydroxytryptxamine in the wholeblood of patients with depresseve illness. // Postgrad Med. J., 1976. – Vol. 52. – P. 156–158.

174. *Coryell W.* Do psychotic, minor and intermittent depressive disorders exist on a continuum? // J. Affect Disord, 1997. – Vol. 45(1-2):75–83.

175. *Costa e Silva J.* In: R.Priest, U.Vianna Filho, R.Amrein and M.Skreta (Eds.) Benzodiazepines Today and Tomorrow. England, 1980. – P. 131–142.

176. *Cowen P.,* Pharmacological management of treatment-resistant depression// Advances in Psychiatric Treatment, 1998. – Vol. 4. – P. 320–327.

177. *Crits-Christoph P.* The efficacy of brief dynamic psychotherapy: a meta-analysis// Amer. J. Psychiatry, 1992. – Vol.149. – P. 151–158.

178. *Danion J., Neureuther C., Krieger-Finance F., Imbs J., Singer L.* Compliance with long-term lithium treatment in major affective disorders// Pharmacopsychiatry, 1987. – Vol. 20. – P. 230–231.

179. *Davies M.* Shattered assumptions: time and the experience of long-term HIV positivity.// Soc Sci Med, 1997. – Vol. 44(5). – P. 561–71.

180. *Davis P., Reeves J., Graff-Radford S. et al.* Multidimensional subgroups in migraine: differential treatment outcome to a pain medicine program.// Pain Med, 2003. – Vol. 4(3). – P. 215–22.

181. *Delisle I., St.Pierre C.* The existential meaning og time for the aged // Canadian Nurse, 1996. – Vol. 92(4). – P. 39–41.

182. *Devanand D., Adorno E, Cheng J. et al.* Late onset dysthymic disorder and major depression differ from early onset dysthymic disorder and

major depression in elderly outpatients. // J Affect Disord, 2004. – Vol. 78(3). – P. 259–67.

183. *Dobson K.* A meta-analysis of the efficacy of cognitive therapy for depression// Consult. Clin. Psychol, 1989. – Vol. 57. – P. 414–419.

184. *Doogan D,* Cuillard V, Sertraline in the prevention of depression. // Brit. J. Psychiatry, 1992. – Vol. 160. – P. 217–222.

185. *Doogan D.* Toleration and safety of sertraline: experience world wide// Int. Clin. Psychofarmacol, 1991. – Vol. 6. – P. 47–56.

186. *Doona M., Haggerty L., Chase S.* Nursing presence: an existential exploration of the concept// Sch. Inq. Nurs Pract. USA, 1997. – Vol 11(1). – P. 3–16.

187. *Elkin I., Gibbons R., Shea M., Sotsky S. et al.* Initial severity and differential treatment outcome in the National Institute of Mental Health Treatment of Depression Collaborative Research Program// Consult. Clin. Psychol, 1995. – Vol. 63. – P. 841–847.

188. *Ellsworth J.* Today's adolescent: addressing existential dread// Adolescence, 1999. – Vol. 34 (134). – P. 403–408.

189. *Evans K., Sills T., DeBrota D. et al.* An Item Response analysis of the Hamilton Depression Rating Scale using shared data from two pharmaceutical companies.// J Psychiatr. Res, 2004. – Vol. 38(3). – P. 275–284.

190. *Fava M., Rosenbaum J.* Sociality and fluoxetine: is there a relationship? // J.Clin. Psychiatry, 1991. – Vol. 52. – P. 108–111.

191. *Faweett J., Kravitz H.* The long-term management of bipolar disorders with lithium, carbamazepine, and antidepressants// Clin. Psychiatry, 1985. – Vol. 46. – P. 58–60.

192. *Feighner J.* A comparative trial of fluoxetine and amitriptyline in patients with major depressive disorder // J. Clin. Psichiatry, 1985. – Vol. 45. – P. 369–372.

193. *Feldman H., McKinlay S.* Cohort versus cross-sectional design in large field trials: precision, sample size, and a unifying model. // Stat Med, 1994. – Vol. 15;13(1). – P. 61–78.

194. *Floyd M., Scogin F., McKendree-Smith N. et al.* Cognitive therapy for depression: a comparison of individual psychotherapy and bibliotherapy for depressed older adults. // Behav Modif, 2004. – Vol. 28(2). – P. 297–318.

195. *Ford G.* An existential model for promoting life change. Confronting the disease concept// Journal Siihst. Abuse Treatment USA, 1996. – Vol. 13(2). – P. 151–158.

196. *Fortner M., Brown K, Varia I. et al.* Doraiswamy PM. Effect of Bupropion SR on the Quality of Life of Elderly Depressed Patients With Comorbid Medical Disorders. Prim Care Companion // J. Clin Psychiatry, 1999. – Vol. 1(6). – P. 174–179.

197. *Freeling P.* Health outcomes in primary care: an approach to the problems. // Fam Pract, 1985. Vol. 2(3). – P. 177–81.

198. *Friedman S., Vila G., Even C. et al.* Mouren-Simeoni M. Alexithymia in insulin-dependent diabetes mellitus is related to depression and not to somatic variables or compliance. // J Psychosom Res, 2003. – Vol. 55(3). – P. 285–287.

199. *Fux M., Benjamin J., Nemets B.* A placebo-controlled cross-over trial of adjunctive EPA in OCD. // J Psychiatr Res, 2004. – Vol. 38(3). – P. 323–325.

200. *Gelder M.* Cognitive therapy for depression// Research in Mood Disorders: An Update. Psychiatry in Progress Series (Eds H. Hippius, C.N. Stefanis, F. Muller-Spahn), 1994. – P. 115–124.

201. *Gerwood J.* The existential vacuum in treating substance – related disorders// Psychol. Rep, 1998. – Vol. 83 (3Pt2). – P. 1394.

202. *Ginestet D., Slama M.* Prescription des antidepresseurs // Prespectives Psy. 1998. Vol. 37. P. 292–299.

203. *Goldapple K., Segal Z., Garson C. et al.* Modulation of cortical-limbic pathways in major depression: treatment-specific effects of cognitive behavior therapy. // Arch Gen Psychiatry, 2004. – Vol. 61(1). – P. 34–41.

204. *Gullickson C.* My death nearing its future: a Heideggerian hermeneutical analysis of the lived experience of persons with chronic illness. // J. Adv. Nurs, 1993. – Vol. 18(9). – P. 1386–1392.

205. *Halldorsdottir S., Hamrin E.* Experiencing existential changes: the lived experience of having cancer// Cancer Nursing Iceland, 1996. – Vol. 19(1). – P. 29–36.

206. *Hinterhuber H.* Epidemiology of depression // Wien Klin Wochenschr, 1985. – Vol. 15;97(4). – P. 182–7.

207. *Horesh N., Orbach I., Gothelf D., Efrati M., Apter A.* Comparison of the suicidal behavior of adolescent inpatients with borderline personality disorder and major depression. // J. Nerv. Ment. Dis, 2003. – Vol. 191(9). – P. 582–588.

208. *Hussian R., Lawrence P.* Social reinforcement of activity in social problem solving training in the treatment of depressed institutionalized elderly. // Cognit. Ther. Res., 1981. – Vol. 5. – P. 57–69.

209. *Hyttel J.* Comparative pharmacology of selective serotonin re-uptake ingibitors (SSRIs). // Nord J. Psychiatry, Oslo, 1993. – Vol. 47. – suppl 30. – P. 5–12.

210. *Jacobson N., Dobson K., Fruzzetti A., Schmaling K., Salusky S.* Marital therapy as a treatment for depression // J. Consult. Clin. Psychol, 1991. – Vol. 59. – P. 547–557.

211. *Jarrett R., Rush A.* Short-term psychotherapy of depressive disorders: current status and future directions // Psychiatry, 1994. – Vol. 57. – P. 115–132.

212. *Joiner T., Brown J., Metalsky G.* A test of the tripartite model's prediction of anhedonia's specificity to depression: patients with major depression versus patients with schizophrenia // Psychiatry Res, 2003. – Vol. 119(3). – P. 243–250.

213. *Jones A.* «Out of the sighs» – an existential-phenomenological method of clinical supervision: the contribution to palliative care // J.Ach.Nurs. England, 1998. – Vol. 27(5). – P. 905–913.

文 献　　　　317

214. *Joseph J. Baines L., Morris M., Jindal R.* Quality of life after kidney and pancreas transplantation: A review. // Am J Kidney Dis, 2003. – Vol. 42(3). – P. 431–45.

215. *Judd L.* Pleomorphic expressions of unipolar depressive disease: summary on the 1996 CINP President's Workshop // Affect. Disord, 1997. – Vol. 45. – P. 109–116.

216. *Katsanis J., Jacono W., Beiser M., Lacey L.* Clinical correlates of anhedonia and perceptual abberation in first – episode patients with schizophrenia and affective disorder // J. Abnorm. Psychol. – 1992. – Vol. 101. – №1. – P. 184–191.

217. *Karst M., Passie T., Friedrich S., Wiese B., Schneider U.* Acupuncture in the treatment of alcohol withdrawal symptoms: a randomized, placebo-controlled inpatient study. // Addict Biol, 2002. – Vol. 7(4). – P. 415–419.

218. *Keller M., McCullough J., Klein D. et al.* A comparison of nefazodone, the cognitive behavioral-analysis system of psychotherapy, and their combination for the treatment of chronic depression. // N Engl J Med, 2000. – Vol. 18;342(20). – P. 1462–1470.

219. *Kessler R., Nelson C., McGonagle K. et al.* Comorbidity of DSM-III-R major depressive disorder in the general population: results from the US National Comorbidity Survey // Brit. Psychiatry, 1996. – Vol. 168. – P. 17–30.

220. *Kielholz P.* Depressionsbehandlung in der arztlichen Praxis // Bulletin. – № 1. – Basel, 1976. – S. 1.

221. *Kiev A.* A double-blind, placebo-control study of paroxetme in depressed outpatients. // J. Clin. Psychiatry, 1992. – Vol. 53. – suppl.1. – P. 27–28.

222. *Kirk C., Saunders M.* Psychiatric illness in a neurological out-patient department in North East England. Use of the General Health Questionnaire in the prospective study of neurological out-patients. // Acta Psychiatr Scand, 1979. – Vol. 60(5). – P. 427–37.

223. *Kissane D., McKenzie M., McKenzie D. et al.* Psychosocial morbidity associated with patterns of family functioning in palliative care: baseline data from the Family Focused Grief Therapy controlled trial. // Palliat Med, 2003. – Vol. 17(6). – P. 527–537.

224. *Klein D., Schwartz J., Santiago N. et al.* Therapeutic alliance in depression treatment: controlling for prior change and patient characteristics.// J Consult Clin Psychol, 2003. – Vol. 71(6). – P. 997–1006.

225. *Klerman G., Weissman M., Rounsaville B., Chevron E.* Interpersonal Psychotherapy of Depression. Basic Books New York, 1984. – 586 p.

226. *Kocsis J.* New strategies for treating chronic depression. // J Clin Psychiatry, 2000. – Vol. 61. – Suppl 11. – P. 42–45.

227. *Knights A., Hirsch S.* Revealed depression and drug treatment for schizophrenia // Arch. Gen. Psychiatry. – № 38. – P. 806–811.

228. *Kojima M., Senda Y., Nagaya T., Tokudome S., Furukawa T.* Alexithymia, depression and social support among Japanese workers. // Psychother Psychosom, 2003. – Vol.;72(6). – P. 307–314.

229. *Kosel M., Frick C., Lisanby S., Fisch H., Schlaepfer T.* Magnetic seizure therapy improves mood in refractory major depression.// Neuropsychopharmacology, 2003. – Vol. 28(11). – P. 2045–2048.

230. *Kubany E., Hill E., Owens J. et al.* Cognitive trauma therapy for battered women with PTSD (CTT-BW). // J. Consult Clin Psychol, 2004. – Vol. 72(1). – P. 3–18.

231. *Kucera-Bozarth K. Beck N., Lyss L.* Compliance with lithium regimen// J. Psychosoc. Nurs. Ment. Health Serv, 1982. – Vol. 20. – P. 11–15.

232. *Kuhn R.* The imipramine story. In Discoveries in Biological Psychiatry/ Eds FJ. Ayd, B. Blackwell. – Lippincott, Philadelphia, 1970. – P. 205–217.

233. *Kukopulos A., Reginald D., Zaddomada P.* Course of the manic-depressive cycle and changes coused by treatments // Pharmakopsychiat, 1980. – Vol. 13. – N. 4. P. 156–168.

234. *Laws D., Schford J., Anstee J.* A multicentre double-blind compatative trail of fluvoxamine versus lorazepam in mixed anviety and depression treated in general practice. // Acta Psychiatr. SeanoL, 1990. – Vol. 81. – P. 185–189.

235. *Leonardson G., Daniels M., Ness F. et al.* Validity and reliability of the general well-being schedule with northern plains American Indians diagnosed with type 2 diabetes mellitus. Psychol Rep, 2003. – Vol. 93(1). – P. 49–58.

236. *Lepine J., Bouchez S.* Epidemiology of depression in the elderly// Int. Clin. Psychopharmacol, 1998. – Vol.13 (Suppl. 5). – P. 7–12.

237. *Levine S., Deo R, Mahadevan K.* A comparative trial of a new antidepressant, fluoxetine. // Brit. J. Psychiatry, 1987. – Vol. 150. – P. 653–655.

238. *Lewinsohn P., Antonuccio D., Breckenridge J., Ten L.* The Coping With Depression Course, Castalia Publishing, Eugene, OR, 1984. – 422 p.

239. *Lingiardi V., Grieko A.* Hermeneutics and the philosophy of medicine: Hans-Georg Gadamer's platonic metaphor// Thcor.Med.Biocth, 1999. – Vol. 20(5). – P. 413–22.

240. *Lloyd C., Zgibor J., Wilson R. et al.* Cross-cultural comparisons of anxiety and depression in adults with type 1 diabetes. // Diabetes Metab Res Rev, 2003. – Vol. 19(5). – P. 401–417.

241. *Lopez Ibor J., Frances A., Jones C.* Dysthymic disorder: a comparison of DSM-IV and ICD-10 and issues in differential diagnosis.// Acta Psychiatrica Scandinavica,1994 Vol. 89, (suppl. 383). – P. 12–18.

242. *Lydiard R., Perera P., Batzar E., Clary C.* From the Bench to the Trench: A Comparison of Sertraline Treatment of Major Depression in Clinical and Research Patient Samples. Prim Care Companion // J. Clin. Psychiatry, 1999. – Vol. 1(5). – P. 154–162.

243. *Ma S., Teasdale J.* Mindfulness-based cognitive therapy for depression: replication and exploration of differential relapse prevention effects.// J Consult Clin Psychol, 2004. – Vol. 72(1). – P. 31–40.

文 献 319

244. *Marcolino J., Iacoponi E.* The early impact of therapeutic alliance in brief psychodynamic psychotherapy. // Rev Bras Psiquiatr, 2000. – Vol. 25(2). – P. 78–86.

245. *Markowitz J.* Interpersonal Psychotherapy. Review of Psychiatry Series American Psychiatric Press, Washington, DC, 1998. – 86 p.

246. *Mason B., Markowitz J., Klerman G.* Interpersonal psychotherapy for dysthymic disorders. In New Applications of Interpersonal Psychotherapy / Eds. G.L. Klerman, M.M. Weissman, 1993. – P. 225–264.

247. *Mataix-Cols D., Fullana M., Alonso P., Menchon J., Vallejo J.* Convergent and discriminant validity of the yale-brown obsessive-compulsive scale symptom checklist. Psychother Psychosom, 2004. – Vol. 73(3). – P. 190–196.

248. *Matsuura E., Ohta A., Kanegae F. et al.* Frequency and analysis of factors closely associated with the development of depressive symptoms in patients with scleroderma. // J. Rheumatol, 2003. – Vol. 30(8). – P. 1782–1787.

249. *Medawar C.* The antidepressant web. // Int. J. Risk and Safety in Medicine, 1997. – Vol. 10. – P. 75–126.

250. *Mendes M., Tilbery C., Balsimelli S., Moreira M., Barao-Cruz A.* [Depression in relapsing-remitting multiple sclerosis] Arq Neuropsiquiatr, 2003. – Vol. 61(3A). – P. 591.

251. *Moak D., Anton R., Latham P. et al.* Sertraline and cognitive behavioral therapy for depressed alcoholics: results of a placebo-controlled trial. // J. Clin. Psychopharmacol, 2003. – Vol. 23(6). – P. 553–62.

252. *Montano B.* Recognition and Treatment of Depression in a Primary Care Setting// J. Clin. Psychiatry, 1994. – Vol. 55. – Suppl. 12. – P. 18–34.

253. *Montgomery S., Kasper S.* Comparison of compliance between serotonin reuptake inhibitors and tricyclic antidepressants: a meta-analysis// Int. Clin. Psychopharmacol, 1995. – Vol. 9. – Suppl. 4. – P. 33–40.

254. *Moritz S., Meier B., Hand I., Schick M., Jahn H.* Dimensional structure of the Hamilton Depression Rating Scale in patients with obsessive-compulsive disorder. // Psychiatry Res, 2004. – Vol. 125(2). – P. 171–80.

255. *Murphy D., Weis P.* Reduced monoamine oxidase activity in blood platelets from bipolar depressed patients. // Amer.J. Hsychiat, 1972. – Vol. 128. – P. 1351–1357.

256. *Nemeroff Ch.* Evolutionary trends in the pharmacotherapeutic management of depression// J. Clinic. Psychiatry, 1994. – Vol. 55. – Suppl. 12. – P. 3–15.

257. *Nezu A.* Efficacy of a social problem-solving therapy approach for unipolar depression // Consult. Clin. Psychol, 1986. – Vol. 54. – P. 196–202.

258. Neuropsychopharmacology: the fifth generation of progress: an official publication of American College of Neuropsychopharmacology / ed. Kenett L., Charney D., Coyle J. и соавт., Philadelfia, 2002. – 2010 S.

259. *Nicholson B, Verma S.* Comorbidities in chronic neuropathic pain. // Pain Med, 2004. 5. Suppl 1:S.9–S27.

260. *Nietzel M., Russell R., Hemmings K., Gretter M.* Clinical significance of psychotherapy for unipolar depression: a meta-analytic approach to social comparison// J. Consult. Clin. Psychol6 1987. – Vol. 55. – P. 156–161.

261. *Ninan P., Rush A., Crits-Christoph P. et al.* Symptomatic and syndromal anxiety in chronic forms of major depression: effect of nefazodone, cognitive behavioral analysis system of psychotherapy, and their combination.// J. Clin. Psychiatry, 2002. – Vol. 63(5). – P. 434–41.

262. *Nixon R., Bryant R.* Peritraumatic and persistent panic attacks in acute stress disorder. // Behav Res Ther, 2003. – Vol. 41(10). – P. 1237–1242.

263. *O'Connor K., Chamberlain K.* Dimensions of life meaning: a qualitative investigation at mid-life // Br.J.Psychol. New Zeland, 1996. – Vol. 87 (P3). – P. 461–77.

264. *Orbanic S.* The Heideggerian view of person: a perspective conducive to the therapeutic encounter // Arch. Psychiatr. Nurs, 1999. – Vol. 13(3). – P. 137–144.

265. *Osinowo H., Olley B., Adejumo A.* Evaluation of the effect of cognitive therapy on perioperative anxiety and depression among Nigerian surgical patients.// West Afr J Med, 2003. – Vol. 22(4). – P. 338–342.

266. *Paley J.* Misinterpretive phenomenology and nursing research // Journal Adv.Nurs. England, 1998. – Vol. 27 (4). – P. 817–24.

267. *Parker J., Smarr K., Slaughter J. et al.* Management of depression in rheumatoid arthritis: a combined pharmacologic and cognitive-behavioral approach. // Arthritis Rheum, 2003. – Vol. 49(6). – P. 766–777.

268. *Pauser H., Bergstrom B., Walinder J.* Evaluation of 294 psychiatric consultations involving in-patients above 70 years of age in somatic departments in a university hospital. // Acta Psychiatr Scand, 1987. – Vol. 76(2). – P. 152–157.

269. *Peet M., Harvey N.* Lithium maintenance: 1. A standard educatior program for patients// Brit. J. Psychiatry, 1991. – Vol. 158. – P. 197–200.

270. *Pollack M., Allgulander C., Bandelow B. et al.* World Council of Anxiety. WCA recommendations for the long-term treatment of panic disorder. // CNS Spectr, 2003. – Vol. 8(1). – P. 17–30.

271. *Pujynski S.* Psychofarmakologia Doswiadczalna I Kliniczna, wyd III. Warszawa, 1996.

272. *Pujynski S., Rybakowski J.,* D*bkowska Farmakoterapia // Psychiatrii i Neurologii, 1995. – № 1. – S. 49–60.

273. *Pyne J., Sieber W., David K. et al.* Use of the quality of well-being self-administered version (QWB-SA) in assessing health-related quality of life in depressed patients. // J Affect Disord, 2003. – Vol. 76(1-3). – P. 237–247.

274. *Rehm L.P., Fuchs C.Z., Roth D.M., Kornblith S.J., Romano J.M.* A comparison of self-control and assertive skills treatments of depression // Behav. Ther, 1979. – Vol. 10. – P. 429–442.

文 献　321

275. *Reimherr F., Chouinard G., Cohn C.K. et al.* Antidepressant efficacy of sertraline: A double-blind, placebo- and amitriptiline-controlled, multicenter comparison study in outpatients with major depression. // J. Clin. Psychiatry, 1990. – Vol. 51. – P. 18–27.

276. *Rendon M.* Ambiguity in the psychoanalytic practice.// Am J Psychoanal, 1991. – Vol. 51(4). – P. 369–379.

277. *Ricca V, Mannucci E, Mezzani B. et al.* Cognitive-behavioral therapy versus combined treatment with group psychoeducation and fluoxetine in bulimic outpatients. Eat Weight Disord, 1997. – Vol.;2(2). – P. 94–99.

278. *Robinson L., Berman J., Neimeyer R.* Psychotherapy for the treatment of depression: a comprehensive review of controlled outcome research // Psychol. Bull. – 1990. –Vol. 108. – P. 30–49.

279. *Rosenstein L.* Visuoconstructional drawing ability in the differential diagnosis of neurologic compromise versus depression. // Arch Clin Neuropsychol, 1999. – Vol. 14(4). – P. 359–72.

280. *Roth A., Fonagy P., Parry G., Target M., Woods R.* What Works for Whom? A Critical Review of Psychotherapy Research, Guilford Press, New York, 1996. – 866 p.

281. *Romero L., Bel N., Casanovas J., Artigas F.* Two action are better than one: avoiding self – ingibition of serotonergic neurones enchances the effect of serotonin uptake ingibitos // Int. Clin. Psychopharmacol. – 1996. – Vol 11. suppl. 4. – P. 1–8.

282. *Roy A.* Family history of suicide in affective disorder patients// J. Clin. Psychiatry. – 1985. – Vol. 46. – № 8. – P. 317–319.

283. *Rush A.* Pharmacotherapy and psychotherapy// Clinical Psychophamacology / Ed. L.R. Derogati, 1986. – P. 46–67.

284. *Rush A., Beck A., Kovacs M., Hollon S.* Comparative effi cacy of cognitive therapy and pharmacotherapy in the treatment of depressed out patients// Cognit. Ther. Res, 1977. – Vol.1. – P. 17–37.

285. *Ruskin P.* Geropsychiatric consultation in a university hospital: a report on 67 referrals. // Am J Psychiatry, 1985. – Vol. 142(3). – P. 333–336.

286. *Sahin N., Ulusoy M., Sahin N.* Exploring the sociotropy-autonomy dimensions in a sample of Turkish psychiatric inpatients // J. Clin. Psychol, 2003. – 59(10). – P. 1055–1068.

287. *Schildkraut J., Roffman M., Orsulak P,* Effect of short- and long-term administration of tricyclic antidepressants and Lithium on norepinephrme turnover in brain. // Pharmacopsychiatrie, 1975. – Vol. 9. – N4. – P. 193–202.

288. *Schreuder J.* Posttraumatic re-experiencing in older people: working through or covering up? // Am. J. Psychother. USA, 1996. – Vol 50 (2). – P. 231–242.

289. *Schwarcz G., Silbergeld S.* Serum lithium spot checks to evaluate medication compliance// J. Clin. Psychopharmacol, 1983. – Vol. 3. – P. 356–358.

290. *Scudder J.* Dependent and authentic care: implications of Heidegger for nursing care// NLN, 1990. – Vol. 41 (2308). – P. 59–66.

291. *Seltzer A., Roncari I., Grafinkel P.* Effect of patient education on medication compliance// Can. Psychiatry, 1980. – Vol. 25. – P. 638–645.

292. *Shaw D., Thomas D., Bnscol M. et al.* A comparisson of the antidepressant action of citalopram and amitriptylini // Br. J. Psychiatry, 1986. – Vol. 149. – P. 515–517.

293. *Shea M., Elkin I., Imber S.D. et al.* Course of depressive symptoms over follow-up. Findings from the National Institute of Mental Health Treatment of Depression Collaborative Research Program// Arch. Gen. Psychiatry. – 1992. – Vol. 49. – P. 782–787.

294. *Silove D., Blaszczynski A., Manicavasager V. et al.* Capacity of screening questionnaires to predict psychiatric morbidity 18 months after motor vehicle accidents. // J. Nerv. Ment. Dis, 2003. – Vol. 191(9):604–610.

295. *Simon G., VonKorff M., Barlow W.//* Arch. Gen. Psychiatry. – 1985. – Vol. 52. – P. 850–856.

296. *Simon J., Aguiar L., Kunz N., Lei D.* Extended-release venlafaxine in relapse prevention for patients with major depressive disorder. // J. Psychiatr Res, 2004. – Vol. 38(3). – P. 249–57.

297. *Smucker C.* A phenomenological description of the experience of spiritual distress // Nurs. Diagn. USA, 1996. – Vol. 7(2). – P. 81–91.

298. *Sorenson D.* Healing traumatizing provider interactions among women through short-term group therapy // Arch. Psychiatr. Nurs, 2003. – Vol. 17(6). – P. 259–269.

299. *Sotsky S., Glass D., Shea M. et al.* Patient predictors or response to psychotherapy and pharmacotherapy: findings in the NIMH Treatment of Depression Collaborative Research Program// Amer. J. Psychiatry. – 1991. – Vol. 148. – P. 997–1008.

300. *Spero M.* The emancipation of time from autistic encapsulation: a study in the use of countertransference // Amer. Journal Psychoanal, 1998. – Vol. 58(2). – P. 187–209.

301. *Stark P., Hardison C.* review of mylticentre controlld studies of fluoxetine vs imipramine and placebo in outpatients with major depressive disorder // J. Clinical Psychiatry, 1985. – Vol. 46. – P. 53–58.

302. *Stokes P.* Fluoxetine: A Five-year Review. // Clinical Therapeutics, 1993. – Vol. 15. – N2. – P. 216–243.

303. *Strang P., Adelbratt S.* Spiritual values can make the suffering meaningful and manageable. Existential questions are of current interest in palliative care// Jakartidningen, 1999. – Vol. 96(24). – P. 2942–2944.

304. *Sumerlin J., Bundrick C.* Research on homeless men and women: existential-humanistic and clinical thinking // Psychol. Rep, 1997. – Vol. 80 (3Pt2). – P. 1303–1314.

文 献

305. *Taylor E.* Address of President Effie J. Taylor. Proceedings of the thirty-ninth annual convention of the NLNE, 1933, Chicago, Illinois. Yesterday-today-tomorrow // NLN, 1993. – M (14). – (№ 2514). – P. 262–276.

306. *Thase M., Rush A., Manber R. et al.* Differential effects of nefazodone and cognitive behavioral analysis system of psychotherapy on insomnia associated with chronic forms of major depression. // J. Clin Psychiatry, 2002. – Vol. 63(6). – P. 493–500.

307. *Thiels C., Schmidt U., Treasure.J, Garthe R.* Four-year follow-up of guided self-change for bulimia nervosa // Eat Weight Disord, 2003. – Vol. 8(3). – P. 212–217.

308. *Thompson L., Coon D., Gallagher-Thompson D., Sommer B., Koin D.* Comparison of desipramine and cognitive/behavioral therapy in the treatment of elderly outpatients with mild-to-moderate depression. // Am. J. Geriatr Psychiatry, 2001. – Vol. 9(3). – P. 225–240.

309. *Tignol J., Stoker M.* Paroxetine in the treatment of melancholia and severe depression.// Int. Din, Psychophrmacol, 1992. – Vol. 7. – P. 91–94.

310. *Ustun T., Sartorius N.* (Eds) Mental Illness in General Health Practice: An International Study, Wiley, Chichester, 1995. – 344 p.

311. *van Praag H.* Depression, anxiety, aggression: attempts to unravel the Gordian knot // Medicographia, 1998. – Vol. 20. – № 2. – P. 107–114.

312. *van Praag H.* Indoleamines in depression and suicide // Progr. Brain Res., 1986. – Vol. 65. – P. 59–71.

313. *Vandeputte M., de Weerd A.* Sleep disorders and depressive feelings: a global survey with the Beck depression scale. // Sleep Med, 2003. – Vol. 4(4). – P. 343–345.

314. *Walsh K.* Shared humanity and the psychiatric nurse-patient encounter// Australian and New Zeland Mental Health Nurs, 1999. – Vol. 8(1). P. 2–8.

315. *Wacker H., Mullejans, R., Klein, K.H. et al.* Identification of cases of anxiety disorders and affective disorders in the community according to ICD-10 and DSM-III-R by using the Composite International Diagnostic Interview (CIDI).// International Journal of Methods in Psychiatric Research, 1992. – Vol. 2. – P. 91–100.

316. *Weilburg J., Rosenbaum J., Beidermann J, et. al.* Fiuoxetine added to non-MAO! antidepressants converts nonresponder: A preliminary report // J. Clin. Psychiatry, 1989. – Vol. 50. – P. 447–449.

317. *Weingarten K.* The small and the ordinary: the daily practice of a postmodern narrative therapy (discourse, externalizing the internalized discourse, exceptions, power as the means to produce a consensus)// I'am. Process, 1998. – Vol. 37(1). – P. 3–15.

318. *Weissman M., Leaf P., Tischler G. et al.* Affective disorder in five United States communitties// Psycholog. Med, 1990. – Vol. 18. – P. 141–153.

319. *Welie J.* Authenticity as a foundational principle of medical ethics. // Theor Med, 1994. – Vol. 15(3). – P. 211–25.

320. *Wisner K., Perel J., Peindl K., Hanusa B.* Timing of depression recurrence in the first year after birth.// J Affect Disord, 2004. – Vol. 78(3). – P. 249–52.

321. *Wolfersdorf M.* Therapie depressiver Syndrome// Therapiewoche, 1988. – Bd. 38. – № 24. – S. 1791–1820.

322. *Wong D., Horng J., Bymaster F.P et al.* A selectiv inhibitor of serotonin uptake // Life Sciences, 1974. – Vol. 15. – P. 471–479.

323. *Wurst E.* The «troubled» child from the existential analysis viewpoint// Prax. Kinderpsychol. Kinderpsychiatrie, 1998. – Vol. 47(7). – P. 511–523.

324. *Zajecka J., Dunner D., Gelenberg A., Hirschfeld R. et al.* Sexual function and satisfaction in the treatment of chronic major depression with nefazodone, psychotherapy, and their combination // J. Clin Psychiatry. 2002, 63(8). – P. 709–716.

325. *Zerwekh J.* The practice of presencing// Semin. Oncol. Nurs. USA, 1997. – Vol. 13(4). – P. 260–262.

326. *Zis A., Goodwin F.,* The amine hypothesis. In: Handbook of effective disorders. New York. Plenum Press, 1982. – P. 175–190.

著者・訳者略歴

【著 者】

ヴィタリー・レオニードヴィッチ・ミヌートコ

　医学博士，最上級クラス精神科医，連邦国立モスクワ理科学研究所メンタルヘルスケア部門主席研究員，≪心の健康クリニック≫院長

【訳 者】

下中野大人（しもなかの　ひろと）

　東京外国語大学露語科卒業後，会社勤務を経て，平成2年大分医科大学卒業。九州大学病院精神科神経科，大牟田労災病院，行橋記念病院勤務などを経て，平成17年より医療法人社団翠会　心のクリニック行橋院長。著書に数編の医学論文と，詩集『夕日と狂気』『40人』他，小説『我に祝福を』（筆名：神谷和弘）がある。

うつ病

2016年8月25日　初版第1刷発行

　著　　者　ヴィタリー・レオニードヴィッチ・ミヌートコ
　訳　　者　下中野 大人
　発行者　石澤 雄司
　発行所　㈱星 和 書 店
　　　　　〒168-0074　東京都杉並区上高井戸1-2-5
　　　　　電 話　03（3329）0031（営業部）／03（3329）0033（編集部）
　　　　　FAX　03（5374）7186（営業部）／03（5374）7185（編集部）
　　　　　http://www.seiwa-pb.co.jp

Ⓒ 2016　星和書店　　　　Printed in Japan　　ISBN978-4-7911-0940-1

・本書に掲載する著作物の複製権・翻訳権・上映権・譲渡権・公衆送信権（送信可能化権を含む）は（株）星和書店が保有します。
・ JCOPY 〈（社）出版者著作権管理機構　委託出版物〉
　本書の無断複写は著作権法上での例外を除き禁じられています。複写される場合は，そのつど事前に（社）出版者著作権管理機構（電話 03-3513-6969，
　FAX 03-3513-6979，e-mail：info@jcopy.or.jp）の許諾を得てください。

詩集 40人

神谷和弘 著
四六判　170p　1,800円

精神科医であり詩人である著者が出会った印象深く忘れが
たい患者さん 40 人を詩に描出。精神疾患のイメージとと
もに、一人ひとりの患者さんと治療者の痛切な苦悩が強く
身に迫る。

発行：星和書店　http://www.seiwa-pb.co.jp　価格は本体(税別)です